AF250801

RECHERCHES

SUR

LE MICROBE DU CHOLÉRA

ASIATIQUE

RAPPORT PRÉSENTÉ A M. LE MINISTRE DE L'INTÉRIEUR,

LE 3 NOVEMBRE 1884,

Par le Dr E. VAN ERMENGEM,

Secrétaire-adjoint de la Société Belge de Microscopie,
Membre de la Société de médecine publique de Belgique,
de la Société d'hygiène de Florence, etc.

AUGMENTÉ DE NOMBREUSES NOTES ET ORNÉ DE 12 PLANCHES PHOTO-
TYPIQUES, REPRODUISANT 24 MICROPHOTOGRAPHIES ORIGINALES.

<table>
<tr><td align="center">PARIS
GEORGES CARRÉ
112, BOULEV. ST-GERMAIN,
en face de l'École de médecine.</td><td align="center">BRUXELLES
A. MANCEAUX
12, RUE DES TROIS-TÊTES, 12
Montagne de la Cour.</td></tr>
</table>

1885

RECHERCHES

SUR

LE MICROBE DU CHOLÉRA

ASIATIQUE

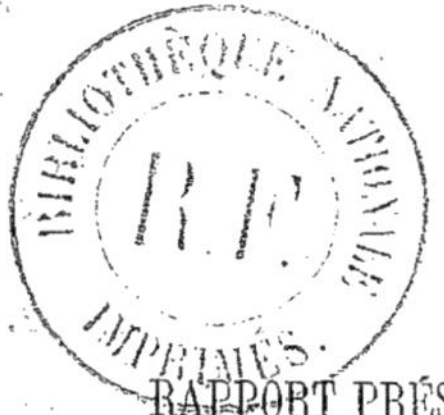

RAPPORT PRÉSENTÉ A M. LE MINISTRE DE L'INTÉRIEUR,

LE 3 NOVEMBRE 1884,

Par le Dr E. VAN ERMENGEM,

Secrétaire-adjoint de la Société Belge de Microscopie,
Membre de la Société de médecine publique de Belgique,
de la Société d'hygiène de Florence, etc.

AUGMENTÉ DE NOMBREUSES NOTES ET ORNÉ DE 12 PLANCHES PHOTO-
TYPIQUES, REPRODUISANT 24 MICROPHOTOGRAPHIES ORIGINALES.

PARIS	BRUXELLES
GEORGES CARRÉ	**A. MANCEAUX**
112, BOULEV. ST-GERMAIN,	12, RUE DES TROIS-TÊTES, 12
en face de l'École de médecine.	Montagne de la Cour.

1885

AVANT-PROPOS.

La mission dont j'ai été chargé l'été passé, à l'occasion de l'épidémie de choléra qui a sévi à Marseille, a fait l'objet d'un rapport que j'ai eu l'honneur de remettre à M. le Ministre de l'Intérieur et de l'Instruction publique le 3 *novembre* de l'année dernière.

Mes recherches, très incomplètes à cette date, ont été poursuivies depuis et leurs principaux résultats sont reproduits dans le travail que je publie actuellement ; j'ai pu ainsi y joindre deux chapitres nouveaux, l'un ayant trait à des expériences *d'inoculation de cultures du microbe cholérique aux cobayes* et l'autre à l'étude de *l'action des principaux agents de désinfection sur ces mêmes produits de culture.*

Depuis que mon rapport a été mis sous presse, de nombreuses observations au sujet du microbe du choléra ont vu le jour : j'ai analysé consciencieusement ces travaux et exposé leurs résultats ; je me suis, en outre, efforcé, chaque fois que j'en ai eu le moyen, d'établir leur exactitude par des expériences de contrôle.

Le mémoire actuel est devenu ainsi une monographie assez complète des recherches dont le bacille-virgule de

Koch a été l'objet, qui mettra le lecteur rapidement au courant de l'état actuel de cette grave question du *parasite cholérigène*.

J'ose espérer que mes expériences et celles des nombreux auteurs qui ont confirmé la découverte de Koch, contribueront à dissiper enfin les obscurités répandues, comme à plaisir, sur cette question. Je souhaite surtout qu'elles puissent convaincre les hygiénistes du rôle si important que la recherche du microbe cholérique est appelée à jouer dans les épidémies.

Désireux, avant tout, de faire apprécier les conséquences pratiques de mon travail, j'ai évité de décrire longuement les procédés techniques et les méthodes d'investigation dont je me suis servi. Je me suis aussi abstenu de développer certaines observations qui n'auraient intéressé que les spécialistes et j'ai consacré sans regret la place que j'aurais pu leur accorder, à l'exposé des recherches faites par d'autres observateurs.

Ces procédés seront décrits dans un travail spécial que je me propose de publier à bref délai, et dans lequel j'exposerai *quelques moyens très simples et très pratiques pour retrouver le bacille-virgule de Koch dans les produits pathologiques.*

Je crois devoir faire remarquer que toutes les expériences qui sont rapportées ici ont été exécutées dans mon laboratoire privé et avec les ressources très restreintes dont je pouvais disposer.

Les bactériologues qui jouissent des avantages que procurent les laboratoires officiels bien outillés et largement subsidiés, voudront bien tenir compte des difficultés très grandes avec lesquelles cette situation m'a mis aux prises et s'expliquer ainsi le petit nombre d'essais que j'ai dû me borner souvent à faire.

L'AUTEUR.

Bruxelles, le 10 avril 1885.

Monsieur le Ministre,

Chargé au mois d'août dernier d'une mission dans le midi de la France, pour y étudier l'épidémie de choléra, j'ai l'honneur de vous exposer dans ce rapport les principaux résultats auxquels mes recherches m'ont conduit.

Depuis la dernière invasion du fléau en Europe (1873), de grands progrès se sont accomplis dans le domaine des sciences épidémiologiques. Grâce aux travaux célèbres de Pasteur, de Koch, etc., une notion nouvelle éclaire la nature et les causes des maladies contagieuses; on ne peut plus douter aujourd'hui que ces affections ne soient dues à l'action morbifique que certains êtres microscopiques exercent sur l'organisme humain en se multipliant dans ses tissus ou dans ses liquides. Il est certain aussi que l'étude des propriétés biologiques de ces infiniment petits, de leur mode d'existence et de propagation, de leur degré de résistance aux agents chimiques pourra nous fournir bientôt des armes sûres pour combattre leurs ravages.

Les méthodes qui président actuellement à la démonstration du pouvoir pathogène de ces êtres, appelés communément Microbes ou Bactéries, n'avaient pas encore été appliquées à l'élucidation des problèmes si obscurs de l'origine et de la nature du contage cholérique, lorsque une épidémie survint l'an dernier dans la Basse-Égypte et engagea plusieurs gouvernements à y envoyer des missions scientifiques chargées d'étudier par les nouveaux procédés la cause probable du choléra asiatique. Leurs travaux eurent un grand retentissement et l'on apprit avec le plus grand intérêt, il y a peu de mois, que les recherches si laborieuses et si longues de la mission, dirigée par le savant micrologue de Berlin, le Dʳ R. Koch, avaient abouti à une importante découverte et établi l'existence d'un MICROBE CHOLÉRIGÈNE.

Tous les hygiénistes comprirent les conséquences pratiques considérables qui résulteraient de cette découverte pour l'application des mesures prophylactiques, dès qu'elle aurait pris rang parmi les faits acquis à la science. Il importait donc de la soumettre à un contrôle expérimental rigoureux et de mettre hors de doute, par des observations nouvelles, sa certitude complète.

Le choléra qui a fait apparition dans le midi de la France au mois de juin dernier fournit une occasion pour reprendre ces recherches : des expérimentateurs compétents se sont rendus sur les lieux atteints par le fléau et leurs travaux ne peuvent manquer de nous faire connaître bientôt la valeur exacte de la découverte de Koch.

J'ai cru que mes études spéciales m'autorisaient à réclamer une modeste part dans ces recherches, et je me suis proposé de faire de l'étude du nouveau microbe cholérique le principal objectif du voyage que j'ai été autorisé à entreprendre sous les auspices du gouvernement.

Il me paraissait surtout important de chercher à savoir, par de nombreuses autopsies et l'examen de déjections des cholériques, si cet organisme existe constamment dans cette maladie, et jusqu'à quel point sa recherche peut être utilisée pour le diagnostic des cas douteux. De plus, il était nécessaire de soumettre à de nouvelles observations les propriétés spécifiques de ce microbe et de prouver, par des essais d'inoculation aux animaux, qu'il possède une action pathogène. Si son rôle dans la genèse des accidents cholériques était mis hors de doute, la doctrine étiologique nouvelle acquérait une certitude plus grande, et j'étais autorisé à proposer pour notre pays l'adoption des mesures sanitaires que le gouvernement allemand a promulguées récemment et auxquelles les découvertes de Koch servent de base.

Mon séjour à Marseille, à l'hôpital du Pharo, m'a permis de réunir des éléments suffisants pour la solution de la plupart des problèmes que je m'étais posés ; des expériences de laboratoire, poursuivies encore actuellement, me permettront de compléter, je l'espère, les points sur lesquels je ne puis pas encore me prononcer.

Dès maintenant, je crois être arrivé à des résultats qui établissent nettement l'existence, chez les cholériques, d'un microbe semblable à celui découvert par Koch. Mes recherches constituent jusqu'ici la première confirmation expérimentale, qui ait été publiée, des principaux faits observés par cet auteur. Elles justifient, à mes yeux, les déductions pratiques si importantes que ce savant, de concert avec MM. Schrezka et von Pettenkofer, en a tirées pour la prophylaxie du choléra.

Le mémoire, que j'ai l'honneur de vous remettre, se divise tout naturellement en trois parties distinctes.

L'exposé rapide des diverses étapes de mon voyage scientifique à Paris, à Marseille et à Berlin, et des travaux auxquels je m'y suis livré, me permettra, je crois, de vous rendre un compte exact de la manière dont j'ai utilisé le temps et les ressources dont je disposais.

Dans la seconde partie de ce mémoire, j'expose les résultats de mes investigations au sujet des caractères morphologiques et des propriétés biologiques du microbe que j'ai recueilli chez les cholériques. Je discute ensuite les preuves qu'on peut fournir de son pouvoir pathogène et les faits qui tendent à démontrer qu'il est la cause du choléra.

Enfin j'examine, dans la dernière partie, les conséquences scientifiques et pratiques de la nouvelle doctrine pathogénique de cette redoutable maladie.

Je m'efforce surtout à en dégager des applications utiles pour le diagnostic des cas suspects, qui se produisent au début de toutes les épidémies et dont il est si important au point de vue de la prophylaxie de reconnaître immédiatement la nature. Il est certain que l'adoption de mesures d'isolement et de désinfection rigoureuses dépend souvent de ce diagnostic fait en temps opportun et que la recherche du microbe spécifique permet seule jusqu'ici de s'y décider avec toute la promptitude et la sûreté nécessaires.

L'étude des propriétés de l'agent même de la contagion éclaire, en outre, toute la pathogénie du choléra, et fournit une base scientifique à l'édifice des mesures prophylactiques. En nous faisant connaître ses voies d'introduction dans l'organisme, son mode d'action et la résistance qu'il offre aux agents anti-parasitaires, elle nous fournit le moyen d'établir, par voie d'expérimentation directe sur le poison cholérigène lui-même, l'efficacité des moyens de désinfection.

Quelques expériences qui devront être multipliées dans la suite, me permettent déjà d'indiquer quels sont les agents les mieux appropriés pour rendre les produits contagieux complètement inoffensifs.

L'initiative éclairée dont le gouvernement allemand a fait preuve en basant sur les travaux récents de Koch un ensemble de mesures sanitaires très précises, m'engage à attirer l'attention de votre département sur les préparatifs que les autorités sanitaires de ce pays ont faits pour combattre une invasion éventuelle du fléau. Je prends la liberté de vous signaler, à cette occasion, les cours pratiques qui se donnent actuellement à l'Office sanitaire impérial de Berlin, dans le but d'initier rapidement un grand nombre de médecins hygiénistes aux méthodes nouvelles de diagnostic du choléra. J'ai cru de mon devoir d'examiner dans quelle mesure notre pays pourrait prendre exemple sur ce qui se fait en Allemagne pour instituer des cours de ce genre et j'aurai l'honneur de vous proposer des mesures qui me paraissent les plus opportunes pour arriver à un prompt résultat. L'étude comparée des ressources offertes par les deux pays, au point de vue de leurs institutions sanitaires, m'amène à constater, à regret, les lacunes nombreuses de notre régime sanitaire et à exprimer le vœu de voir prendre en sérieuse considération les propositions pour son amélioration faites au gouvernement à diverses reprises par notre Académie de médecine.

Permettez moi, avant de terminer, Monsieur le Ministre, de vous témoigner toute ma reconnaissance pour l'honneur qui m'a été fait en me confiant cette mission. J'ai été heureux de pouvoir mettre au service de mon pays les connaissances que j'ai acquises dans les études microbiologiques et toute mon ambition sera satisfaite si mes efforts ont pu être de quelqu'utilité dans les circonstances graves qui nous menacent encore aujourd'hui.

En vous soumettant ce rapport, fruit de recherches assez laborieuses et pénibles, je ne puis me défendre d'un sentiment de légitime fierté à cette pensée que la Belgique a été, parmi les nations qui ont envoyé des missions en France pour l'étude du choléra, une des premières représentées par un délégué scientifique sur les lieux de l'épidémie.

Veuillez agréer, Monsieur le Ministre, l'assurance de mon profond respect.

Dr E. Van Ermengem.

Bruxelles, 5 novembre 1884.

PREMIÈRE PARTIE

A l'époque où j'entrepris d'aller étudier les micro-organismes auxquels le Dr Koch attribue l'éclosion du choléra, l'épidémie était en voie de décroissance rapide dans son premier foyer, à Toulon (fin juillet). A Marseille, où la mortalité avait atteint depuis quelques semaines un chiffre élevé, le fléau continuait à étendre ses ravages et semblait devoir faire encore de nombreuses victimes. Comptant avec raison que cette dernière ville m'offrirait les conditions les plus favorables pour mes recherches, je résolus de m'y rendre sans retard.

Quelques indications au sujet de la meilleure direction à donner à mes études, lorsque je serais sur les lieux atteints du choléra, m'étaient nécessaires ; j'espérais les trouver à Paris. J'avais l'intention, en outre, de mettre mon séjour en cette ville à profit pour m'orienter rapidement sur l'état de la question du microbe cholérique. Il m'importait surtout d'entrer en relation avec les élèves de M. Pasteur et de prendre connaissance de leur récents travaux.

Le laboratoire de l'illustre professeur de la Sorbonne a longtemps été et est encore, à l'heure actuelle, une sorte de champ clos où s'agitent et se débattent toutes les grandes questions qui occupent à un si haut degré l'attention des médecins et des épidémiologistes. Un intérêt tout spécial, celui-là même que présentaient pour moi les recherches sur l'étiologie du choléra, devait m'engager à faire de la visite de ce laboratoire la première étape de mon voyage. Le monde scientifique et médical avait suivi avec le plus grand intérêt, l'année dernière, les travaux de la mission envoyée par le gouvernement français en Egypte ; récemment encore deux membres de cette mission, MM. Strauss et Roux, dèsl'apparition du choléra à Toulon, avaient fait de nouvelles recherches pour les compléter. On savait aussi qu'ils s'y étaient rencontrés avec le Dr Koch et qu'ils avaient procédé avec l'expérimentateur allemand à des investigations communes. Je ne pouvais avoir de meilleure occasion pour me renseigner rapidement sur les caractères microscopiques du microbe de Koch et sur les méthodes les plus appropriées à sa recherche.

Je fus reçus au laboratoire de la rue d'Ulm par M. le Dr Roux, en l'absence du Dr Strauss, auquel j'étais spécialement recommandé. Mon honorable confrère, avec une complaisance et un empressement, auxquels je me plais à rendre le plus grand hommage, me montra une série de coupes de l'intestin, et de préparations de déjections cholériques, ainsi que des cultures contenant l'organisme découvert par Koch. Il m'exposa, dans un rapide résumé, les résultats de ses recherches en Egypte et plus récemment à Toulon, en insistant sur l'absence assez fréquente du bacille-virgule dans les tissus de l'intestin et dans les évacuations caractéristiques, même dans les cas les plus favorables; enfin il me fit valoir les raisons qui l'engageaient à accepter avec réserve le fait du pouvoir pathogène attribué à ce microbe. Il me fit voir, en outre, des préparations de produits pathologiques assez divers, où des microbes ressemblant aux *virgules* du choléra existaient en grand nombre. D'après lui, la forme extérieure est trop insuffisante pour permettre d'identifier l'espèce cholérigène (*). Enfin il eut la bonté de me donner plusieurs préparations typiques, préparées à Toulon sous les yeux mêmes du Dr Koch. Ces préparations constituaient pour moi des documents de grande valeur et devaient me permettre de retrouver sans difficulté le même organisme chez les cholériques de Marseille.

J'arrivais muni de ces éclaircissements et suffisamment orienté sur la forme du microbe cholérique, à Marseille, le 10 août dernier. Grâce à l'extrême obligeance de notre consul général, M. de Vries, je ne tardais pas à être dans les meilleures relations confraternelles avec les autorités sanitaires de la ville et notamment avec les médecins de l'hôpital du Pharo. J'eus surtout la bonne fortune d'y rencontrer deux jeunes savants, MM. Nicati et Rietsch, et d'être reçu par eux dans le laboratoire que le gouvernement leur avait ouvert et où ils se livraient depuis plusieurs semaines à des recherches anatomo-pathologiques très assidues sur les cadavres des cholériques. Accueilli avec la plus grande affabilité par ces observateurs, j'ai pu participer à leurs tra-

---

(*) M. Strauss avait communiqué, quelques jours avant ma visite au laboratoire de M. Pasteur, un travail à l'Académie de médecine de Paris, dans lequel les résultats de ses nouvelles observations et de ses recherches faites en commun avec M. le Dr Roux sont exposés au complet. (V. *Bull. Académie de méd. de Paris*, séance du 5 août 1884.)

vaux journaliers pendant tout le temps que j'ai passé à
Marseille, j'ai pris part à leurs autopsies et étudié leurs
précieuses collections. J'ai pu ainsi recueillir des matériaux pour la recherche des microorganismes du choléra, sur huit cadavres, à une époque très rapprochée
du décès, ce qui exclut toute possibilité d'erreurs dues
à la décomposition. De plus, j'ai mis à profit, pour
mes études, les nombreux documents accumulés par mes
confrères et utilisé leurs observations personnelles. Ces
conditions exceptionnelles m'ont mis à même de rassembler, en peu de temps, une série de faits, qu'il aurait été
difficile d'observer partout ailleurs en de longues semaines.

Quoique mon attention se soit surtout portée sur l'étude
microscopique des produits cholériques, je me suis
néanmoins appliqué à l'examen des conditions sanitaires
de la ville de Marseille. Des renseignements sur les
mesures de prophylaxie prises pour restreindre les
ravages du fléau m'ont été fournis par les réglements
de police et les discussions des Comités de salubrité;
j'y ai trouvé des notions utiles pour apprécier leur efficacité.

Mon séjour à Marseille, grâce à l'abondance des sujets
d'étude, avait donc pleinement répondu à mes espérances. Après une quinzaines de jours consacrés aux
recherches microscopiques, j'avais acquis des données
certaines sur la fréquence des virgules propres au choléra, sur leurs rapports avec l'intensité de la maladie,
la période de l'accès, etc. Il me restait à entreprendre
des investigations d'un autre ordre au sujet de leur
développement, de leurs moyens de propagation et de
leur résistance aux agents germicides, et à m'assurer

qu'elles possèdent des propriétés spécifiques qui les distinguent des autres microorganismes. Des expériences
de laboratoire prolongées étaient nécessaires pour établir ces différents points et compléter l'examen critique
des faits découverts par Koch. Il fallait, dans ce but,
reproduire dans des cultures artificielles l'organisme
trouvé chez les cholériques. Je devais donc chercher à
en ramener vivants en Belgique, et à les faire passer
ensuite dans mon laboratoire par de nombreuses générations successives.

Il ne sera peut-être pas sans intérêt, au point de vue
des investigations futures, de savoir comment j'ai dû procéder pour en obtenir des cultures pures et les conserver intactes pendant leur transport.

Disons d'abord que les microbes cholériques qui ont
servi à mes recherches proviennent de trois sources différentes. Quelques cultures provenant de microbes
recueillis à Toulon m'ont été fournies à Paris par
M. Roux et à Berlin par M. Koch; j'ai moi-même ensemencé au laboratoire du Pharo une troisième série de
tubes.

A mon arrivée à Marseille, je ne connaissais l'aspect
caractéristique des virgules, lorsqu'elle végétent sur des
milieux de culture solides, que par une description assez
vague donnée par Koch dans son VII\ rapport (*). Heureusement, pendant mon séjour en cette ville, les revues
allemandes, rendant compte de la conférence donnée
à l'Office sanitaire de Berlin, le 26 et le 29 juillet derniers, m'apportèrent des renseignements plus précis
sur ces cultures, et m'épargnèrent ainsi de longs tâton-

(*) *Choleraberichten aus Egypten u. Indien.* VII^ten Bericht.

nements. Je pus constater alors que les cultures sur porte-objet, auxquelles M. Nicati s'essayait en ce moment, présentaient des caractères identiques avec ceux trouvés par Koch aux Indes et à Toulon, et je me réservai de profiter du premier décès de choléra foudroyant pour en instituer moi-même. Mais j'ignorais en quittant Bruxelles l'action fluidifiante que les virgules exercent sur les milieux à la gélatine, et j'avais négligé d'emporter avec moi de l'Agar-Agar, introuvable à Marseille, qui m'aurait permis de les cultiver sur un milieu qu'elles ne liquéfient point. Il me paraissait donc peu probable que je parviendrais à ramener en bon état, par la température très élevée qui régnait à cette époque, et après toutes les secousses qu'un long voyage leur aurait imprimées, des tubes de gélatine ensemencés à Marseille. Un cas favorable s'étant présenté, j'en profitai néanmoins pour inoculer quelque tubes, auxquels vinrent s'en joindre d'autres préparés par M. Nicati.

A mon arrivée à Paris, il me parût que ces cultures étaient impures et que les végétations des virgules cholériques offraient peu de chances d'arriver en bon état jusqu'à Bruxelles. Mais, comme j'avais eu soin de me faire envoyer à temps à Paris de l'Agar-Agar, je pus réussir à inoculer plusieurs tubes au moyen de colonies obtenues à l'état de pureté. J'avais improvisé, dans ce but et sans retard, une culture sur porte-objet des espèces recueillies à Marseille. Mes cultures sur Agar-Agar parvinrent ici dans de bonnes conditions et je pus ensuite m'en servir pour de fréquentes réinoculations, dont les générations sont encore loin de s'épuiser.

Grâce à l'extrême obligeance de M. Roux, qui me remit, dans une nouvelle visite à son laboratoire, plusieurs cultures sur Agar-Agar, j'étais délivré de toute préoccupation en arrivant à Bruxelles, et je possédais, en outre, des cultures d'origine différente, dont le développement était très intéressant à comparer.

La réussite complète de mes réinoculations me permit, dès lors, de poursuivre l'étude des propriétés biologiques des virgules dans des milieux variés, et de tenter une première expérience d'inoculation aux animaux avec le produit d'une quatrième génération. De plus, mes observations m'eurent bientôt convaincu que le microbe de Koch possède des caractères spécifiques parfaitement mis en lumière par les procédés de culture ; je constatai, en outre, que cette méthode d'observation n'offre pas de grandes difficultés en pratique, et qu'elle justifie la haute valeur que Koch lui attribue pour le diagnostic des cas douteux.

L'importance pratique de cette recherche m'engagea à solliciter du gouvernement une nouvelle mission à Berlin, afin de m'enquérir auprès de Koch lui-même des mesures administratives, prises à l'Office sanitaire impérial, pour répandre, dans le public médical l'usage de cette nouvelle méthode de diagnostic par l'examen bactérioscopique. Je me proposais, en même temps, de lui soumettre mes préparations et mes cultures, afin de m'assurer de l'exactitude des premiers résultats obtenus et de me perfectionner dans l'emploi de ses méthodes. Enfin, je comptais qu'une entrevue avec le célèbre micrologue me fournirait des éclaircissements nombreux sur le système de prophylaxie auquel ses admirables découvertes servent de base.

Koch me reçut dans son laboratoire avec sa bienveillance accoutumée, dont il m'avait déjà donné des preuves, l'année dernière, à l'occasion de la mission que j'ai remplie à l'Exposition d'hygiène de Berlin. De longues conversations, pleines de détails précieux pour la technique des cultures et l'étude des microbes pathogènes, confirmèrent l'opinion que j'avais de l'immense portée de sa découverte du microbe cholérigène.

Je revins à Bruxelles, mieux armé pour poursuivre mes études et élucider les problême importants qui restaient à résoudre. Depuis, j'ai consacré à ces recherches presque tout mon temps, et l'exposé que je vais en en faire, fera connaître leurs résultats.

Avant d'aborder l'étude du microbe cholérigène, je tiens à remercier ici les savants dont j'ai pu mettre à profit, au cours des recherches qui vont suivre, les conseils et l'expérience. J'adresse à mes amis, MM. Nicati et Rietsch, les courageux et modestes expérimentateurs du laboratoire du Pharo, l'expression de ma profonde gratitude pour l'accueil si bienveillant qu'ils m'ont fait à Marseille. Je les remercie particulièrement des documents importants qu'ils m'ont fournis avec le plus grand désintéressement. Je me fais un devoir de reconnaître la juste priorité qui leur est acquise dans bien des questions se rapportant au bacille-virgule, et dont je n'ai entrepris l'étude qu'après avoir eu connaissance de leurs travaux.

Je dois à M. le Dr Roux de Paris, ainsi qu'à tous mes distingués confrères : M. le professeur Treille de Rochefort, M. le Dr Hericourt de Lille, MM. les professeurs Finckler et Prior de Bonn, etc., un témoignage public de ma reconnaissance pour les renseignements, les préparations et les cultures qu'ils ont bien voulu me donner.

A M. le Conseiller intime, le Dr Robert Koch, à l'illustre micrologue de Berlin, l'hommage de mon admiration et l'expression de ma plus vive gratitude pour les encouragements qu'il n'a cessé de donner à mes modestes travaux.

DEUXIÈME PARTIE

CHAPITRE PREMIER

§ 1. — CARACTÈRES MORPHOLOGIQUES DU MICROBE CHOLÉRIQUE.

Les organismes caractéristiques du choléra asiatique
ont été bien observés, pour la première fois, par Koch
dans les liquides intestinaux recueillis à Calcutta, dans
dans un cas de choléra foudroyant. Déjà en Égypte, le
micrologue allemand avait trouvé dans l'épaisseur même
des tuniques intestinales, dans la couche sous-muqueuse
et à l'intérieur des glandes tubulées, des bactéries en
forme de bâtonnet, des bacilles, qui, par leur présence
constante dans un assez grand nombre de cas, paraissaient avoir des rapports avec les processus morbides.
Il comparait ces organismes, pour leur taille, aux bacilles droits de la morve, et n'insistait aucunement, à
cette époque, sur un de leurs caractères les plus saillants,
l'incurvation. Lorsqu'il les eût ensuite rencontrés en
grande quantité, à l'état de culture pure pour ainsi dire,
dans le mucus intestinal, ce caractère le frappa vivement.
Dès lors son attention fut fixée sur la forme particulière
de ces microbes. Le fait de la prédominance de cette

espèce, parfaitement reconnaissable et distincte des microorganismes pathogènes observés jusqu'alors, leur extrême abondance dans un milieu organique où fourmillent habituellement les bactéries les plus variées, devaient avoir une grande importance pour un observateur aussi sagace. Il eut soin de rechercher des organismes de cette forme dans toutes les déjections et dans les organes des cholériques. De nombreux examens et des autopsies, faites dans les conditions les plus favorables, démontrèrent que leur présence est constante chez les cholériques à certaines périodes de la maladie. Les procédés de culture permirent de les retrouver là où l'examen microscopique était insuffisant ; et il fut facile d'identifier les bacilles trouvés en Égypte dans les tuniques intestinales avec l'espèce découverte aux Indes. Leur forme incurvée les a fait comparer à des virgules typographiques, et Koch leur a donné le nom de **bacilles-virgules** (*Kommabacillen*), généralement adopté aujourd'hui.

La constatation des modifications produites dans les milieux de culture solides par les végétations de ces organismes, et l'aspect caractéristique de leurs colonies isolées, vues sous un faible grossissement, permettaient d'établir, outre leur forme spéciale, un ensemble de caractères qui suffisent amplement pour constituer une espèce bien définie.

De nombreuses recherches de contrôle prouvèrent, en outre, que cette espèce est *propre au choléra* et que, dans aucune autre maladie, on ne rencontre un microbe présentant toutes les caractéristiques reconnues chez les virgules par l'examen microscopique et par les cultures.

Après avoir fait près de cent examens de cholériques, Koch a constaté que ces microbes sont surtout abondants dans les cas rapidement terminés par la mort. Dans les cas foudroyants, par exemple, où l'intestin contient un liquide louche, pareil à une purée blanchâtre, laiteuse, ils existent en nombre incalculable. Toujours leur nombre paraît proportionné à la gravité du cas et leur siège correspond à l'étendue des lésions. Lorsque le malade est mort à la période de réaction et que le contenu intestinal est coloré par de la bile ou du sang, les virgules sont rares, et disparaissent même complètement. D'autre part, Koch a pureconnaître leur présence dans les déjections, tout au début de l'attaque (*). Il admet, en outre, qu'elles existent toujours pendant quelque temps et en plus ou moins grand nombre dans les évacuations, quand elles prennent le caractère *riziforme*. Mais elles y disparaissent rapidement, surtout à une certaine période de la maladie, lorsque les selles redeviennent colorées et odorantes. En effet, ces organismes, lorsqu'ils sont morts, perdent toute affinité pour les matières colorantes, et ne se colorent plus; on s'explique ainsi pourquoi ils ne se retrouvent plus et comment ils peuvent faire défaut, même dans des selles caractéristiques.

Enfin, le savant micrologue de Berlin insiste avec le plus grand soin, dans sa conférence (**), sur l'importance de l'*examen bactérioscopique* pour leur recherche. Cet examen permet dans tous les cas, d'après lui, de *reconnaître les virgules, de les distinguer des autres mi-*

(*) *Conferenz zur Erörterung der Cholerafrage, daus Deutsche med Wochenschrift*, nᵈᵒ 32 et 32ᴀ, 1884.
(**) *Ibid.*, page 16.

croorganismes, et de les retrouver lorsqu'elles sont trop rares dans les préparations pour que le microscope puisse déceler sûrement leur présence.

Des recherches anatomo-pathologiques assidues démontrèrent encore que le bacille-virgule se trouve exclusivement dans le contenu intestinal et dans les tissus de l'intestin grêle, jamais dans le sang, dans les diverses sécrétions ou dans les organes parenchymateux. La découverte de ce microbe dans un milieu naturel, dans l'eau d'un réservoir situé dans un faubourg de Calcutta, établit aussi qu'il peut mener une existence « exanthrope » et que dans les contrées de l'Hindoustan, d'où il est originaire, il doit se rencontrer fréquemment dans un autre état que celui de *parasite humain.*

Ce court résumé des observations recueillies par Koch et ses collaborateurs en Egypte et aux Indes, au sujet des virgules cholériques, reproduit fidèlement, je crois, l'ensemble des faits sur lesquels il s'est basé pour conclure à leurs propriétés spécifiques. Beaucoup d'observateurs ne les ont pas toujours eu présents à l'esprit, et ont été amenés ainsi à apprécier d'une manière inexacte les caractères qui leur sont propres et à confondre ce microbe avec des espèces très différentes.

Examen microscopique des produits cholériques. — Mes observations eurent avant tout pour but de rechercher le microbe-virgule chez les cholériques et d'étudier ses caractères microscopiques. J'avais pu, sur les préparations de M. Roux, reconnaître parfaitement leurs formes extérieures. A Marseille, j'ai eu soin de les rechercher chaque fois que j'en ai eu l'occasion et j'ai pu ainsi me rendre compte de l'utilité de l'examen microscopique pour le diagnostic. Les nombreuses préparations de MM. Nicati et Rietsch, jointes à celles que j'ai faites moi-même, les ont toujours montrées identiques avec celles décrites par Koch.

De plus, convaincu des services que la photographie peut rendre dans ces études, en reproduisant les détails morphologiques avec une fidélité que le dessin le plus exact n'atteindra jamais, j'ai eu fréquemment recours à ses procédés. Les photogrammes annexés à ce travail permettront de juger de l'utilité de ce moyen d'étude. Malgré les difficultés considérables qu'il a fallu surmonter, ils sont d'une assez grande netteté et fournissent une reproduction très exacte des principaux caractères des virgules.

Mes recherches ont porté sur de nombreuses préparations de mucus et de liquides intestinaux recueillis dans huit autopsies, faites au Pharo, et sur des préparations de selles caractéristiques provenant en grande partie de la collection de MM. Nicati et Rietsch et fournies par plus de 34 cas de choléra confirmé. La plupart de mes examens furent faits sur des préparations de ces produits desséchés et colorés sur le couvre-objet; j'ai rarement fait leur examen à l'état frais, et cette recherche ne m'a jamais permis de reconnaître avec la même netteté les caractères extérieurs de ces organismes. Il est difficile, lorsqu'on les examine dans cet état, de les identifier sûrement et de les distinguer d'autres espèces. Leur volume paraît plus considérable et leur incurvation moins accusée. Il vaut donc mieux recourir à la méthode de préparation habituelle et aux réactifs colorants.

Méthode d'observation microscopique. — L'étude microscopique du microbe cholérique ne présente aucune difficulté, pourvu qu'on l'entreprenne avec de bons objectifs. Je me suis constamment servi d'un objectif à immersion homogène un 1/10ᵉ de pouce de Tolles, et plus rarement d'un 1/18ᵉ de Zeiss. J'ai suivi pour leur préparation la méthode usuelle de Weigert-Koch. Je n'ai trouvé aucun avantage à recourir, pour préparer le bain colorant, à l'eau anilinée, et je n'ai pas pu constater, malgré de nombreux essais, que les virgules présentent une affinité spéciale pour l'un ou l'autre réactif colorant. La méthode de Gram (*) m'a donné de bons résultats, mais qui n'ont pas paru supérieurs à ceux de la méthode habituelle.

Pour les coupes, j'ai employé de préférence les solutions aqueuses de bleu de méthylène. Le violet de méthyle 5B m'a également bien réussi. Après une durée de 12 heures ou même de 1 à 2 heures, quand le bain est mis à l'étuve à 50°, la coloration des microorganismes est parfaite et il suffit de laisser les coupes quelques minutes dans l'alcool absolu, ou additionné d'une goutte d'acide chlorhydrique, quand on s'est servi du violet de méthyle, pour obtenir des préparations très démonstratives.

D'après des observations ainsi faites et les photographies que j'ai exécutées, voici quels sont les caractères morphologiques que je leur ai reconnus.

La forme des virgules varie quelque peu suivant les milieux où elles se reproduisent, et leur état plus ou moins avancé de développement.

(*) *Fortschritte d. Medicin.* N° 6, 15 mars 1884.

Dans les liquides intestinaux, elles apparaissent sous forme de courts bâtonnets, ayant, d'après des mesures exactes que j'ai prises, *2 à 3 μ de long sur un demi à deux tiers μ de large*. Leurs dimensions comparées à celles du bacille de la tuberculose (7 μ sur 2 à 3/10 μ de large), leur donnent donc à peu près les 2/3 de celui-ci, mais elles sont bien moins grêles, et au contraire, beaucoup plus épaisses et plus massives.

Leur courbure varie dans d'assez grandes limites. Le plus souvent elle est peu prononcée, en forme d'un arc de cercle de grand rayon. Parfois elles ont la forme d'un demi-cercle complet. L'apparence de bâtonnets droits, qu'on rencontre parfois à côté des formes incurvées, s'explique par la position occupée par le corpuscule, dont la convexité ou la concavité peuvent être tournées vers l'observateur. Elles ont partout la même épaisseur et leurs extrémités sont mousses, arrondies. En se reproduisant par division ou scissiparité, les articles restent parfois réunis bout à bout et produisent ainsi des chaînes dont *l'aspect est très caractéristique.* Ce sont tantôt des formes en ∽ , quand les articles ont leur courbure dirigée en sens opposé, tantôt des formes (⌒⌒) comparables à la lettre grecque ε, tantôt des chaînes (⌒⌒⌒⌒) dues à l'union d'un nombre plus ou moins grand de ces bâtonnets recourbés. Enfin, dans les préparations de selles ou de mucus intestinal, on trouve encore des filaments allongés, faiblement ondulés ou même droits, dont l'épaisseur paraît plus grande que celle des virgules isolées.

A côté de ces formes qui se rapportent toutes à une même espèce, aux virgules cholériques, j'ai observé dans quelques préparations de selles riziformes, outre de nombreuses bactéries droites, une *spirobactérie* d'un aspect assez différent. Elle est beaucoup plus grêle que les virgules, sa courbure est plus grande et ses extrémités sont très amincies. Elle ressemble, en somme, à un ∽ allongé. Le photogramme *A* (pl. I) en reproduit plusieurs spécimens. Cette espèce est sans rapports génétiques avec le microbe de Koch.

Cultivées sur des milieux de consistance ferme, comme ceux à la **Gélatine** et à l'**Agar-Agar**, ces virgules présentent les mêmes formes que dans les produits pathologiques. Leurs dimensions seules sont sujettes à varier dans une limite qui parfois dépasse celle du simple au double. J'ai constaté aussi un aspect un peu différent de ces corpuscules dans des cultures sur de la gélatine à 10 % : en préparant une goutte de gélatine liquéfiée, empruntée à une culture âgée de quatre jours, j'ai rencontré des virgules, d'ailleurs typiques pour leur forme, qui présentaient une plus forte coloration à chacune de leurs extrémités. J'ignore si cette apparence est produite par le mode de préparation ou si elle est due à la présence d'une lacune, d'une vacuole, ou d'une différenciation de leur protoplasme. En tout cas, elle ne saurait être prise pour un indice de la présence de spores. Ces dernières ne se colorent généralement pas, et, de toute manière, je ne suis jamais parvenu à les voir *libres* ou en *voie de germination*. D'autres faits démontrent, d'ailleurs, l'absence de cette période végétative chez les virgules cholériques, comme je l'indiquerai plus loin.

Lorsque le milieu s'est liquéfié et que la culture vieillit, on trouve dans la gélatine et même dans l'Agar-Agar,

quand ce milieu est peu concentré, des formes plus développées, des *spirilles* identiques à ceux qui abondent dans les cultures liquides.

Les virgules se développent particulièrement bien dans
le **sérum coagulé** et semblent atteindre, dans ce milieu, un haut degré de développement. Les formes en
chaînes articulées et les filaments ondulés, comprenant
souvent 10, 15 et 20 courbures successives, n'y sont
point rares. Souvent même les articles qui les composent, ne sont pas intimement unis ; ils laissent entre eux
des intervalles peu étendus et l'on reconnait ainsi clairement que les filaments sont dus à leur réunion. En
d'autres points du filament, les articulations manquent
complètement, de sorte qu'il semble continu. De plus,
on y voit souvent des filaments presque droits, très
gros, et l'on peut constater, dans les préparations obtenues par dessiccation sur le couvre-objet, qu'ils sont
entourés d'une gaîne muqueuse, d'une zône hyaline assez
développée.

Mais j'ai reconnu que ces organismes n'atteignent
leur état le plus complet de développement que dans les
milieux nutritifs liquides, tels que le bouillon de
poule et le sérum fluide. Des formes, qui n'existent
guère ou paraissent seulement ébauchées dans les cultures solides, font alors apparition. Les virgules courbes,
à peine arquées, s'y transforment, en s'allongeant, en
corpuscules spiraloïdes, formés d'un tour de spire complet. En se dédoublant, deux tours de spire prennent naissance, sans articulation apparente, et lorsque le processus s'établit dans la continuité, il en résulte des filaments

hélicoïdes plus ou moins longs, comprenant jusqu'à 15, 20 et même 50 spires. Lorsque la culture vieillit et s'épuise, ces spirales se réunissent à la surface du liquide, elles y forment des amas floconneux, des essaims, composés de filaments empelotonnés et plus ou moins enchevêtrés ; les hélices s'y déroulent et à la fin on ne trouve plus que des filaments à peine ondulés et semblables en tout à des *Vibrions*. Leur volume paraît notablement augmenté et en certains points ils sont renflés.

Dans les préparations, ces hélices se brisent facilement en fragments contournés en arc de cercle plus ou moins étendus, formant parfois un cercle presque complet dont les extrémités sont près de se rejoindre (voir pl. II, photogrammes *C* et *D*). En outre, les hélices s'aplatissent en s'étalant et perdent leurs spires. Ces filaments spiraloïdes paraissent, en effet, formés d'une substance plastique molle et s'ils ont une membrane d'enveloppe, celle-ci ne semble pas douée d'une grande rigidité. Dans les préparations obtenues par dessiccation sur le couvre-objet, les filaments sont toujours considérablement déformés, ils s'enroulent en tous sens ou s'allongent en longs fils irrégulièrement ondulés (voir pl. III); ils y présentent, en un mot, les formes les plus variées. Pour se faire une idée exacte de leur configuration primitive, il faut donc les observer à l'état vivant, tels qu'on les voit dans une goutte de sérum fluide ou dans du bouillon de poule. Dans ces liquides, les spirales vivantes ont, au contraire, une forme très régulière, géométrique, en tire-bouchon ou en vrille. Je me suis servi avec beaucoup de succès, pour ces observations, de la platine chauffante de Ranvier, maintenue à 37° au moyen de l'excellent thermosiphon d'Arsonval. En plaçant sur cette platine un porte-objet excavé ou mieux la chambre humide de Ranvier, dans laquelle j'avais déposé une gouttelette d'une culture au sérum, j'ai pu observer, d'une manière continue, sous le microscope, pendant plus de 10 jours et sur la même préparation, toutes les transformations des virgules, et je me base sur ces observations pour leur reconnaître les caractères morphologiques qui appartiennent aux *Spirilles* vrais.

Toutes ces formes, qu'elles aient été observées dans les milieux liquides ou solides, après s'être reproduites pendant une période plus ou moins longue, qui varie entre quatre et huit semaines (à la température moyenne de 18 à 25°), *finissent par disparaître presque complètement.* Lorsque les virgules, épuisées par de nombreuses générations dans un même milieu, meurent, leur contenu se trouble et devient granuleux. En même temps, elles se colorent très inégalement, ou même ne se colorent plus du tout. Des formes aberrantes ou d'*involution* se produisent et à un moment donné, il ne reste plus, comme trace de leur présence, que des détritus informes ou de fines granulations.

J'ai aussi étudié l'action de certains réactifs sur la forme de ces organismes. La teinture d'iode les colore en jaune et les fait paraître granuleux. Ils se dissolvent ou tombent rapidement en déliquium quand on les transporte dans des liquides qui les tuent : solutions faibles d'ammoniaque, d'acide chlorhydrique, et même dans l'eau distillée. Cette propriété assez importante me paraît rapprocher les virgules cholériques des *Spirochœte* de la fièvre récurrente et indique que leur corps est composé d'une substance plasmique assez différente de celle qui compose la plupart des bactéries.

§ 2. — MOUVEMENTS.

Les virgules cholériques sont douées de mouvements très vifs, mais qui sont très sensiblement influencés par la température. Ils cessent absolument vers 16° et sont très animés, au contraire, à la température du sang. Pour les observer parfaitement on doit les ensemencer dans du bouillon ou du sérum liquide et les étudier sur la platine chauffante. Leur mode de déplacement varie un peu d'après la forme qu'affecte le corpuscule.

Je les résume ici en même temps que je décris les périodes d'évolution des virgules :

A l'état le plus jeune, dans les milieux épais, quand la prolifération cellulaire par division est en pleine activité, grâce à une surabondance de matériaux nutritifs, d'oxygène et à une température très favorable (25 à 37°), — virgules courtes, libres ou unies en S ; disposition en séries, en îlots. — Si le milieu se fluidifie, mouvements très vifs, *ondulatoires*, produisant une sorte de tourbillonnement.

Dans les milieux liquides, le corps arqué se développe en longueur et en même temps se contourne en spirale. — Mouvements en pas de vis très rapides, qui transportent le filament en avant et en arrière, en ligne droite, et pendant lesquels le corps paraît se mouvoir par une série d'ondulations, quoiqu'en réalité, sa forme ne change guère. — Quand il s'arrête, il se produit à ses extrémités des courants dans le liquide qui paraissent indiquer l'existence d'un ou de plusieurs cils.

Dans les liquides peu riches en matières nutritives, ces formes spiralées ne vivent plus en nomades, mais ont une tendance à se concentrer dans les couches supérieures du milieu, où l'oxygène est plus abondant. — Quand ce gaz commence à y faire défaut, elles se réunissent toutes à la surface, et se pelotonnent entre elles. — Leurs mouvements cessent, en même temps que les spires se déroulent et que leur volume augmente dans d'assez grandes proportions. Peu à peu leur contenu se trouble et finalement elles disparaissent.

§ 3. — CULTURES.

Aux caractères morphologiques, que j'ai pu observer sur de nombreuses préparations de déjections cholériques et de cultures variées, on doit ajouter pour bien déterminer l'espèce propre au choléra, une série de transformations très remarquables et absolument constantes, qu'elle produit en végétant dans des milieux de culture solides, préparés à la manière de Koch.

A. **Gélatine.** — 1° *Cultures en tube.* — Mes premières observations ont porté surtout sur les cultures dans la gélatine nutritive, préparée d'après la formule que Koch croit la plus favorable à leur développement. Elle contient une assez forte proportion de gélatine et je l'ai habituellement portée à 10 %.

On se sert pour cette culture de tubes à essai contenant plusieurs centimètres cubes de gélatine nutritive; on les inocule par une piqûre profonde de quelques centimètres, pratiquée avec une aiguille de platine chargée d'un certain nombre de virgules. On voit alors apparaître au bout de *vingt-quatre à trente-six heures*, à la température moyenne de 18 à 25°, une transformation du milieu à peine apparente, qui est le premier indice des végétations débutantes. Le long du canal tracé par l'aiguille, se montrent çà et là de petits points brillants ; vus à la loupe, on reconnait que ces points sont dus à la présence de cristaux prismatiques, souvent réunis par deux, accolés et exactement orientés perpendiculairement à l'axe de la piqûre. Peu à peu des opacités laiteuses légères sous forme de points arrondis se mêlent le long de la piqûre à ces cristallisations. Vers le haut de la piqûre, ces opacités ont une tendance à s'accumuler en formant une masse conique, disposée en entonnoir, dont la base est dirigée vers la surface libre du milieu. On voit presqu'en même temps en haut de la piqûre se produire un petit *espace vide*. Cet espace se creuse davantage pendant les heures qui suivent, en même temps que les opacités s'accroissent et deviennent plus épaisses.

A la fin du deuxième jour déjà, la lacune s'est arrondie et a pris l'aspect d'une bulle gazeuse. Les opacités ayant la forme de granulations jaunâtres se condensent et se tassent, tout en restant strictement limitées à la périphérie et à l'intérieur du canal tracé par la piqûre. Au lieu de s'étendre dans les couches profondes du milieu, elles augmentent vers la surface libre et finissent par y former un *entonnoir bien caractérisé*, qui tranche nettement sur la transparence de la gélatine par son aspect louche, opalin. Déjà à cette période de la végétation, on peut constater une liquéfaction du milieu en cet endroit, en inclinant le tube.

Au bout du troisième jour, l'espace bulleux a augmenté encore de volume, il tend à prendre une forme ellipsoïdale, à contours bien arrondis et l'on dirait alors qu'une bulle flotte librement sur le liquide accumulé dans l'entonnoir. Les colonies développées dans le canal produit par l'inoculation, ne se sont guère étendues en surface ; elles se sont confondues et forment maintenant un mince filament, parfaitement opaque et jaunâtre, comme un boyau, qui termine le cône liquide.

Les jours suivants ces modifications s'accentuent (voir pl. IV, photogramme E).

Le septième jour, la bulle s'aplatit et tend à se confondre avec la surface libre du milieu ; l'entonnoir liquide, rempli de petits grumeaux opaques, se renfle en forme de ballon ou de poire et augmente à sa périphérie.

Finalement la bulle disparaît et la liquéfaction s'est étendue au tiers ou au quart de la masse. La partie fluidifiée s'éclaircit peu à peu, tandis que les opacités formant une colonnette très dense et de coloration jaunâtre, ne se modifient pas (voir pl. V, photogramme F).

Plus tard, la liquéfaction augmente encore, la colonnette finit par s'entamer successivement et se résout en quelques gros grumeaux arrondis.

Enfin, après huit à dix jours, la gélatine est complètement transformée en un liquide tout à fait limpide, un peu plus foncé en couleur, et il ne reste plus au fond du tube qu'une masse très réduite de grumeaux.

J'ai fréquemment constaté que la gélatine liquéfiée se recouvre, dans les tubes qui sont restés dans un repos complet, d'une fine pellicule grisâtre. Elle se désagrège avec la plus grande facilité et, en se mêlant au liquide, elle lui donne une opalescence légère. Au microscope, cette pellicule est formée d'un amas de très fines granulations, se colorant vivement. Leurs contours ne sont pas parfaitement arrondis. Elles se dissolvent dans l'acide chlorhydrique et sont probablement composées de phosphate de chaux.

Toutes ces transformations se sont accomplies dans mon laboratoire avec une *constance des plus remarquables*. Elles n'ont varié que dans la rapidité de leur apparition d'après les conditions de température, et je les ai observées dans plusieurs centaines de tubes, qui ont contenu plus de seize générations successives de virgules cholériques.

Je me suis appliqué à les décrire avec le plus grand soin, car je crois qu'elles nous fournissent des caractères extrêmement précieux pour reconnaître cette espèce. Je ne pense pas que la minutie mise à les retracer, puisse passer pour un luxe de description inutile; les moindres détails dans l'étude des caractères extérieurs, *macroscopiques* des cultures peuvent avoir leur importance et leur connaissance aura pour effet de faire éviter à l'avenir des confusions regrettables, comme celles qui ont déjà été commises à propos d'organismes décrits par MM. Finckler et Prior dans le choléra sporadique.

2° *Culture sur porte-objet.* — La gélatine nutritive à 10 % peut encore être utilisée dans un autre mode de culture, fort précieux pour mettre en lumière certains caractères des virgules cholériques. Il permet de contrôler à tout instant la *pureté absolue* des cultures quel que soit le milieu employé. Cette méthode de culture consiste essentiellement dans la dissémination de quelques-uns de ces organismes dans une petite quantité de gélatine liquéfiée à 25°, qu'on coule ensuite sur des lames de verre, où elle se solidifie. Les germes qui ont été ainsi espacés, se multiplient sur place et forment des colonies isolées, libres, dont tous les individus qui les composent sont issus d'un seul d'entre eux. Il est facile d'étudier ces préparations, sous un faible grossissement (90 à 120 diamètres), et l'on reconnaît alors que chaque ilôt présente un ensemble de caractères parfaitement reconnaissables et constants.

Sur ces préparations on constate, au bout de 24 heures, à la température de 18° à 20°, l'apparition de quelques cristallisations et de petits points réfringents, complètement incolores. Ces points augmentent rapidement de volume et prennent l'aspect de masses arrondies ou ovales, toujours transparentes et incolores, à contours bosselés et irréguliers et paraissant formées de granulations très réfringentes. On peut comparer assez justement leur aspect à celui des leucocytes (voir pl. VI, photogrammes G et H).

Le jour suivant, les granulations s'accentuent encore; elles ressemblent alors à de petites perles de verre agglomérées; les confins de la masse sont déchiquetés, et déjà, à l'œil nu, on reconnaît la colonie sous forme d'un point blanchâtre ou de coloration nacrée à la lumière réfléchie, logé au fond d'une cavité en cupule de gélatine liquéfiée.

Le troisième jour, leur périphérie se découpe de plus en plus et leurs contours se perdent dans le liquide environnant.

La masse se fonce ensuite et prend une couleur légèment jaunâtre; à l'œil nu, on reconnaît que le point opaque a une étendue d'un à deux millimètres et qu'il est entouré d'une zône liquide ayant deux à trois millimètres. Leur croissance s'arrête à cette époque (4ᵉ à 5ᵉ jour) et les colonies ne gagnent plus en surface. Mais lorsqu'elles sont très rapprochées, elles arrivent à se fusionner et à se confondre ; la couche de gélatine est alors bientôt transformée en un liquide puriforme, jaunâtre, qui exhale une odeur très caractéristique, légèrement aromatique, rappellant celle de l'*urine de souris* et qui est bien différente de celle de la putréfaction. J'ai été fort frappé de sentir cette odeur, en faisant l'autopsie d'un cas de choléra foudroyant ; le contenu intestinal était formé par une sorte d'émulsion de virgules, et j'ai reconnu que cette odeur était la même que celle des cultures.

Il ne m'a pas paru jusqu'ici que la décomposition de la gélatine produite par d'autres bactéries, exhalât une odeur qui lui fut comparable.

B. **Agar-Agar**. — Les cultures sur un milieu plus consistant, obtenu en additionnant de la gélatine avec une solution d'une sorte de gélose, fournie par une algue javanaise connue sous le nom d'Agar-Agar, ne présentent pas de caractères macroscopiques suffisants pour permettre la détermination des virgules cholériques. Elles sont très précieuses, d'autre part, pour leur transport et leur conservation. Ces organismes paraissent s'y développer d'une façon beaucoup moins luxuriante que dans la gélatine nutritive ; ils ne liquéfient pas ce milieu et y produisent des opacités blanchâtres devenant légèrement brunâtres dans la suite, qui s'étendent en couche dense, d'aspect gras et assez semblable à de la bougie fondue, à sa surface libre.

**C. Lait, substances alimentaires diver-
ses**, *etc.* — Quelques essais de culture dans du lait stérilisé et sur des pommes de terre bouillies, des navets,
des carottes, etc., m'ont fourni des cultures présentant
les caractères décrits par Koch.

Le lait ne se caséifie pas et reste alcalin ; sur les
pommes de terre, leurs végétations produisent une couche d'un brun clair. Leur développement est à peu près
nul sur les pommes de terre bouillies à la température
moyenne ; mais il est très actif quand on les place à l'étuve
à 37°.

Elles se multiplient aussi sur des tranches de melons,
de poires et d'autres fruits dont le suc présente une faible
acidité, et même à la surface de la viande fraîche ou cuite
et du pain humecté de quelques gouttes d'eau.

Les boissons telles que le vin et certaines bières riches
en alcool ou qui contiennent une assez forte quantité
d'acide acétique, constituent des milieux impropres à
leur développement.

Ces cultures sur des milieux *naturels* présentent un
grand intérêt pratique, car elles nous montrent que
les virgules peuvent trouver, hors de l'organisme humain,
des substrates très appropriés à leur multiplication.

D. Sérum coagulé. — Il est encore un milieu
solide, employé en bactériologie, que j'ai utilisé pour
cette culture et qui convient parfaitement pour en obtenir
de grandes quantités en très peu de temps : c'est le sérum coagulé, tel que Koch le prépare pour cultiver les
bacilles de la tuberculose. Les virgules s'y reproduisent
avec une abondance extrême et le modifient profondément en quelques jours.

Au bout de 36 heures déjà, la surface libre du sérum, où les virgules ont été déposées, se creuse profondément et se comble en partie par un liquide épais, gluant, couleur *café au lait*.

En deux à trois jours, plusieurs centimètres cubes de sérum peuvent ainsi être transformés en une masse caillebotée et en partie fluide, où les virgules fourmillent par milliards et présentent toutes leurs formes les plus achevées de végétation.

En huit jours, tout le sérum solide n'est plus qu'un liquide clair, parfaitement fluide, de couleur jaune-rougeâtre, au fond duquel se déposent des grumeaux épais et blanchâtres.

Ce milieu, qui paraît si éminemment adapté pour le développement de ces organismes, m'a fait parfaitement saisir une de leurs particularités biologiques les plus importantes. Lorsqu'on inocule un tube dans lequel le sérum s'est coagulé pendant qu'il était placé très obliquement, de manière à exposer une grande surface du milieu à l'oxygène de l'air, on constate les modifications si rapides que je viens de décrire. Il en est tout autrement quand on inocule des tubes contenant du serum qui s'est coagulé pendant qu'ils étaient maintenus dans une position verticale. Leurs végétations se développent alors faiblement autour de la piqûre produite par l'inoculation, tandis qu'à la surface libre elles s'accumulent en couche épaisse. Mais leur accroissement cesse bientôt, le milieu s'altère peu et ne se liquéfie guère. Ce contraste entre deux cultures, obtenues dans un même milieu, démontre parfaitement la nature *aérobie* des virgules cholériques. Elles confirment des observations analogues que Koch a faites à leur sujet et que j'indiquerai plus loin.

E. Bouillon et sérum fluide. — Dans le bouillon de poule concentré et le sérum fluide, les virgules se développent très rapidement aussi. Ces liquides se troublent d'abord uniformément et se recouvrent ensuite d'une pellicule glaireuse, blanchâtre. Mais rien ne permet de distinguer extérieurement ces cultures de celles de beaucoup d'autres organismes.

Je suis loin néanmoins de croire qu'on doive négliger d'y recourir et je pense qu'il serait fâcheux pour les études bactériologiques d'abandonner l'usage des milieux liquides pour se servir exclusivement des milieux solides. La culture dans ces milieux m'a, au contraire, démontré qu'ils permettent aux virgules cholériques d'atteindre rapidement tous les degrés de leur développement, et que certaines de leurs formes auraient pu être parfaitement méconnues, si je n'y avais pas eu recours. En outre, ces cultures conviennent surtout pour étudier leurs mouvements si caractéristiques.

CHAPITRE DEUXIÈME

PROPRIÉTÉS BIOLOGIQUES DES VIRGULES CHOLÉRIQUES.

§ 1. — RAPIDITÉ DE DÉVELOPPEMENT.

L'organisme découvert par Koch chez les cholériques
se cultive, comme j'ai pu le constater dans mes expériences, avec une grande facilité et dans beaucoup de milieux.
Un autre fait très remarquable qui est de la plus haute
importance pour la théorie pathogénique du choléra,
met bien en évidence la grande vitalité dont elles sont
douées, le pouvoir extraordinaire qu'elles possèdent de
se reproduire, lorsque l'oxygène et l'humidité ne leur
font pas défaut.

Koch avait constaté qu'il suffit de déposer une petite
quantité de matières intestinales d'un cholérique, renfermant peu de virgules, sur du linge mouillé et placé
sous cloche dans une atmosphère saturée de vapeurs
d'eau, pour obtenir en 24 à 36 heures, une exubérante
multiplication de ces organismes. Ils recouvrent alors
par leur masse presque toute la surface du linge et y
existent à l'état de culture presque pure. En effet, il
s'est produit dans ces conditions, grâce à leur pullulation excessive, une sorte de sélection entre les organismes divers déposés en même temps sur le linge ; les
virgules dont le pouvoir de reproduction est exception-

nellement rapide y ont fourni des générations nombreuses à ce point, que leurs légions ont littéralement
étouffé les espèces moins vigoureuses se trouvant à côté
d'elles. On obtient ainsi par un procédé de culture toute
naturelle, une récolte à peu près pure de tout mélange
avec d'autres espèces.

On comprend sans peine les dangers qui résultent, au
point de vue de la contagion, de cette pullulation si facile
des virgules à la surface du sol humide et sur des objets
de literie qui sont si sujets à être souillés par les déjections des malades.

J'ai été plus d'une fois témoin de ce fait remarquable
au laboratoire du Pharo, et les expérimentateurs marseillais l'utilisaient souvent pour obtenir des prépara-
très démonstratives de produits cholériques, dans lesquels les virgules étaient rares. Ce procédé a même
permis d'établir un diagnostic de choléra asiatique dans
un cas, qui offrait bien des prises au doute. J'y reviendrai plus loin.

J'ai tenu à me convaincre par de nombreuses expériences de la réalité de ce fait. Dans ce but, j'ai semé
des virgules d'une culture pure sur du linge imbibé
d'eau de diverses provenances, qui contenait de nombreuses espèces de bactéries. En y ajoutant une petite
quantité de gélatine nutritive, j'ai toujours réussi à
obtenir de cette façon une multiplication presqu'exclu-
sive de virgules. J'ai fait quelques essais d'ensemencement sur de la terre de jardin, et après 48 heures j'ai
trouvé à sa surface d'innombrables organismes cholériques.

On ne peut guère s'expliquer la pullulation excessive des virgules sur des milieux à grande surface, poreux et imbibés de matière nutritive, que par la rapidité extrême de leur pouvoir multiplicateur, quand elles rencontrent des conditions exceptionnellement favorables à leur végétation. Les générations issues de quelques rares virgules, dans ces conditions, peuvent atteindre un nombre si colossal, que les autres microorganismes sont perdus dans la masse.

Il est, d'ailleurs, facile de démontrer à quel point l'oxygène active et stimule leur vitalité, en supprimant l'accès de ce gaz : pour cela, j'ai placé des linges trempés dans une eau riche en matières organiques et en bactéries de toute espèce, dans laquelle j'avais semé des virgules cholériques, les uns sous une cloche contenant de l'air, les autres sous un récipient où j'avais dégagé de l'acide carbonique. Au bout de 48 heures, le premier linge a donné des préparations où ces organismes foisonnaient d'une manière étonnante, tandis que le second a fourni des préparations contenant des bacilles, des microcoques variés et même quelques spirilles, mais presque pas de virgules.

On observe le même fait dans les milieux de culture infectés par d'autres espèces ou inoculés avec une semence impure. Si l'on cherche à les cultiver dans des tubes à essai, dans lesquels le milieu n'offre à l'oxygène libre de l'air qu'une petite surface, il est rare qu'on obtienne une prolifération abondante. Dans les préparations faites avec ces cultures impures, l'espèce cholérique, loin d'être prédominante, peut même faire complètement défaut. L'apparition des virgules en grand nombre est, en effet, fort courte dans ces conditions. Au lieu de s'y conserver, comme dans les cultures pures, plusieurs semaines durant, elles y disparaissent totalement en 3 ou 4 jours et sont remplacées par des générations d'espèces plus lentes à se développer, mais dont l'activité végétative s'épuise moins vite.

Dans quelles conditions les espèces de la putréfaction se substituent-elles aux générations innombrables des virgules? Pourquoi, quand elles sont placées dans un milieu nutritif convenable, ne se multiplient-elles pas indéfiniment, jusqu'à épuisement du milieu? Nous pouvons, à cet égard, ne faire que des hypothèses, mais elles sont bien conformes à ce qui a été constaté de la manière la plus positive chez d'autres microorganismes. On sait, en effet, que les produits de desassimilation de beaucoup de ces microphytes agissent sur ces êtres comme de véritables toxiques, et qu'aussitôt qu'ils se sont accumulés en quantité suffisante, ils arrêtent leur multiplication. C'est ainsi, par exemple, que la fermentation alcoolique cesse dès que le liquide renferme environ 10 °/₀ d'alcool. Il en est de même dans la fermentation putride, où des produits azotés de cette fermentation, tels que les crésol, phénol, scatol, etc., mettent obstacle à des transformations ultérieures. On pourrait donc admettre que des produits résultant de la fermentation que les virgules provoquent dans l'intestin des cholériques, comme dans les milieux de cultures, entravent la croissance ultérieure de ces organismes lorsqu'ils y sont en grande abondance. Cette hypothèse me paraît mieux rendre compte de la rapide disparition des virgules dans les cultures impures et dans l'intestin lui-même, que celle qui l'explique en supposant que les microbes de la putréfaction prennent peu à peu leur place et finissent par arrêter leur végétation en produisant des substances nuisibles à leur développement. Des expériences directes que j'ai faites et que je citerai plus loin, me paraissent, en effet, démontrer que les virgules peuvent se développer dans des matières putréfiées, telles que les résidus alimentaires, le contenu de l'intestin et dans des liquides en décomposition de diverse origine; elles y fournissent même d'abondantes générations malgré la présence en certaine quantité de substances germicides, de phénol, crésol, scatol, etc. Mais lorsque la fermentation putride est avancée et que les produits ultimes de cette fermentation, tels que certains gaz, H_2S et HN_3, et des corps de la série des amines, etc., s'y sont accumulés, j'ai pu constater que les virgules ne s'y développent plus. Ces corps sont, d'ailleurs, de véritables toxiques pour beaucoup d'autres organismes inférieurs.

Il est d'autant plus vraisemblable que la cause de la courte durée de la période d'activité des végétations des virgules est dans l'accumulation de leurs propres produits de desassimilation nuisibles, qu'on observe aussi leur arrêt de développement et leur disparîtion assez rapide dans les cultures pures sur porte-objet, où rien ne gêne leur multiplication. Leurs colonies cessent, en effet, de s'accroître à la périphérie au bout de quelques jours. S'il en est autrement dans les cultures sur milieux solides, en tubes, où leurs végétations présentent une période d'augment qui dure 8 à 10 jours ou même davantage, ce fait s'explique par un ralentissement de leur végétation dû aux conditions moins favorables qu'elles y trouvent, l'oxygène leur étant moins accessible.

Il est bien facile de comprendre aussi pourquoi elles ne périssent dès qu'elles cessent de proliférer : tous les germicides ont une double action suivant la dose. En quantité insuffisante, ils arrêtent le développement des organismes sans les tuer. Il n'est pas étonnant, dès lors, que la dose toxique, capable de détruire définitivement leur vitalité, ne soit pas atteinte, puisqu'un des premiers effets de cette accumulation est d'arrêter leur développement ultérieur.

J'admets donc, avec Koch, que les microbes cholériques se multiplient avec une rapidité extraordinaire, mais que leurs végétations arrivent très tôt à leur apogée, en deux à trois jours environ. Leur développement reste ensuite stationnaire pendant peu de temps, trois à quatre jours, et décroît enfin avec la même rapidité. Elles accomplissent ainsi, dans les conditions les plus favorables, tout leur cycle d'évolution en une semaine.

Dans les milieux de culture où elles existent seules leurs générations peuvent se conserver pendant un temps assez long. J'ai pu ainsi ensemencer de nouveaux milieux avec des cultures en tubes à l'Agar-Agar et au sérum, âgées de douze semaines. Elles s'y étaient donc conservées vivantes, sans qu'il ait semblé que de nouvelles générations y fussent apparues depuis longtemps.

§ 2. — INFLUENCE DE LA TEMPÉRATURE.

Les virgules, d'après Koch, se développent le mieux à une température qui varie entre 30° et 40°. Vers 17° elles se multiplieraient encore mais plus lentement, tandis qu'en dessous de ce degré de chaleur, à 16°, leurs végétations cesseraient de s'accroître.

Mes recherches ont démontré que les virgules cholériques, comme tous les organismes pathogènes, ont comme « punctum optimum » de la température à laquelle ils se développent, celui de 37°.

D'autre part, j'ai constaté récemment qu'un degré de température inférieur à 16° n'est pas absolument incompatible avec leur état d'activité végétative. J'ai pu observer le développement fort lent et tardif, à la vérité, de cultures qui avaient été exposées à une température, variant entre 8° et 15° (du 9 au 18 octobre dernier). Mais ces cultures présentèrent néanmoins, après un temps suffisant, toutes les apparences caractéristiques des cultures pures.

Il est fort important de noter que des températures très basses, la congélation même, ne tuent pas ces microbes. Koch les a soumis à un froid de — 10° pendant une heure sans leur faire perdre le pouvoir de se reproduire. Après avoir maintenu six tubes de gélatine nutritive ensemencés avec une culture pure (6ᵉ génération), à la température de la glace fondante pendant 12 heures, j'ai encore pu observer toutes les modifications caractéristiques de leur végétation, en les exposant plus tard à une température moyenne de 20° à 25°.

Sous l'influence des températures peu favorables, les fonctions paraissent donc simplement engourdies, les manifestations vitales sont suspendues, et les virgules peuvent ainsi demeurer dans un état de vie latente dont la durée n'a pas encore été déterminée par l'expérience. Dès que les circonstances se modifient, ces mêmes organismes sortent de leur torpeur et reprennent leur pleine activité et leurs facultés multiplicatrices si étonnantes. Il serait fort important au point de vue de la pathogénie et de la prophylaxie de déterminer le temps que peut durer cette période de vie latente, qui, d'après certaines observations, me paraît loin d'être indéfiniment prolongée.

Les cultures dans du bouillon exposées à une température de 50° à 55° pendant une à deux heures sont sûrement stérilisées. Vers 40° déjà, la végétation des virgules paraît difficile et l'on voit apparaître des formes filamenteuses faiblement ondulées et souvent dilatées en certains points.

§ 3. — INFLUENCE DE L'OXYGÈNE.

Quand on observe le mode de développement des colonies dans les cultures en masse, il est facile de se convaincre que ces organismes ont besoin d'oxygène pour vivre, qu'ils sont franchement aérobies.

Koch a fait quelques expériences qui fournissent une démonstration élégante de ce fait biologique. J'ai pu en constater l'exactitude à diverses reprises. Il suffit de recouvrir d'une feuille de mica, stérilisée à la flamme, une couche de gélatine nutritive où des virgules ont été ensemencées, pour voir qu'elles ne se développent que là où l'accès de l'oxygène atmosphérique ne leur est pas interdit. Lorsqu'on enlève, après quelques jours, la feuille de mica qui recouvrait en partie leurs germes, ceux-ci ne tardent pas à se développer à leur tour en colonies très vigoureuses.

L'absence d'oxygène ou la présence de gaz divers, tels

que l'CO_2 et l'Az, ne les tue donc pas, mais arrête simplement leur développement.

§ 4. — INFLUENCE EXERCÉE PAR DIVERSES SUBSTANCES CHIMIQUES SUR LA VITALITÉ DES VIRGULES.

L'action des gaz qui paraissent toxiques pour beaucoup de microorganismes et qu'on a utilisés comme germicides, mérite d'être étudiée soigneusement.

J'ai fait quelques essais qui prouvent que le **chlore** peut les tuer assez rapidement, mais il faut pour cela que la matière qui les contient soit étendue en *couche mince* et largement exposée à l'action de ce gaz.

Des organismes cultivés en tubes dans de la gélatine ou sur des pommes de terre ne sont sûrement tués, lorsqu'on les met sous une cloche d'une capacité de 8 litres, qu'après avoir été exposées pendant douze heures dans une atmosphère saturée.

Les **vapeurs sulfureuses** agissent plus lentement encore. Pour les cultures en tubes, bouchés avec de l'ouate, et pour celles au bouillon, d'après des expériences citées dernièrement par M. Dujardin-Beaumetz (*), il faut un séjour d'au moins vingt-quatre heures dans ces vapeurs pour obtenir la stérilisation. Mais j'exposerai plus loin les résultats de mes recherches sur l'action toxique des atmosphères gazeuses.

Il existe à côté des gaz, de nombreuses substances chimiques, employées généralement en dissolution, qui exercent une influence nuisible sur la vitalité des vir-

(*) Voir *Bull. de l'Acad. de médecine de Paris*. Séance du 9 sept. 1884.

gules. Ce sont des agents **microbicides**, des antisep
tiques ou des désinfectants.

J'examinerai en détail au chapitre de la *désinfection
des produits cholériques*, quels sont ceux qui me paraissent les plus efficaces. L'étude expérimentale de l'action
stérilisante qu'ils exercent sur les milieux de culture du
microbe cholérique fournit une base sûre et scientifique
pour l'application des mesures de désinfection à la pratique. Ces recherches encore incomplètes permettront,
en outre, d'apprécier exactement la toxicité relative des
divers agents germicides. Je me borne, pour le moment,
à fournir quelques faits expérimentaux qui ont servi à
l'établir.

On ne doit pas perdre de vue que la plupart de ces
substances agissent de deux manières : en enrayant simplement le développement des microorganismes, sans
s'opposer à leur multiplication ultérieure, ou bien en
détruisant définitivement leurs propriétés vitales. Il faut
avoir soin de ne pas confondre ces deux degrés d'action
exercés par beaucoup d'agents parasiticides et noter que
l'arrêt de développement d'un microbe ne suffit pas pour
obtenir la *désinfection* des objets qu'il souille. La désinfection n'est donc réalisé, comme Koch l'a fait remarquer (*), qu'aux doses suffisantes pour tuer les microbes
pathogènes.

Nous ne possédons pas encore de données certaines
sur les quantités de ces agents toxiques nécessaires pour
détruire les virgules cholériques. Koch, qui s'en est
occupé le premier, n'a étudié jusqu'ici leur action qu'aux
doses qui arrêtent la multiplication. Ses expériences

(*) *Conferenz z. Erörterung d. Cholerafrage. Loc. cit.*

néanmoins nous fournissent déjà quelques indications utiles au sujet de l'activité de divers désinfectants. Il en résulte qu'il faut :

1 : 10 d'eau iodée,
1 : 10 d'alcool,
1 : 100 d'alun,
1 : 200 de sulfate de fer,
1 : 300 de camphre,
1 : 400 d'acide phénique,
1 : 2500 de sulfate de cuivre,
1 : 5000 de sulfate de quinine et
1 : 100000 de sublimé,

pour s'opposer au développement des virgules dans les bouillons de culture.

Le sulfate de fer, un des désinfectants qui ont le plus été employés en France et en Belgique pendant les épidémies de choléra, est donc très peu actif, puisque à ce degré de concentration il ne tue pas encore les virgules. Koch lui refuse même toute action spécifique à titre de germicide et croit qu'à la dose de 2 °/₀ il arrête le développement des cultures par une voie très détournée. Il rendrait *le milieu impropre à la nutrition* par suite de la formation de composés insolubles contractés par le fer avec les albuminoïdes et les peptones. Il va plus loin et pense que son emploi est dangereux, puisqu'il donne une fausse sécurité et qu'il peut aller à l'encontre du but. En effet, il empêcherait les fermentations putrides de se produire. Or, d'après Koch, les produits de cette fermentation sont très nuisibles au développement des virgules et amènent assez rapidement leur destruction. Supposez donc qu'on vienne à jeter une certaine quantité de sulfate de fer dans une

fosse d'aisance où des matières fécales, provenant d'un
cholérique, ont été déposées, et l'on n'obtiendra qu'une
désodorisation plus ou moins complète. Or, pour beaucoup de médecins, c'est là le critérium d'une bonne
désinfection, tandis qu'en fait, par l'addition de ce moyen
désodorant, on aura, tout au contraire, rendu plus facile
la conservation des germes du choléra ! — J'aurai, d'ailleurs, l'occasion d'étudier plus à fond, au point de vue
pratique, la désinfection des vidanges en temps de
choléra.

Les virgules présentent d'autres particularités biologiques, déjà signalées par Koch, dont j'ai pu vérifier
l'existence. Elles sont d'une grande susceptibilité vis-à-
vis de certains acides, particulièrement des acides minéraux, tels que l'acide chlorhydrique. La moindre trace
de réaction acide dans les milieux de culture s'oppose à
leur développement. A dose suffisante, ces acides les
tuent irrémédiablement. Ces substances constituent donc
à certains points de vue des agents de désinfection ; mais
leur usage est limité en pratique.

Pour mieux mettre en lumière l'extrême sensibilité de
ces microbes aux acides, je citerai l'expérience suivante :

En ajoutant une goutte d'une solution faible à 1 %
d'acide chlorhydrique à une dizaine de centimètres cubes
de gélatine nutritive, je ne suis jamais parvenu à y obtenir la multiplication des virgules. D'autre part, Koch a
remarqué qu'elles végètent dans certains milieux à réaction franchement acide, tels que les pommes de terre,
qui contiennent de l'acide malique. Mais il s'agit là
d'acides organiques très facilement réductibles, comme
l'on sait.

Le tableau suivant résume la dose des divers agents chimiques, dont j'ai pu étudier jusqu'ici l'action destructive sur les virgules cholériques. Ils tuent sûrement les virgules dans du bouillon de poule concentré, en une demi-heure, quand on l'additionne avec ces substances dans les proportions indiquées. Un volume d'une solution désinfectante titrée a toujours été ajouté à quatre ou cinq volumes de liquide de culture pure contenant des milliards de ces organismes.

Sublimé corrosif	1 : 60,000
Acide chlorhydrique concentré	1 : 2000
Acide sulfurique concentré, à 66°.	1 : 1500
Sulfate de cuivre	1 : 600
Acide phénique.	1 : 600
Chlorure de zinc	1 : 500
Acide thymique cristallisé, solution saturée	1 : 400
Acide borique, solution saturée	1 : 300
Acide salicylique, solution saturée	1 : 300
Sulfate de zinc	1 : 300
Acide acétique cristallisable	1 : 200
Acide citrique	1 : 100
Acide tartrique.	1 : 100
Laudanum	1 : 100
Chlorure de chaux liquide	1 : 50
Éther.	1 : 40
Chloroforme.	1 : 40
Sulfate de fer	1 : 30
Alcool absolu	1 : 10
Vin (alcool de 6 à 8 %)	1 : 4
Bière acide	p. c.

§ 5. — ABSENCE DE SPORULATION.

Beaucoup d'observateurs ont accueilli avec des doutes très formellement exprimés l'affirmation de Koch que les virgules ne posséderaient pas une période de sporulation, ne produiraient pas de germes résistants. On a élevé contre ce fait expérimental, basé sur les observations très étendues et très prolongées de Koch et de ses collaborateurs, des objections interminables empruntées à l'histoire naturelle des Bactéries et à la clinique, à la marche et au développement des épidémies; on a prétendu qu'il contredisait la théorie de Pettenkoffer, dont on accepte les conclusions, sans savoir si les prémisses sont démontrées, et l'on n'a pas même manqué d'invoquer le bon sens lui-même pour en faire ressortir l'absurdité. Mais jusqu'à cette heure aucun expérimentateur n'est parvenu à démontrer, par des observations directes sous le microscope, ou par la constatation de propriétés biologiques qui témoignent de leur existence, la présence de spores chez les virgules cholériques.

J'ai fait depuis plus de huit semaines un nombre assez imposant de cultures de ces organismes dans de la gélatine nutritive, de l'Agar-Agar, du bouillon, du sérum, du lait et sur des pommes de terre, du linge, de la terre mouillée, sans avoir pu jusqu'ici m'assurer dans mes nombreuses préparations de l'existence de ce stade de développement.

Je n'ai pas laissé, non plus, de faire tous mes efforts pour réunir les conditions expérimentales les plus variées qui auraient pu favoriser la production des spores chez ces virgules. Mais mes expériences, tout comme celles de Koch, rendent très peu vraisemblable l'hypothèse de l'existence de ce mode de reproduction chez les microbes du choléra asiatique.

On sait que dans les cultures les spores font apparition lorsque le milieu, épuisé par d'abondantes végétations, est devenu impropre à nourrir les microorganismes, et pour les espèces aérobies, lorsque l'oxygène y fait défaut. Mon attention s'est donc surtout portée sur des cultures anciennes de virgules dans de la gélatine nutritive : or, j'ai constaté, dans un grand nombre de cas, quand la gélatine transformée complétement en un liquide clair et limpide, est demeurée en repos, qu'il se forme à sa surface une pellicule ressemblant assez bien à une mince couche de graisse sur du bouillon. Il en a déjà été question plus haut. On retrouve dans cette couche de nombreuses granulations et quelques rares spirilles. Ces granulations punctiformes pourraient être prises pour des spores. Il n'en est rien; une parcelle de cette pellicule desséchée sur des plaques de verre et recouverte de gélatine nutritive ne fournit jamais de végétations. Elle ne contient donc pas de germes capables de résister à la dessiccation.

En présence des résultats toujours négatifs de la recherche microscopique des spores, on pouvait encore se demander si, grâce à leur extrême petitesse, elles ne se dérobaient pas à nos moyens actuels d'observation. Mais Koch a prévu cette objection assez spécieuse, et au moyen d'expériences des plus convaincantes il a démontré son inanité. Il était facile d'en contrôler l'exactitude en se servant du procédé de culture que je viens d'indiquer. J'ai déposé, à cet effet, sur douze lames de verre porte-objet une goutte d'un liquide de culture, où les virgules grouillaient en quantité innombrable; pour hâter la dessiccation il m'a paru utile de les mettre sous une cloche où l'air avait été séché au moyen d'acide sulfurique anhydre ou de chaux vive, contenus dans des cristallisoires. Dans une autre expérience, les préparations placées la face chargée de la goutte de liquide en bas, ont été simplement desséchées à l'air libre. J'enlève tous les quarts d'heure une de ces préparations et je verse sur la poussière qui reste après l'évaporation de la gouttelette de culture, de la gélatine nutritive ou du sérum. Jamais je n'ai obtenu, dans ces préparations, des végétations de virgules, après un certain temps qui varie entre un quart d'heure à deux heures.

Si elles produisaient des germes, il faudrait donc admettre que ceux-ci sont fort peu résistants et qui se conservent exclusivement dans les liquides. Ils doivent infailliblement périr à l'air libre au bout de fort peu de temps. Des moyens de reproduction de cette nature différeraient considérablement des *spores* proprement dites. En tout cas, ces germes seraient fort peu à craindre comme moyen de contagion par la voie atmosphérique.

Je rappellerai encore ici que dans quelques préparations de cultures pures sur gélatine à 10 %, âgées de 36 heures seulement, on peut observer des virgules, dont les extrémités sont plus fortement colorées que le milieu du corpuscule. Cet aspect pourrait en imposer. Mais cette simple constatation sous le microscope ne permet aucunement d'arriver à la conclusion de l'existence de spores ; au contraire, les spores ne se colorent pas généralement avec cette intensité, et en tout cas, je n'ai jamais vu ces corpuscules isolés, libres ou en voie de germination. J'ai eu soin, d'ailleurs, de soumettre quelques-unes de ces colonies à l'épreuve de la dessiccation. Après 24 heures, douze préparations ainsi obtenues ont été recouvertes de gélatine nutritive et mises sous cloche. Aucune d'elles, huit jours plus tard, ne présentait la moindre apparence de végétations de virgules.

Je crois que ces expériences sont assez convaincantes, et il ne reste réellement plus d'autre parti à prendre pour les incrédules qu'à invoquer l'hypothèse de Pettenkoffer, et à prétendre que les virgules cholériques mûrissent par l'intervention de causes inconnues.

Quoi qu'il en soit, la surprise causée par ce fait s'explique peut-être par une idée fausse qui est assez répandue à ce sujet. Beaucoup de médecins peu au courant de l'indécision qui règne encore aujourd'hui dans la nomenclature des Schizomycètes, croient que les bactéries du choléra appartiennent au groupe des bacilles. Or la présence d'une période de sporulation constitue pour ainsi dire un caractère générique des bacilles. Koch a très involontairement contribué à entretenir cette confusion en les appelant *bacilles-virgules*, quoiqu'il ait déclaré expressément qu'il les considère comme une forme transitoire entre le groupe des bacilles ou des Desmobactéries de Cohn et celui des bactéries courbes, des Spirobactéries.

Jusqu'ici rien ne nous autorise à étendre à tout le groupe de ces végétaux des phénomènes végétatifs qui n'ont été constatés que chez quelques-uns d'entre eux. On croit assez généralement « qu'on ne connaît pas jusqu'à

» ce jour une seule espèce de microbes dont on puisse
» affirmer qu'elle ne passe pas, quand ce ne serait que
» momentanément, par l'état de spores. Partout où on
» l'a cherchée, cette phase du cycle évolutif de ces êtres
» inférieurs, on l'a trouvée. On sait, en outre, que si
» la plupart des espèces sont assez peu résistantes dans
» leur phase végétative, elles le sont, au contraire, à un
» point tout à fait extraordinaire, quand elles ont revêtu
» la forme de spores. Or, il serait facile de réunir dans
» l'histoire des épidémies de choléra, un nombre assez
» grand d'exemples dans lesquels la propagation par la
» voie humide se trouve exclue (*). » M. le professeur Fol cite à ce sujet un exemple qui doit lui avoir
paru très probant et qu'il emprunte à l'épidémie actuelle.
« Une femme de chambre de Marseille, rentre chez elle,
» à Ospet, avec du linge provenant de cholériques et
» toute la famille devient malade. Croit-on donc, ajoute
» ce savant naturaliste, que dans ce cas, par la chaleur
» et la sécheresse qui règnent, le linge n'ait pas eu le
» temps de sécher, ou bien s'imagine-t-on qu'on l'ait
» soigneusement arrosé pendant le transport pour main-
» tenir bien vivantes ces frèles petites virgules? »

On peut opposer à cette supposition, basée sur un
fait d'ailleurs discutable, un autre fait qui le paraît bien
moins : M. le Dr Löffler racontait dernièrement dans
une conférence, donnée à l'Office sanitaire de Berlin
aux médecins du service de santé, qu'il avait reçu dans
une lettre de son maître, le Dr Koch, pendant que ce
dernier était à Calcutta, un petit morceau de pomme
de terre sur laquelle on avait cultivé un micrococcus
trouvé dans l'intestin d'un singe. Or, cette lettre avait

(*) *Revue médicale de la Suisse romande*, 15 août 1884, n° 8.

été soigneusement désinfectée à Brindisi, transpercée, fumiguée et avait passé plusieurs heures dans l'étuve à une température sèche d'au moins 120°. Néanmoins, le produit de culture contenait encore des organismes en état de se reproduire (*).

Ce fait ne prouve-t-il pas que la dessiccation à l'air libre et même à la chaleur sèche, n'atteint pas si sûrement qu'on est disposé à le croire, le but proposé, et n'est-on pas en droit d'en induire que dans des vêtements, roulés en paquets, des virgules ont pu se conserver vivantes assez longtemps?

Une expérience bien simple a suffi pour me convaincre qu'il peut en être ainsi. J'ai mis un fragment de papier buvard imbibé de quelques gouttes d'un bouillon de culture dans un paquet formé avec une chemise de toile enroulée, tassée et ficelée. Après l'avoir laissé dix jours durant dans une chambre chauffée entre 15° et 25°, j'ai trouvé que les feuilles de papier n'étaient pas complètement sèches et en mettant un fragment de ce papier à tremper dans du sérum étalé en mince couche, j'ai obtenu, après vingt-quatre heures de séjour à l'étuve à 37°, des préparations microscopiques qui contenaient de nombreuses virgules.

Les spores jouent un rôle des plus importants dans l'interprétation du mode d'action des contages de nature microbienne. Les affections dues à des organismes capables de produire des germes résistants, ont une physionomie spéciale; elles se propagent d'une façon particulière, et je crois qu'on peut démontrer facilement que rien dans la pathogénie du choléra ne

(*) *Deutsche Med. Zeitung*, 19 oct. 1884, p. 577, 1 col.

nous oblige à ranger cette affection dans cette catégorie. Les faits cliniques, empruntés à l'histoire de ces épidémies, sont susceptibles d'être interprétés en sens contradictoire et je me réserve de les discuter dans leur ensemble dans le cours de ce travail.

Les biologistes au courant du progrès des études microbotaniques n'ont pas les mêmes motifs pour s'étonner de l'absence des spores chez les virgules cholériques. Ils admettront volontiers avec la plupart des mycologues qu'il peut exister, à côté des bactéries qui se reproduisent par spores, d'autres formes moins achevées au point de vue ontogénique auxquelles ce mode de propagation fait défaut. Ne connaît-on pas des champignons bien plus élevés en organisation, des Perisporiacées, par exemple, dont les uns n'existent qu'à l'état stérile ou conidifère tandis que d'autres, très analogues, ont des organes de reproduction sexuelle?

Je crois, d'ailleurs, qu'une étude plus complète des divers représentants du groupe des Schizomycètes pourrait bien démontrer que ce phénomène végétatif fait défaut chez la plupart des formes appartenant aux Spirobactéries (*).

Il ne manque pas, en effet, d'observations qui tendent à démontrer indirectement l'absence de spores chez les *spirilles vrais*, dont les virgules se rapprochent par leurs caractères morphologiques dans leurs formes les plus achevées. On pourrait citer, à ce sujet, l'absence com-

(*) On ne connaît jusqu'ici qu'une seule espèce de spirille pour laquelle la sporification ait été observée d'une manière non douteuse, c'est le *Spirillum amyliferum*. Van Tieghem (v. *Bull. de la Société Bot. de France*, 1878. Voir aussi les recherches récentes de Mülhäuser sur quelques spirilles, dans les *Archives de Virchow*, 9 juillet 1884, p. 84-107.

plète d'espèces appartenant à ce type dans les liquides nutritifs artificiels, préparés de toute pièce dans les laboratoires. Cohn avait déjà été frappé de ce fait et il en avait conclu que ces organismes n'existent pas à l'état de germes dans l'air (*). Bienstock affirme, après des recherches très consciencieuses (**), qu'il n'a jamais pu trouver dans les selles de gens bien portants des formes rapprochées des vibrions ou des spirilles, notamment du *Spirochaete denticola*, qui existe normalement dans les liquides buccaux. Il attribue, avec raison, l'absence de ces formes dans les matières fécales à leur destruction par le suc gastrique. Si des spores existaient chez les Spiro-bactéries, très abondantes dans la bouche, on ne voit pas pourquoi elles ne pourraient résister à l'action des acides de l'estomac et se retrouver à l'état de spirilles dans les selles. D'autre part, Leeuwenhoek, le père de la micrographie et le premier observateur qui ait décrit des bactéries, avait déjà remarqué, en 1687, que ses selles, toutes les fois qu'elles devenaient diarrhéiques ou étaient » en purée, contenaient « des animalcules se mouvant » comme des serpents si petits, que leur grandeur » atteignait à peine le sixième du diamètre d'un globule » du sang » (***).

J'ajouterai volontiers à ces observations, celles du D' Miquel, qui ne les a jamais rencontrées dans ses ana-lyses d'air, à l'observatoire de Montsouris : « Si l'on » rencontre fréquemment des spirilles, dit cet expéri-» mentateur, au sein des liquides infectés par les végé-» taux en putréfaction, il est difficile de prouver leur

---

(*) *Beiträge zur Biologie d. Pflanzen.* Vol. II, 1879.
(**) *Fortschritte f. Medicin.*, n° 15, 1884.
(***) Opera omnia. Vol. III. 1687.

» existence parmi les poussières atmosphériques; pour
» ma part, je n'en ai pu y découvrir, ce qui tient peut-
» être aux soins pris à l'observatoire de Montsouris de
» recueillir séparément un à un les germes aériens;
» quoi qu'il en soit, leur rareté est extrême; les sédi-
» ments de l'air n'en renferment pas un seul sur 50,000
» à 60,000 schizophytes recueillis (*) ».

Leur mode de vie toute aquatique, dont les diverses phases se passent au sein des liquides, n'explique-t-il pas sans peine, l'inutilité d'un mode de propagation par spores; et — en ce qui concerne les spirilles du choléra, — la nature n'a-t-elle pas abondamment pourvu à la conservation de l'espèce par leur faculté extraordinaire de reproduction par scissiparité?

(*) *Les organismes vivants de l'atmosphère*, p. 126, 1883.

CHAPITRE TROISIÈME

DÉMONSTRATION DU POUVOIR CHOLÉRIGÈNE DES VIRGULES.

Il est assez généralement reçu qu'il ne faut admettre dans le domaine de la pathologie que les microbes qui, reproduits par la culture et inoculés aux animaux, engendrent la maladie dont ils sont caractéristiques. Si le pouvoir pathogène de tous les microorganismes ne peut être accepté qu'à la condition d'être démontré par l'inoculabilité de leurs cultures, il est bien à craindre que cet élément de certitude ne fasse longtemps encore défaut pour beaucoup de maladies dont la nature microbienne n'est guère contestable. Tel serait le cas pour la syphilis, la fièvre typhoïde et les maladies éruptives en général, affections propres à l'homme, ou du moins, qui n'ont jamais été observées chez les animaux. Virchow l'a dit avec raison « l'homme prend toutes les maladies des » animaux, tandis que ceux-ci ne prennent que difficile- » ment celles de l'homme. » — Faudrait-il donc renoncer à l'espoir de trouver un jour l'organisme spécifique si important à connaître de ces affections? En présence des perfectionnements récents des méthodes d'observa- tion et de la technique bactérioscopique, je pense, au contraire, que cette découverte se fera bientôt et que l'existence d'un microbe pathogène pourra être démontrée dans ces maladies par *voie indirecte*. Lorsqu'on aura trouvé dans les tissus ou dans le sang des malades atteints de syphilis, par exemple, une forme bactérienne différente par ses caractères morphologiques ou par l'aspect de ses végétations dans les cultures de celles qui ont été constatées dans d'autres maladies; quand on aura démontré que cette espèce existe chez tous les syphilitiques, et que par son nombre et le genre d'altérations qui l'accompagnent, tous les processus morbides s'expliquent sans difficulté, — les expériences d'inoculation aux animaux ne seront plus indispensables pour faire admettre sa spécificité.

Nier que cet organisme, dont les rapports avec la maladie auraient été établis d'une manière aussi évidente, est la cause de la syphilis, serait s'exposer au reproche de parti pris parfaitement justifié, aujourd'hui surtout que le pouvoir d'engendrer des troubles pathologiques bien déterminés a été si complètement démontré pour plusieurs bactéries. Sur quels faits s'appuie-t-on pour admettre le pouvoir pathogénique de certains nématodes microscopiques, tels que la trichine ou la filaire du sang? L'association constante du parasite avec la maladie où il se rencontre n'a-t-elle pas donné à croire qu'il a pu l'occasionner? Bien plus, les preuves qui militent en faveur de l'action morbifique de certains microbes spécifiques, comme ceux de la lèpre, qu'on n'est pas parvenu jusqu'ici à inoculer aux animaux, sont plus solidement établies que celles invoquées pour expliquer la trichinose par la présence d'un nématode. En effet, on trouve souvent des trichines à l'autopsie de sujets qui n'ont jamais présenté les symptömes de cette maladie, tandis que le bacille de la lèpre n'a jamais été constaté que chez des malades manifestement lépreux. Qui songe encore à soutenir que la trichine, la filaire du sang, sont des épiphénomènes dans l'évolution du mal?

Néanmoins, d'après les adversaires de la théorie des germes, la découverte d'un microbe bien caractérisé, pathognomonique, pour ainsi dire, d'un état morbide déterminé, ne donne qu'un caractère de probabilité à son origine parasitaire. Ils n'hésitent même pas à soutenir, sans preuve aucune, que les bactéries vulgaires, répandues partout, ont pu se fixer et se transformer dans les tissus altérés, parce que certains troubles pathologiques des liquides et des solides leur ont créé de toutes pièces le milieu nécessaire à leur développement; pour expliquer la contagion, ils supposent alors qu'à côté d'elles, il existe des substances douées de virulence, « phlogogènes », qui sont seules capables de transmettre le mal.

Ces objections, dont le caractère spécieux ne peut plus faire de doute, depuis qu'on connaît mieux les parasites accidentels et les produits organiques auxquels on attribue ainsi une origine purement hypothétique, sont sans fondement. Les observations microscopiques si précises et si complètes, que les progrès de la technique bactérioscopique permettent de faire aujourd'hui, démontrent que ces objections sont sans valeur.

Jusque dans ces derniers temps, les recherches de Koch présentaient pour beaucoup de médecins ce caractère incomplet; et, à défaut de l'inoculabilité du bacille-virgule aux animaux, ils croyaient devoir rejeter toutes les conséquences qui résultent de sa présence constante chez les cholériques. Il n'en sera plus ainsi dans peu de temps, car cette preuve indiscutable que beaucoup d'observateurs réclament avant de vouloir se déclarer convaincus de sa spécificité, est à la veille d'être produite. Si j'en crois des informations récentes, elle nous viendra de plusieurs expérimentateurs à la fois. Mais en attendant que la démonstration du pouvoir pathogène du microbe en virgule nous soit fournie d'une manière tout-à-fait péremptoire par un grand nombre d'inoculations, on peut admettre, à ce qu'il me semble, la démonstration indirecte donnée par Koch. L'argumentation sur laquelle elle s'appuie est d'une logique irréprochable, et n'a pas perdu, selon moi, de sa valeur, quoique les expériences d'infection sur divers animaux tendent à diminuer son importance.

Pour établir que les microorganismes trouvés dans les déjections et dans les tissus de l'intestin des cholériques, sont la cause des processus morbides, Koch a dû recourir à une série d'inductions parfaitement justifiées par les faits observés.

Après bien des efforts pour reproduire les accidents cholériformes chez les animaux, il avait conclu, comme les expérimentateurs de la mission française l'avaient fait en Egypte, que la plupart des espèces animales sont vraisemblablement incapables de contracter le choléra. La voie indirecte restait donc seule ouverte pour établir leurs rapports de causalité avec la maladie. Mais pour résoudre cette question capitale, il fallait réunir un nombre considérable d'observations anatomo-pathologiques et faire de longues recherches de contrôle. Il était nécessaire, avant tout, de démontrer qu'un microbe parfaitement caractérisé par sa forme ou par les particularités présentées par ses cultures, existe com-

stamment et **exclusivement** chez les cholériques.

Sa présence devait, en outre, sans laisser aucune prise au doute, **suffire pour expliquer les processus caractéristiques de la maladie.** Faite avec toute la rigueur scientifique nécessaire, cette démonstration, ainsi que je le disais plus haut, doit être considérée comme suffisante et peut être admise pour le choléra, comme pour d'autres maladies, telles que la lèpre, la fièvre récurrente, la fièvre typhoïde, où l'on a rencontré des microbes, dont le pouvoir pathogène est définitivement établi sur des faits du même genre. Pour beaucoup de pathologistes trop peu confiants dans les ressources si étendues dont disposent actuellement les méthodes de recherche microbiologiques, ce ne peut être là qu'un point faible dans cette théorie; mais l'interprétation des faits reste inattaquable et doit leur faire admettre, avec Virchow (*), « *que l'existence du bacille-virgule à titre de microorganisme spécifique du choléra asiatique est aujourd'hui une question résolue.* »

Or, on ne peut contester que les microbes en virgule accompagnent constamment et caractérisent, pour ainsi dire, les diverses altérations morbides propres au choléra. En effet, cette espèce a été trouvée dans un nombre déjà très considérable de cas. Koch (**) a démontré leur existence chez plus de cent malades.

MM. Strauss et Roux (***), après avoir reconnu les caractéristiques des virgules, à Toulon, sont parvenus également à constater leur présence dans quatorze cas de choléra algide.

(*) *Conferenz z. Erörterung d. Cholerafage.* Discussion du 1er jour.
(**) *Loc. cit.*
(***) *Bull. Acad. de méd. de Paris*, 6 août 1884.

MM. Nicati et Rietsch m'autorisent à déclarer qu'ils ont trouvé les virgules dans toutes leurs autopsies et dans un nombre beaucoup plus considérable de selles. A la fin de septembre, le nombre de leurs autopsies était de vingt-quatre.

Je puis ajouter, pour ma part, qu'elles n'ont pas fait défaut dans huit examens de cadavres que j'ai pu pratiquer avec eux et dans des préparations de déjections de trente-quatre malades. Plus récemment, d'autres observateurs, parmi lesquels M. Grassi (*), qui a dirigé une mission italienne chargée de l'étude de cette question, et MM. Klebs et Ceci (**), à Gênes, sont arrivés à des résultats concordants.

Depuis que ce travail a été mis sous presse, de nouvelles recherches sont venues augmenter le nombre des cas où les virgules ont été retrouvées chez des cholériques.

Le Dr Petrone (***) a fait récemment de nombreux examens de déjections à Naples ; des préparations de 150 cas de choléra grave (vomissements et selles), 70 cas de cholérine et 50 de diarrhée cholérique lui ont permis de constater la présence du bacille-virgule dans tous les cas graves et dans la majeure partie des cas de cholérine et de diarrhée cholérique.

A Paris, le Dr A. Pfeiffer, de Wiesbaden (****), après avoir suivi les cours qui ont été donnés récemment à l'Office sanitaire de Berlin, a recueilli chez douze cholériques de l'hôpital de Lariboisière et de Saint-Antoine des virgules. Il a pu les cultiver et leur a reconnu les caractères des virgules qu'il avait observées à Berlin.

Il y a peu de jours, le Dr Doyen (*****) dans une communication à la Société de biologie de Paris, annonçait qu'il avait constaté leur présence dans le contenu intestinal et même dans le sang et les

---

(*) *Contribuzione allo studio del bacill-virgola. Gazz. d. Ospedali.* 24 sett. 1884.

(**) *Sur l'étiologie du choléra*, par A. Ceci et E. Klebs, in *Annal. medico-chir. de Liège*, nov. 1884.

(***) Sul Colera. — Studi experimentali, *Gazz. d. Ospitali*, 19 nov. 1884.

(****) *D. Med. Wochenschrift*, n° 2, 8 janvier 1885.

(*****) *C. R. hebd. des sciences de la Soc. d. Biol.* 8e série; tome I, n° 42.

organes parenchymateux de neuf cholériques. Cet expérimentateur admet aussi que ces microbes présentent dans les cultures
les caractères observés par Koch. Le Dr Babès les a retrouvés
neuf fois sur dix cas examinés (*). Enfin le Dr Emmerich, de Munich, dans un travail récent, reconnait que ces microbes n'ont
fait défaut que deux fois sur dix autopsies. Le Dr Carazzi Davide (**)
déclare que la commission italienne de la Spezzia les a rencontrés chez huit cholériques sur dix.

Ce nombre de cas très imposant, dans lesquels on
a retrouvé les virgules, fait supposer que dans ceux où
elles manquaient, elles n'ont fait défaut qu'à cause du moment même où l'examen a eu lieu. Il est bien démontré
aujourd'hui que leur présence dans les produits cholériques est passagère et que leur disparition dépend de
circonstances incomplètement déterminées. En outre,
elles peuvent être rares et l'examen microscopique être
insuffisant pour décéler leur présence. Mais, dans ces
cas, l'examen bactérioscopique permet de les reconnaître, comme je l'indiquerai plus loin.

Les seules observations qui ont été faites jusqu'ici
dans ce but chez des sujets atteints de diarrhée et qui
avaient été exposés à la contagion, sont celles de
MM. Grasse (***) et Petrone. Elles ont permis de retrouver le microbe dans les cas les plus légers.

Un point seulement reste douteux dans leur ordre de
fréquence : on n'a pas jusqu'ici fait des recherches suffisantes pour les retrouver au début de l'accès, et particulièrement chez les malades atteints de la diarrhée pré-
monitoire.

(*) *Progrès médical*, 6 déc. 1884.
(**) *Gli studi sul Colera alla Spezia*. Gaz. med. Italiana. Provincie
di Venete. 20 Déc. 1884.
(***) *Gazz. d. ospituli*, n° 78, 28 sept., p. 620. *Ibid.*, 19 nov. 1884.

La question de savoir si des organismes identiques en tout aux virgules trouvées dans l'intestin des malades atteints de choléra asiatique existent dans d'autres maladies a reçu jusqu'ici, du moins, une solution satisfaisante. Koch a fait de nombreuses recherches aux Indes sur des produits pathologiques d'origine très diverse sans rencontrer des formes qui ne pouvaient en être distinguées. J'indiquerai au chapitre suivant les espèces qui ont été confondues, à tort, avec le bacille-virgule par quelques expérimentateurs.

Au cours de la publication de ce travail, le micrologue de Berlin a réfuté les objections tirées de la présence de microbes incurvés et plus ou moins semblables aux virgules dans divers liquides et a démontré péremptoirement qu'ils n'avaient rien de spécifique.

« Depuis mes dernières communications sur les bactéries du choléra, dit Koch, j'ai poursuivi sans cesse mes travaux sur les bactéries qui pourraient occasionner une méprise avec les premières, mais mes recherches sont restées infructueuses. Depuis quelque temps on a institué des cours à l'Office sanitaire pour mettre un plus grand nombre de médecins au courant de la méthode servant à prouver l'existence du bacille cholérique. Pour cela, on a fait des centaines d'examens isolés de selles provenant de personnes malades ou en bonne santé ; on a examiné, notamment, des mucosités diarrhéiques et dyssentériques, de la salive, du mucus dentaire et toutes les substances imaginables qui contiennent des bactéries ; dans aucun cas on n'y a rencontré des microorganismes qu'on aurait pu confondre avec le bacille du choléra (*). »

Un autre fait constaté un assez grand nombre de fois par les expérimentateurs dont je viens de citer les noms, est de la plus grande valeur pour démontrer le rôle que les virgules jouent dans la production des accidents

(*) *Ueber die cholerabacillen*. D. med. Wochenschrift, 6 nov. 1884.

morbides du choléra. Il a frappé MM. Strauss et Roux (*), et leur a paru si *saisissant* qu'ils n'hésitent pas à attribuer à ces organismes « *un grand rôle* » dans la pathogenèse du choléra.

J'ai pu l'observer dans deux autopsies faites à Marseille. L'intestin grêle de ces malades, qui avaient succombé à une attaque de choléra suraigu de quelques heures de durée, présentait des lésions très peu prononcées. La muqueuse paraissait à peine altérée ; tout au plus semblait-elle un peu gonflée, comme macérée et moins transparente. Sa coloration était d'un *rose pâle, sans trace d'hémorragies capillaires* et, dans l'un de ces cas, elle était le siège d'une *psorentérie* des plus manifestes. Les anses intestinales étaient gorgées d'un liquide très abondant, blanchâtre, pareil à une purée laiteuse (« *mehlsuppe* » de Koch), où fourmillaient d'innombrables virgules. Les préparations en contenaient un nombre immense et ressemblaient aux préparations qu'on obtient avec les cultures artificielles de ces organismes. Or, comment s'expliquer la prédominance excessive d'une certaine espèce d'organismes dans ces cas, qui sont l'expression du summum d'intensité de l'infection cholérique, sinon en admettant qu'il y a un rapport de *cause à effet* entre leur présence et la gravité même du mal. Si l'on nie ce rapport, on est obligé de soutenir que les altérations morbides ont favorisé d'une façon extraordinaire la prolifération d'une seule espèce, d'une bactérie — qui n'a jusqu'ici été rencontrée que chez les cholériques.

J'accorde donc la plus grande valeur de démonstra-

(*) *Bull. Acad. de médecine de Paris*, séance du 4 août 1884.

tion à ces faits observés, d'ailleurs, un assez grand nombre de fois et par des expérimentateurs différents, et je
crois qu'une étude attentive des arguments qu'ils ont
fourni à Koch pour établir leur signification au point de
vue du pouvoir cholérigène des virgules, doit imposer la
conviction.

Dans sa célèbre *Conférence sur le choléra* le micrologue de Berlin se demande « quelles sortes de liens
unissent l'un à l'autre le bacille-virgule et le processus
cholérique ? — A cette question, on ne peut, dit-il, répondre que de trois manières :

« 1° On peut dire que le processus cholérique favorise le développement des bacilles-virgules, en leur préparant le sol qui les nourrit, et que voilà pourquoi ces
bacilles augmentent d'une manière aussi frappante.
Dans ce cas, il faudrait admettre que tous les individus
possèdent, à l'état normal, un certain nombre de ces
bacilles. Mais nous avons vu que le bacille-virgule ne
se rencontre pas chez les personnes en bonne santé, ni
chez les malades atteints d'une autre affection que le
choléra ; cette hypothèse ne peut donc se soutenir ;

« 2° On pourrait expliquer la coexistence du bacille-
virgule et du processus cholérique, en supposant que
l'affection cholérique modifie tellement les conditions
vitales de l'intestin, qu'une des nombreuses espèces de
bactéries, qui se rencontrent à l'état normal dans l'intestin, se transforme en bacille-virgule. C'est là une pure
hypothèse, qui d'après l'état de la bactériologie de nos
jours ne saurait être soutenue. Il n'existe pas d'exemple
que des bactéries inoffensives puissent devenir brusquement dangereuses, et jamais du reste elles ne changent
leur forme. Nous savons, il est vrai, que les actions

physiologiques et pathogéniques des bacilles peuvent
être altérées, mais leur forme est constante. Les bacilles
du sang de rate, par exemple, perdent, quand on les
traite d'une certaine manière, leur action pathogène,
mais leur forme reste absolument la même. De même
les bacilles-virgules, cultivés en dehors du corps humain, conservent leurs propriétés et leur forme indéfiniment.

« La troisième et dernière hypothèse est qu'il existe
une relation de cause à effet entre le processus cholérique et le bacille-virgule. Pour moi, le fait est démontré (*). »

Des observations d'un autre ordre, que j'ai eu la
bonne fortune de pouvoir contrôler dans mes recherches
à Marseille, viennent encore à l'appui de cette affirmation.

La multiplication si rapide des virgules sur les linges
souillés par les déjections des cholériques a été signalée
plus haut et on peut facilement, au moyen de leurs cultures, en donner une démonstration dans le laboratoire.
Or, dans un cas où le malade était décédé, pendant
son transport à l'hôpital du Pharo, M. Nicati avait pu
recueillir sur les draps de lit une parcelle de ses déjections et les préparations qui en ont été faites, étaient
formées d'une culture presque pure de virgules.

S'il est vrai que les linges ayant servi aux cholériques
constituent fréquemment des véhicules du contage, on
est bien forcé d'admettre, en l'absence de toute matière
contagionnante *de nature animée* autre que les virgules,
que celles-ci sont les agents de la transmission et la cause

(') Trad. de la *Semaine medicale*, n° 55, 14 août, 1884.

même du mal. Les cas nombreux et authentiques qu'on a observés d'infection par cette voie, acquièrent ainsi toute la valeur d'une expérience faite sur l'homme. On comprend dès lors le danger qu'il y a à manier imprudemment ces linges et l'on doit bien reconnaître que l'extrême abondance des virgules l'explique parfaitement.

Il existe donc des rapports évidents entre le nombre de virgules et l'intensité même des processus morbides. De même leur mode de croissance, l'extrême activité de leur développement, et la rapidité assez grande avec laquelle elles disparaissent expliquent la marche et les phases successives de l'accès. J'établirai ce point lorsque j'examinerai de plus près l'action pathogène des microbes cholériques sur l'organisme.

On sait aussi que Koch est parvenu à retrouver des quantités innombrables de virgules dans un réservoir d'eau qui servait à l'alimentation et aux usages domestiques de la population d'un petit village des environs de Calcutta. Il a été établi que les déjections des malades avaient été mêlées à cette eau, et qu'elle avait servi à laver des linges souillés. Les habitants du voisinage n'employaient guère d'autre eau pour leurs besoins quotidiens, et sur deux à trois cents personnes, dix-sept avaient succombé au choléra. L'épidémie ayant pris fin, les virgules disparurent.

J'ai assisté au laboratoire du Pharo à de nombreuses analyses d'eau provenant d'endroits atteints par le fléau, et j'ai vu des préparations en quantité, contenant des bacilles incurvés qu'on ne pouvait distinguer des microbes cholériques, du moins extérieurement. Entre autres, je citerai l'eau du Vieux-Port à Marseille, les eaux du Jabron aux Omergues et celles d'un puits à Lascours. M. Rietsch m'écrivait à la date du 30 septembre dernier, qu'il a cultivé des microbes trouvés dans les eaux du Vieux-Port, où se déversent les égoûts de certains quartiers de Marseille. Il croit que leurs caractères doivent les faire identifier avec les virgules trouvées dans l'intestin des cholériques. Or, on sait que de nombreux cas de choléra grave ont été constatés pendant l'épidémie chez des matelots appartenant aux navires amarrés à cet endroit.

Les expérimentateurs marseillais n'ayant pas publié jusqu'ici les résultats de l'étude bactérioscopique des nombreux échantillons d'eaux potables qu'ils ont examinés, je tiens à ne préjuger en rien les résultats de ces importantes recherches. Je me borne donc aux faits dont j'ai été témoin et qu'ils ont bien voulu m'autoriser à publier.

La petite épidémie qui a éclaté aux Omergues a été particulièrement instructive au point de vue du rôle que les eaux contaminées peuvent jouer dans la propagation du choléra. « La vallée du Jabron, m'écrit à ce propos » M. Rietsch, n'a que quelques lieues de longueur ; le » village des Omergues est presqu'au fond et en tout » cas le dernier village. La propagation depuis les » Omergues aux autres villages situés sur le Jabron » par les eaux de ce torrent paraît certaine, d'autant plus » que les hameaux qui ne sont pas placés sur le Jabron » et dont les habitants boivent des eaux de source, sont » restés indemnes. Aux Omergues même, il est établi

» que le choléra a été apporté par du linge de choléri-
» ques, qui a été lavé dans le Jabron. La personne
» qui a lavé ce linge a été la première atteinte ; les
» jours suivants, la maladie s'est propagée aux Omergues
» d'abord, puis seulement dans les autres villages *en*
» *aval* sur le Jabron. Les eaux ont été employées aux
» usages domestiques, tels que le nettoyage des vais-
» selles, l'arrosage des jardins, des légumes, *salades*, etc.
» et parfois même ont servi comme boisson. Il y a eu des
» familles dont tous les membres ont été atteints (*). »

Le rôle des eaux potables dans la propagation du poison cholérigène paraît avoir été incontestable à Gênes, pendant l'épidémie
des mois d'octobre et de novembre derniers. (Voir le discours du
Dr Marey, à l'Académie de médecine de Paris, séance du 14 oct.
1884.) Il en a été de même à la Spezzia et le Dr Stassano chargé par
le Ministre de l'intérieur d'étudier les causes de l'épidémie, croit
pouvoir affirmer que la dissémination du contage a eu lieu par
l'intermédiaire des eaux qui servent au lavage. De la partie N. O.
de la ville, descend un ruisseau qui passe, tantôt à ciel nu, tantôt
sous les bâtiments, à travers toute la partie habitée de la ville et
se jette finalement dans la mer. Un autre fossé descend dans la
même direction, le long des murs de l'arsenal, et finit aussi dans
la mer. Ces deux cours d'eau servent au lavage des linges et des
légumes, etc., et comme ils n'ont qu'une pente très légère, on
peut dire qu'ils sont à peu près stagnants.

Or, dans l'un comme dans l'autre, le Dr Stassano a trouvé les
virgules de Koch. Elles étaient peu abondantes dans le liquide lui-
même, mais se retrouvaient en grande quantité à l'état de spirille dans la boue. Il aurait été difficile de les confondre avec les
spirilles qui sont très fréquents dans les eaux stagnantes, à cause
des différences marquées qui existent entre ces espèces, principalement de l'épaisseur beaucoup moindre de ces derniers. Lorsque l'épidémie prit fin, les microbes continuèrent encore pendant
quelque temps à se retrouver dans ces eaux, mais on put constater

(*) Voir aussi le rapport du Dr Queirel, à l'Académie de médecine de
Paris, septembre 1884.
(*) V. *Gazz. med. Stal. Provinicie di Venete*, n° 50 déc. 1884.

qu'ils se coloraient mal par le violet de méthyle, ce qui indique
que ces organismes étaient morts.

Les préparations que le Dr Davide a vues, lui ont paru extrêmement instructives à ce point de vue; l'espèce cholérique con-
trastait réellement avec une grande netteté par sa coloration très
légère avec la coloration foncée des vibrions et des spirilles habituels des eaux croupies.

Ce faisceau de preuves indirectes du pouvoir pathogène des virgules vient d'être remis au second rang,
grâce à la découverte de l'inoculabilité des cultures du
bacille-virgule à certains animaux.

*
* *

La transmission du choléra aux animaux a été tour
à tour niée et admise par beaucoup d'observateurs. Dans
toutes les épidémies on a cru observer des faits caractéristiques d'infection cholérique chez des chiens, des
chats, des oiseaux, etc. Des expérimentateurs autorisés,
tels que Magendie, Meyer, Thiersch, Charcellay, Crocq,
Legros et Goujon, Leyden, Burdon Sanderson, Po-
poff, etc., ont fait des essais sur divers animaux, dont
les résultats leur ont paru concluants. Mais ces résultats
positifs ont été remis en question par d'autres recherches, principalement par celles de Schmidt, Guttman
et Baginsky, Stokvis, Snellen, Höghyes, Wolffügel, etc.
et des commissaires du Conseil sanitaire des Indes anglaises. Les insuccès constants des nombreux essais ten-
tés, dans le même but, en Egypte et à Calcutta, l'année
passée, par les membres des missions française et allemande sont encore venus augmenter le nombre de ceux
que l'on avait précédemment constatés et qui tendent à
établir que les animaux sont réfractaires au choléra.

J'ai été témoin au laboratoire du Pharo d'expériences
qui ont eu les mêmes résultats. Des chiens, des chats et
des porcs, nourris pendant plusieurs semaines avec des
matières cholériques fraîches sont restés bien portants,
même quand on leur avait administré préalablement des
purgatifs (*).

Le Dr Petrone (**) a constaté la même chose, à Naples,
pendant l'épidémie des mois d'octobre et de novembre
derniers.

En présence de ces faits contradictoires, on peut se
demander si les accidents cholériformes qui ont parfois
été observés étaient bien de nature spécifique. Le doute
augmente encore, quand on étudie de près les conditions
expérimentales dans lesquelles la plupart des auteurs se
sont placés. Non seulement les phénomènes morbides
provoqués chez les animaux sont loin d'être toujours
caractéristiques, mais les constatations de l'autopsie
présentent de grandes divergences, et même, dans bien
des cas, on a négligé d'y recourir. De plus, on doit
reconnaître que de nombreuses causes d'erreur, dont
les expériences de contrôle démontrent l'existence,
n'ont pas été évitées dans beaucoup de ces essais. Ainsi
les troubles provoqués par l'ingestion de grandes quantités de matières cholériques, souvent décomposées, ou

(*) D'autres expérimentateurs encore à Naples, à Gênes et à Marseille,
ont fait des recherches sur la transmissibilité du choléra aux animaux. Leurs expériences n'ont pas donné de résultats positifs. (Voir le
rapport de la Commission nationale nommée par la Société de médecine
de Marseille, dans *Marseille médical*, n° du 30 septembre 1884, et celles
de M. Berthet, citées dans le récent travail du Dr Mireur, intitulé :
« Etude historique et pratique sur la prophylaxie et le traitement du
choléra. Marseille, 1884, p. 44 et 45. »

(**) *Sul colera. — Studi esperimentali.* V. Gaz. degli Ospitali, 19 novembre 1884.

par l'injection dans les veines de doses massives de sang,
d'urines, de liquides intestinaux, etc., peuvent être dus
à l'introduction dans l'économie de *ptomaïnes*, d'*alcaloïdes cadavériques* ou de *peptotoxines* que ces matières
pouvaient contenir. Les travaux de Bergmann, Selmi,
Panum, Nencki, Brieger, Bouchard, etc., ont fait connaître l'existence de corps de ce genre dans les matières
décomposées les plus diverses. On sait aujourd'hui que
l'urine et les matières fécales de l'homme le mieux portant renferment des poisons très énergiques, capables
de tuer, lorsqu'on les introduit en petite quantité dans
le sang; et les expériences déjà anciennes de Stich (*) ont
prouvé que les empoisonnements qui résultent de cette
introduction ressemblent parfois étrangement aux phénomènes algides du choléra.

A d'autres points de vue encore, les essais, faits jusqu'ici pour transmettre le choléra à des animaux, paraissent défectueux. Ainsi, on n'est pas parvenu, si ce n'est
chez les souris, à déterminer des accidents graves, mortels, par l'emploi de petites doses de matière virulente.

Enfin, aucun expérimentateur, que je sache, n'a pu
établir le pouvoir infectant des déjections des animaux
en expérimentation, en les inoculant à des animaux
sains; ces expériences ont toujours échoué.

En résumé, l'étude expérimentale du choléra jusque
dans ces derniers temps, était restée au même point où
se trouvait celle de la tuberculose, avant les mémorables
recherches de Villemin, de Martin, de Cohnheim et de
Koch : *on a obtenu des pseudo-choléras avec les matières
les plus diverses, mais la preuve qu'on avait affaire à*

(*) Die acute Wirkung putride Stoffe im Blute. *Charité's Annalen*, 1855.

une maladie de nature spécifique, dont les produits sont réinoculables, n'a pas été faite.

L'intérêt que présente cette importante question de pathologie expérimentale s'est singulièrement accru, dans ces derniers temps, par la découverte d'un microbe propre au choléra. En effet, lorsqu'on aura démontré son pouvoir pathogène par de nombreuses inoculations, la question de savoir s'il est la cause certaine de la maladie ne paraîtra plus douteuse. Cette démonstration sera complète dans le cas où l'on parviendra avec des quantités infinitésimales de produits de culture des virgules de Koch, à déterminer un ensemble de symptômes et de lésions semblables à ceux du choléra. Enfin, si, par des inoculations faites en série, les caractères pathognomoniques de la maladie initiale sont chaque fois reproduits, l'action cholérigène de ces microbes ne pourra plus être contestée.

Or, il semblait peu probable que le problème pathogénique posé en ces termes recevrait de si tôt une solution complète et satisfaisante. On sait, en effet, que Koch a fait inutilement, pendant son séjour à Calcutta, de nombreuses tentatives pour infecter des animaux au moyen de ses cultures du bacille-virgule. Des chiens, des chats, des singes, des souris, des poules, etc., ont pu prendre de grandes quantités de ce microbe avec leur nourriture habituelle sans présenter le moindre dérangement de leur santé. En les tuant, il a toujours pu observer que ces microorganismes avaient été détruits dans l'estomac, tandis que d'autres bactéries, un micrococcus chromogène, rouge-vermillon, en particulier, résistaient à l'action du suc gastrique et pouvaient être isolées dans les selles. De même, il a injecté du liquide contenant de nombreuses virgules, directement dans l'intestin grêle de souris, qui sont restées bien portantes. Il en a été de même des singes, chez lesquels il avait introduit le liquide profondément dans le rectum, au moyen d'une sonde. Même lorsqu'il administrait d'abord des drastiques à ces animaux, ils restaient insensibles à l'action de ces produits de culture.

Une seule des expériences de Koch semblait cependant avoir donné des résultats plus encourageants. En injectant du liquide de culture dans la cavité péritonéale de lapins et de souris, ces animaux étaient devenus malades. Les lapins paraissaient fort incommodés, mais ils résistaient, les souris mouraient en un ou deux jours et l'on trouvait dans leur sang les virgules caractéristiques. Mais il fallait opérer avec des doses massives; les résultats de ces expériences n'étaient donc pas probants.

En rapprochant ce fait d'autres observations, j'ai été amené à douter de l'absence de réceptivité que beaucoup d'observateurs ont cru, dans ces derniers temps, devoir accorder aux animaux à l'endroit du choléra. Il me paraissait surtout peu vraisemblable qu'un toxique puissant, capable de tuer rapidement un homme bien portant, — toxique dont il faut admettre l'existence, dans le cas où on ne rencontre pas de lésions anatomiques suffisantes pour expliquer la mort très prompte du sujet, — serait sans action sur toutes les espèces animales. Il est bien plus probable que le poison était détruit par le suc gastrique chez les animaux *en bonne santé*, ou bien que ses effets étaient annihilés par suite des conditions expérimentales dans lesquelles on se plaçait; l'innocuité des inoculations ne dépendrait donc pas de ce qu'ils manquent de réceptivité.

Je m'étais proposé de reprendre ces expériences, dès que j'aurais été en possession d'abondantes cultures du microbe cholérique; et vers la fin du mois d'août, j'obtins des résultats qui m'engagèrent à poursuivre mes essais d'infection.

On sait que les virgules ne végètent pas dans les milieux qui contiennent des traces d'acides minéraux libres. J'ai pu constater par des expériences directes que l'acide chlorhydrique, notamment, s'oppose à leur multiplication dans les bouillons de culture, quand ils en renferment moins de 1 : 4000. Les liquides chlorhydro-pepsiques agissent à peu près aux mêmes doses. La voie gastrique est donc très peu appropriée pour mettre en lumière les propriétés pathogéniques de ces organismes.

D'autre part, les autopsies prouvent que les lésions caractéristiques du choléra siègent dans l'intestin grêle; il y a lieu, par conséquent, de choisir cette portion du tube digestif pour les inoculations. De plus, si l'on tient compte de l'absence presque complète de bile dans les liquides intestinaux trouvés les plus riches en microbes cholériques, on est naturellement amené à croire que l'absence de ce liquide favorise leur développement. Les sels biliaires répandus dans le contenu intestinal pourraient donc être cause des insuccès obtenus jusqu'ici dans les inoculations faites directement dans cet organe. Mais cette hypothèse, fort logique en apparence, a été renversée dans la suite, par des expérimentations directes : j'ai pu ajouter de grandes quantités de bile pure à des cultures sans y arrêter la croissance des virgules.

Quoi qu'il en soit, pour m'orienter rapidement sur l'action que les divers sucs digestifs exercent sur la vitalité des virgules, j'ai eu l'idée d'injecter leur culture dans le bout inférieur de l'intestin, après avoir préalablement lié cet organe au-dessous du canal cholédoque. Un chien fort, adulte, reçut ainsi, le 29 août dernier, après avoir été soumis à un jeûne de vingt-quatre heures, un gramme d'une culture pure dans de la gélatine nutritive à 10 %. L'animal, opéré à quatre heures du soir, fut trouvé mort le lendemain; il avait évacué d'abondantes déjections liquides. N'ayant pas observé les phénomènes qui avaient précédé le décès, je tins peu compte de cette expérience qui avait, d'ailleurs, nécessité un traumatisme grave. Quelques jours plus tard, je pus me convaincre que les virgules se multiplient rapidement dans le tube intestinal du chien, quand on les introduit en très petite quantité dans une anse intestinale isolée par une double ligature. Mais dans le seul cas où cette opération fût pratiquée, l'animal succomba également en une nuit. D'autres essais faits sur deux jeunes chiens et sur trois lapins, chez lesquels les produits de culture furent injectés sous la peau, dans le péritoine et même directement dans l'intestin grêle, restèrent sans résultats.

Je dûs, à cette époque, interrompre mes vivisections, et j'appris bientôt après, à Berlin, que MM. Nicati et Rietsch de Marseille avaient, par d'autres procédés, obtenu des résultats complets. En effet, dans une note publiée par la *Semaine médicale* du 7 septembre dernier, ces expérimentateurs annoncèrent qu'en liant le canal cholédoque chez des chiens, ils étaient parvenus à leur inoculer avec succès des matières cholériques et des liquides de culture des virgules. Les phénomènes morbides et les lésions observés ne différaient pas de ceux du choléra chez l'homme. En outre, ils avaient constaté les mêmes effets chez les cobayes, en introduisant des doses massives de selles riziformes ou de produits de culture dans leur estomac et quand ils les injectaient directement dans le duodénum, même à petites doses; ces animaux mouraient rapidement lors même qu'on ne leur aurait pas fait subir la ligature du cholédoque.

Comme le démontrent les expériences de nombreux physiologistes qui se sont occupés de cette question, les cobayes survivent parfois assez longtemps à la ligature du cholédoque (*). En tout cas, la mort survient, en général, au milieu de phénomènes qui ne rappellent en rien ceux du choléra. Les animaux inoculés avec des produits cholériques, après la ligature préalable du cholédoque, meurent, au contraire, d'après MM. Nicati et Rietsch, avec des symptômes caractéristiques, des vomissements, (chez les chiens seulement), de la diarrhée, et des phénomènes d'algidité.

Ces auteurs supposèrent d'abord que la bile qui n'empêche pas la végétation des virgules dans les liquides de culture, agit d'une manière nuisible sur ces microbes, quand elle est épanchée dans l'intestin. Ils avaient aussi constaté que ces organismes pullulent surtout dans les liquides intestinaux, dans lesquels on ne parvient pas à déceler de traces de bile au moyen des réactifs.

(*) Les cobayes, notamment, y survivent de trois à vingt-huit jours. Voir les expériences de O. Wyss, Leyden, H. Meyer, et celles de MM. Charcot et Gombaut et de M. Chambard, etc. Ces animaux se remettent rapidement à manger et reprennent leur vigueur; quelques jours après, ils commencent à maigrir et meurent dans le marasme. (Archives de Physiologie, 1877, p. 718, etc.)

Mais des expériences entreprises dans la suite ont modifié considérablement l'opinion que ces expérimentateurs se sont faite sur l'action de la bile, ainsi qu'il résulte d'une note très importante que M. Nicati a eu l'extrême obligeance de me communiquer à ce sujet, le 22 octobre dernier. « La bile, m'écrivait à cette » date M. Nicati, constitue, contrairement à nos pre- » mières suppositions, un terrain excellent de culture » pour le bacille-virgule. Nous l'avons trouvé dans la » bile de quatre cholériques ; nous ne l'avons pas re- » trouvé sur deux individus morts tardivement et dont » la bile était décolorée. Nous avons fait l'expérience » suivante : une seringue de Pravaz pleine de bile » extraite par aspiration de la vésicule biliaire d'un » cholérique, mort en algidité, a été injectée dans le » canal cholédoque de cinq chiens. Ces animaux sont » morts en algidité ; des virgules ont été retrouvées » dans la bile de ceux-ci et dans leur intestin. La vési- » cule biliaire s'est trouvée gorgée de liquide, la vessie » vidée. Le sang a présenté l'altération que nous avons » décrite pour le choléra dans la *Semaine médicale* du » 9 octobre dernier (dissolution de l'hémoglobine). L'in- » testin a présenté la desquamation épithéliale propre » au choléra. D'autres expériences sont poursuivies. Il » en ressort dès aujourd'hui que l'inoculation cholérique » peut être obtenue par injection dans le cholédoque. »
Les inoculations faites après ligature préalable du canal cholédoque prêtaient incontestablement le flanc à la critique. Cette opération occasionne un traumatisme sérieux et provoque des troubles graves dus à la rétention biliaire. Mais on doit reconnaître, avec M. Nicati, que la mort arrive plus vite, quand on combine l'in-

oculation avec la ligature du cholédoque. Malgré l'importance des résultats qu'il a obtenu par cet artifice de vivisection, on est naturellement disposé à accorder une valeur beaucoup plus grande à l'injection directe dans le duodénum chez les cobayes et à l'inoculation dans le cholédoque, faite chez les chiens. Ces animaux résistent parfaitement à des opérations de ce genre, quand dans un but de contrôle on ne leur injecte que des liquides indifférents.

Les expériences de ces auteurs sur les cobayes me parurent surtout importantes. Il semble, en effet, en résulter que ces rongeurs présentent une réceptivité exceptionnelle pour le virus cholérique, comme pour l'action infectante des cultures des virgules. Il importait donc de les soumettre à un contrôle expérimental approfondi et varié. Les résultats de ces premiers essais ont fait l'objet d'une communication que j'ai eu l'honneur de soumettre à l'Académie de médecine de Belgique, dans sa séance du 27 décembre dernier (*), et que je crois utile de reproduire ici.

I. Essais d'inoculation duodénale à hautes doses de produits de culture des virgules cholériques.

Le 19 septembre, quatre cobayes vigoureux reçurent chacun directement dans l'ampoule duodénale un gramme à un demi-gramme de sérum fluide contenant d'innombrables virgules en culture pure au quatrième jour. Ces animaux succombèrent tous dans un espace de temps

(*) V. Bull. de l'Acad. Roy. de médecine de Belgique, n° XII. Séance du 27 déc. 1884.

variant entre deux à dix-huit heures. La mort, dans chaque cas, fut précédée d'un ensemble symptomatique très remarquable. Immédiatement après l'opération, ils paraissent apathiques ; mais au bout d'un quart d'heure à une heure au plus tard, des signes manifestes d'une grave indisposition apparaissent. Ils ne tardent pas, en effet, à tomber dans un état de prostration et d'algidité extrêmes. Ils restent couchés, sans mouvement, sur le ventre, l'œil éteint et enfoncé dans les orbites, les membres postérieurs largement écartés. Quand on met un de ces animaux sur le dos, il est incapable de se retourner ; la température périphérique est notablement abaissée ; lorsqu'on le prend dans la main, il donne la sensation d'un corps froid, glacé. Le thermomètre placé dans le rectum marque 28° à 32°. La respiration est fréquente, anxieuse. En outre, les muqueuses buccales et vulvaires sont décolorées ou même bleuâtres. Des selles liquides, bilieuses, ont été évacuées dans deux cas. Enfin, l'arrière-train est agité de convulsions spasmodiques et l'animal meurt, en quelques heures, dans la position qu'il occupait, les membres postérieurs étendus et écartés.

L'autopsie permet de constater une série de lésions qui complètent ce tableau en raccourci d'une attaque de choléra foudroyant. Dans deux cas, de courte durée, deux à cinq heures, les lésions sont peu apparentes. Dans les autres, on trouve des altérations beaucoup plus manifestes. Le péritoine paraît généralement sain; il est un peu dépoli sur les anses intestinales ; mais l'intestin grêle présente sur toute sa longueur, surtout dans ses parties supérieures, duodénum et jéjunum, une coloration rosée, due à une fine vascularisation, et une injection très vive de son réseau veineux. Dans tous les cas, les anses intestinales sont complètement gorgées d'un liquide séro-fibrineux, rosé, sans odeur fécale et contenant des gaz et quelques grumeaux blanchâtres. En les ouvrant, on constate que la muqueuse est fortement gonflée, comme macérée et recouverte d'une épaisse couche grisâtre, çà et là teintée de sang. Dans un cas d'assez longue durée, dix-huit heures, de nombreux follicules clos et des plaques de Peyer font saillie à la surface. Le gros intestin et le cœcum sont injectés et remplis de matières fécales liquides et brunâtres. Le foie et la rate semblent peu altérés, peut-être congestionnés; la vésicule biliaire est distendue par un liquide clair, jaunâtre; les reins sont plus volumineux qu'à l'état normal et d'un rouge vineux. La vessie est vide, contractée. J'ai pu y recueillir, une fois, quelques gouttes d'urines très albumineuses. Le cœur gauche et la veine cave contiennent du sang noir, non coagulé. Les autres organes paraissent sains.

Examen microscopique. — De nombreuses bactéries, bacilles et microcoques, et quelques virgules identiques aux organismes injectés, se retrouvent dans les liquides de l'intestin. Les virgules prédominent chez l'animal qui a survécu dix-huit heures à l'inoculation. Mais toujours le contenu intestinal, exposé pendant vingt-quatre heures à l'air humide, sous cloche et sur plusieurs doubles de papier buvard, offre l'aspect d'une culture à peu près pure des microbes cholériques.

Quand on râcle la surface muqueuse de l'intestin grêle, on obtient une matière floconneuse qui, sous le microscope, se montre composée de détritus cellulaires extrêmement abondants, de cellules cylindriques peu ou point altérées, à noyau souvent granuleux, de leucocytes et d'innombrables bactéries parmi lesquelles on retrouve des virgules.

Examiné en coupe et coloré au bleu de méthylène, l'intestin grêle présente, dans le cas de longue durée, des lésions nettement marquées; la couche épithéliale est détachée par places ou soulevée par une infiltration excessive d'éléments embryonnaires dans les tissus sous-muqueux. Les villosités sont très volumineuses, coniques, infiltrées et parfois méconnaissables. Ces lésions paraissent limitées à la tunique musculeuse. Il n'existe pas de microorganismes dans les tissus, du moins dans les coupes assez nombreuses des cas que j'ai examinés.

II. Essais d'inoculation au moyen de doses très faibles.

Après avoir constaté les altérations graves et les phénomènes mortels déterminés par des quantités assez notables de produits de culture, d'autres cobayes furent soumis à l'épreuve de doses beaucoup plus petites et même infinitésimales.

Trois séries d'essais ont été entreprises à divers intervalles dans ce but.

Quatre cobayes, d'abord, ont été inoculés de la même manière, le 25 septembre dernier, par injection d'une goutte de sérum liquide (4me jour), où les virgules foisonnaient.

Trois autres reçurent, le 6 octobre, dans le duodénum, moins d'une goutte de bouillon de poule (culture au 6e jour, une goutte diluée dans cinq grammes de bouillon stérile ; injection du contenu, un gramme, de de la seringue hypodermique ou de sa moitié).

Enfin, dans la dernière série, qui date du 18 octobre, je n'inoculai plus à quatre cobayes qu'un vingtième à un quatre-vingtième de goutte.

Les résultats de ces expériences n'ont pas, dans la grande majorité des cas, été moins probants que ceux obtenus précédemment. Un seul des animaux en expérimentation a survécu ; après guérison de la plaie abdominale, il a servi à un nouvel essai. Il a présenté quelques symptômes passagers d'algidité et, pendant plusieurs jours, il a été atteint de dévoiement. Ses selles contenaient encore des virgules, neuf jours après l'inoculation. Il avait été inoculé avec un cinquantième de goutte environ. Un deuxième, ayant arraché les points de suture, a dû être sacrifié quelques heures après l'inoculation. Tous les autres, après une période d'incubation plus ou moins longue, ont été pris d'*accidents cholériformes* et sont morts avec des phénomènes d'algidité, qui, à l'intensité près, étaient peu différents de ceux déterminés par de fortes doses. Les premiers effets du choc opératoire passés, ils se sont remis à manger et n'ont pas paru incommodés pendant un laps de temps variant entre douze et trente-six heures. Deux animaux ont survécu l'un quatre jours, l'autre six ; les autres sont morts dans les quarante-huit heures qui suivent l'opération. La plupart ont eu des selles liquides, bilieuses, un seul, des vomissements de matières jaunâtres ; jamais ils n'ont évacué des selles riziformes ou décolorées. L'urine a fait complètement défaut à partir de l'apparition de l'algidité.

En résumé, excepté trois cas dont il sera question plus loin, les symptômes qui ont constamment précédé la mort, se sont déroulés comme suit et ont duré trois

à douze heures : horripilations manifestes, refroidissement périphérique, respiration fréquente, anxieuse,
température rectale descendant jusqu'à 28°, aspect
exsangue ou asphyctique des muqueuses, sécheresse
des conjonctives et de la cornée, parfois accumulation
de matières grisâtres dans les culs-de-sac, déjections
liquides, absence d'urines, voix faible ou nulle, prostration excessive et mort le plus souvent dans la position
couchée, les membres postérieurs écartés.

Un des cobayes appartenant à la deuxième série et
deux de la troisième ont présenté des phénomènes un
peu différents. Après des alternatives d'algidité, une
suite de symptômes, qu'on ne peut hésiter à comparer
à ceux de la période de réaction typhoïde du choléra
chez l'homme, s'est graduellement développée. L'observation de ces symptômes a été intéressante à plus d'un
point de vue. Pour mieux les mettre en relief, j'emprunte textuellement à mes notes l'observation d'un
des animaux de la troisième série, inoculé avec un qua-
rantième de goutte :

« — Cobaye brun-roux, adulte. — Les phénomènes
habituels d'algidité ont apparu graduellement, le 12 novembre, vers dix heures du matin, vingt-huit heures
après l'inoculation. Selles abondantes ; t. rectale 35,3° ;
grande faiblesse musculaire, se plaint continuellement
à voix faible ; poil hérissé, œil éteint. Le même soir, il
paraît avoir repris des forces ; il se roule en boule et
se déplace ; t. rectale 37,8°. Selles bilieuses et urines
albumineuses, obtenues en pressant le bas-ventre.

» Le lendemain, il semble de nouveau affaissé, la
température paraît plus élevée qu'à l'état normal,

t. 39,3° (?). — L'animal ne mange plus depuis deux jours.

» Le troisième jour, même état; selles liquides; nombreuses virgules, surtout après culture; t° au matin 38,6°, le soir 41,8°.

» Trouvé mort, le quatrième jour, à 8 heures du matin. »

L'autopsie de ces divers animaux montre des lésions constantes et très accusées. Chez tous l'intestin grêle présente une coloration rosée ou rougeâtre et une vive injection. Il est, en outre, gorgé de liquide. Dans près de la moitié des cas, c'est une sorte de bouillie laiteuse; dans les autres, il est clair, séro-sanguinolent, mais toujours sans odeur fécale. Le contenu intestinal des animaux qui ont eu des symptômes réactionnels est roussâtre et a une odeur repoussante. La muqueuse est épaissie et recouverte d'un enduit formé de cellules épithéliales désorganisées, à noyau se colorant mal, de leucocytes et d'innombrables virgules. Les follicules sont engorgés dans plusieurs cas. Le gros intestin injecté est parfois vide, le plus souvent rempli par des selles brunâtres et liquides. Le foie paraît développé; les reins sont tantôt volumineux, rouges-bleus, tantôt plus petits et sur la coupe leur partie corticale est grisâtre. La vessie est vide et contractée. Le péritoine a un aspect gras; il est recouvert par places d'une couche visqueuse, mais sans trace de pus ou de sang. Les abords de la plaie ne présentent ni gangrène, ni suppuration; dans un cas il y avait un petit abcès à l'angle inférieur. L'estomac est vide ou rempli de nourriture non digérée. Le sang de la veine cave et du cœur est noir, épais, à réaction neutre et généralement sans caillots. Les autres organes ne sont pas altérés.

Examen microscopique. — Des virgules très incurvées et assez volumineuses fourmillent presque toujours dans le contenu intestinal. Elles sont en culture pure, pour ainsi dire, quand ce liquide présente l'aspect laiteux. Lorsqu'il a une odeur fécale et qu'il est coloré par de la bile et du sang, on n'y trouve plus que de rares virgules à côté d'une infinité de bactéries en bâtonnets. Mais elles s'y développent en grand nombre par le procédé habituel de mise en culture sur du papier ou des linges humides.

Les organismes courbes foisonnent également dans le mucus intestinal.

Des coupes de l'intestin de deux cobayes seulement ont été examinées jusqu'ici. Elles ont fourni des préparations très démonstratives dans le cas d'un animal qui avait présenté des phénomènes réactionnels. Les virgules ont été retrouvées dans l'épaisseur des tissus, dans les diverses tuniques intestinales et surtout dans les glandes de Lieberkühn, qu'elles bouchent littéralement. Il en existe jusque dans la séreuse. Mais, à côté de ces microbes, on voit, dans les diverses tuniques et principalement dans les villosités, une quantité incroyable de petits bacilles droits. L'animal paraît avoir succombé à une entéromycose bien caractérisée et extrêmement intense, comme l'indique non seulement l'envahissement des parois intestinales par ces organismes, mais encore leur présence dans la plupart des organes. En effet, ces mêmes bâtonnets courts et droits existent dans le foie, les reins, dans les liquides épanchés, dans les plèvres, le péritoine et jusque dans le sang.

L'intestin grêle présente, en outre, dans chaque cas

des lésions typiques, caractérisées par une desquamation épithéliale complète et une infiltration très abondante du tissu sous-muqueux et des villosités par des
éléments lymphatiques.

Les organes parenchymateux, principalement les
reins, seront l'objet de recherches ultérieures.

J'ai examiné dans presque tous les cas l'état du sang;
en général, les globules rouges présentent les altérations
décrites par Robin et Hayem et qui se rencontrent aussi
dans le sang asphyctique. Du sang frais, obtenu pendant
la période algide, en sectionnant le bout de l'oreille d'un
animal infecté, après avoir été mis en cellule close, montre bien l'absence de déformation crénelée des hématies, l'agglutination de ces éléments qui se fusionnent
au lieu de s'empiler. Enfin j'ai cherché à constater la
dissolution de l'hémoglobine par le procédé de Nicati (*),
et j'ai pu reconnaître manifestement que cette dissolution avait eu lieu. Ces mêmes altérations peuvent d'ailleurs être reproduites à volonté, en ajoutant à une
goutte de sang placée sur la platine chauffante de Ranvier, maintenue à 37°, une petite quantité d'une culture
des virgules dans du sérum.

Un fait plus caractéristique a été observé dans trois
cas : c'est la présence de nombreuses virgules dans le
sang de l'animal vivant ou pris immédiatement après la
mort dans la veine cave. Leur culture dans des tubes de
gélatine a fourni les mêmes caractères que les cultures
pures de ce microbe recueilli chez des cholériques à
Marseille.

(*) V. *Semaine médicale* du 9 octobre 1884, n° 41. — *Lésions hépa-
tiques et dissolution de l'hémoglobine chez les cholériques.*

III. Inoculations en série.

Il était très important d'établir par des injections successives d'un animal à un autre l'inoculabilité et le pouvoir infectant du liquide intestinal des animaux morts à la période d'algidité. Quatre cobayes, à cet effet, ont été inoculés avec une petite quantité de liquide séro-fibrineux provenant du cobaye n° 12, qui avait succombé à la suite de l'inoculation d'un vingtième de goutte environ d'un liquide de culture. Le premier a reçu une goutte de ce liquide pathologique, le second un dixième de goutte ; c'est le seul qui ait survécu. Deux autres ont été infectés par un vingtième à un cinquantième de goutte. Tous ces animaux ont eu des symptômes algides très prononcés, douze à quarante-huit heures après l'injection dans le duodénum. Des lésions caractéristiques ont été constatées à l'autopsie.

J'ai inoculé de la même manière deux cobayes, formant la troisième série d'inoculations d'animal à animal, avec un vingtième à un quatre-vingtième de goutte de liquide intestinal ancien de quatre jours et provenant d'un cobaye de la 2ᵉ série. Ces deux animaux sont morts le lendemain, après avoir été atteints de phénomènes algides très manifestes. Leur intestin grêle avait une coloration rosée ; il était distendu par un liquide laiteux très abondant, mêlé de gaz, et contenant de nombreuses virgules.

Je ne m'étendrai pas plus longuement sur ces essais que je compte multiplier dans la suite ; mais je crois utile d'exposer les résultats de quelques expériences de contrôle auxquelles j'ai cru nécessaire de les soumettre.

IV. Essais d'inoculation de produits de culture ne contenant plus de virgules ou dans lesquels les virgules avaient été tuées.

Quelques expériences récentes m'ont prouvé que les liquides de culture privés d'organismes cholériques par filtration au moyen du filtre de Chamberland, ou dans lesquels ils ont été tués en maintenant la culture entre 60° et 70° pendant une demi-heure, possèdent encore une action toxique très manifeste. Je me suis assuré que l'inoculation de ces liquides à de nouveaux milieux ne donnait plus de trace de végétation et j'en ai injecté des doses variables dans le duodénum de cinq cobayes. Ces doses d'un centimètre cube sont restées sans effets marqués ; un cobaye a succombé rapidement, en moins d'une heure à l'injection de trois à quatre centimètres cubes, avec des phénomènes d'algidité extrêmes. La même quantité injectée dans le péritoine a tué un autre cobaye et déterminé des symptômes toxiques identiques. Un à deux centimètres cubes en injection hypodermique ne provoquent que quelques troubles passagers et ne donnent lieu à aucune réaction locale.

L'extrême sensibilité des cobayes à l'action virulente de ces cultures a été mise en lumière par l'expérience suivante : trois à quatre gouttes d'une culture ancienne au sérum, dans laquelle, par suite d'une contamination, d'innombrables bactéries de la putréfaction s'étaient développées, ont suffi pour tuer, par injection duodénale, deux forts cobayes en six à douze heures. Le liquide intestinal mis en culture a donné des myriades de virgules ; tandis que l'examen microscopique du liquide d'inoculation n'a pas permis de les retrouver sûrement parmi les organismes de toute espèce qui y fourmillaient. J'ai pu cependant m'assurer, par des *procédés bactérioscopiques*, qu'il y existait de rares microbes cholériques.

V. Expériences directes de contrôle.

De nombreuses causes d'erreur peuvent se glisser dans les essais d'infection pratiqués sur les cobayes. J'ai tenu à écarter toutes celles que j'ai pu prévoir et les résultats de mes expériences me paraissent à l'abri de la critique à ce point de vue.

Examen microscopique des excréments et du contenu intestinal du cobaye sain. — Un point devait être élucidé avant tout : il importait de s'assurer s'il existe dans le tube intestinal de ces animaux, à l'état de santé, des microbes qui pourraient être facilement confondus avec les virgules cholériques. L'examen de leurs selles et, dans un cas, du contenu de l'intestin grêle m'a appris que des bactéries de forme incurvée et des spirilles très développés peuvent parfois s'y rencontrer. Mais il est toujours facile de distinguer ces spirobactéries du microbe de Koch : elles sont deux à quatre fois plus grandes que les virgules trouvées après l'inoculation. De plus, elles en diffèrent considérablement par l'aspect de leurs colonies et par leur culture en tube : vues sous un faible grossissement, ces colonies ont un aspect moins bosselé; en outre, elles se développent beaucoup plus rapidement et liquéfient la gélatine sur une bien plus grande étendue. Enfin elles ne pullulent pas dans les matières fécales mises en culture sur du papier buvard. M. Nicati a signalé la présence d'une forme identique dans les excréments du cochon et j'en ai retrouvé dans ceux du lapin, du cheval, de la chèvre, etc., et même dans des eaux croupissantes diverses. Une préparation d'eau du canal de la Basse-Deule, à Lille, que M. le Dr Héricourt a eu l'obligeance de m'envoyer, contient aussi de ces virgules de grande taille (*). Leur forme se rapproche beaucoup de certains microbes courbes qui habitent normalemnt la cavité buccale de l'homme et qui ont été étudiées et décrites récemment par Miller (**). Je crois que des bactéries ayant cette forme sont très répandues dans les eaux impures. En tout cas, j'ai eu soin, dans mes essais d'injection, d'établir que les organismes, trouvés dans l'intestin des cobayes inoculés, présentaient les caractères propres aux virgules cholériques ; les méthodes diverses de culture ne laissent aucun doute sur leur complète identité avec les virgules recueillies sur les cadavres des cholériques.

VI. — Conséquences du traumatisme opératoire.

L'opération nécessitée par l'inoculation duodénale me paraît offrir peu de danger chez les cobayes. Plus de sept de ces animaux, en effet, ont survécu aux suites de diverses inoculations, et la plaie abdominale s'est guérie presque toujours rapidement et sans aucune complication. J'attribue l'innocuité de cette opération, en grande partie, aux précautions antiseptiques prises et aux soins

(*) Voy. *Revue Scientifique.* N° 22, 20 nov. 1884.
(**) *Die Kenntniss der Bakterien in der Mundhöhle.* (D. Med. Wochenschrift. N° 48, 27 nov. 1884, p. 781).

consécutifs, qui ont eu surtout pour but de protéger la plaie contre le contact avec des matières infectantes, telles que les selles et les urines. Pour cela j'ai eu soin de recouvrir la plaie, très exactement suturée, de collodion élastique et d'un bandage adhésif.

Plusieurs de ces animaux ont été utilisés pour d'autres essais et ont succombé à une nouvelle inoculation. On peut en conclure qu'une première inoculation avec des microbes cholériques ne confère par l'immunité.

VII. — Essais d'inoculation duodénale de liquides septiques, de produits de cultures putréfiées, etc.

Il m'a paru intéressant de chercher à connaître les effets de l'injection duodénale, chez les cobayes, de matières putrides diverses. Les résultats de ces essais ont été le plus souvent nuls : du sérum et de la gélatine décomposés à l'air libre ont été injectés, sans déterminer d'accidents, aux mêmes doses que celles des cultures du microbe cholérique qui suffisent pour tuer sûrement ces animaux. Sur quatre cobayes, un seul a succombé avec des symptômes de septicémie. Des bacilles droits fourmillaient dans le sang, dans les liquides péritonéaux et dans les sucs exprimés des organes parenchymateux. La mort n'a pas été précédée de phénomènes algides.

Deux cobayes ont été inoculés avec quatre gouttes de liquide pris dans l'intestin grèle d'un cobaye sain et sont restés bien portants.

Je me borne à cet exposé des résultats obtenus jusqu'ici dans ces essais. Le nombre des animaux opérés, est, à

la vérité, peu considérable et les voies d'inoculation ont
été peu variées; aussi je me propose de compléter ces
recherches. Néanmoins les résultats de ces inoculations
me paraissent assez constants pour établir sans conteste
les propriétés virulentes des cultures du microbe cholérique. Ces expériences ne sont pas sans jeter quelque
lumière sur la pathogénie des processus du choléra
asiatique chez l'homme. Si des expériences répétées
confirment l'exactitude des conclusions que l'on peut en
tirer, la nature microbienne du poison cholérigène lui-
même n'offrira plus de doute.

En tout cas, elles démontrent que les cultures du bacille-virgule contiennent une matière toxique très active
qui ne peut être qu'un produit de son activité vitale. Ce
poison qui est vraisemblablement une ptomaïne ou un
ferment, provoque des phénomènes morbides peu différents de ceux du choléra asiatique. Des recherches, dont
je compte m'occuper avec le concours d'un chimiste
habile, permettront peut-être d'isoler cette substance, et
il ne sera pas sans intérêt de la comparer avec celle que
le Dr Pouchet (*) a trouvée récemment dans les selles
riziformes.

Ces recherches, si elles aboutissent, permettraient encore d'établir un rapprochement très important entre les
processus qu'on observe dans le choléra expérimental et

(*) *C. R. Acad. Sc. Paris*, n° 20, 17 nov. 1884. M. Villiers à l'hôpital
St-Antoine, à Paris, a également recherché l'existence de ces matières
toxiques dans les organes de deux cholériques. Il a pu démontrer qu'il
existe un alcaloïde nettement caractérisé dans le foie, les poumons, les
reins et dans le sang pris à l'intérieur du cœur. Cet alcaloïde est liquide,
et il a une odeur d'aubépine fraîche. Les expériences ayant été faites très
peu de temps après la mort, l'auteur en conclut qu'il s'était développé
antérieurement à celle-ci, c'est-à-dire pendant la vie des malades et il
croit que sa présence n'est pas étrangère aux phénomènes caractéristiques de la maladie. (V. *Note sur la formation et sur le rôle des ptomaïnes
dans le choléra*. C. R. Acad. sc. Paris, séance du 12 janv. 1885.)

ceux qui caractérisent cette maladie chez l'homme.

Dans deux autopsies de choléra foudroyant, j'ai pu constater une telle absence de lésions graves qu'il était difficile d'expliquer la mort par des altérations matérielles de l'intestin ou d'autres organes. Le sang seul était profondément altéré.

Des constatations analogues ont conduit récemment MM. Koch (*), Strauss et Roux (**) et le professeur Klebs (***) à admettre que, dans ces cas, il se produit dans l'intestin un toxique puissant dont l'absorption déterminerait les phénomènes généraux graves et la mort si rapide des malades. Or, l'injection de cultures filtrées a provoqué chez les cobayes des intoxications qui présentent la plus grande analogie avec une attaque de choléra sec, suraigu.

MM. Nicati et Rietsch ont également étudié les effets toxiques de la fermentation produite par le bacille-virgule. Dans une note communiquée à l'Académie des sciences de Paris, ils ont fait connaître les résultats de leurs expériences en ces termes : « Si, au moyen du filtre Pasteur, on dépouille de leurs bactéries des cultures pures *anciennes de huit jours au moins*, obtenues soit dans le bouillon, soit dans la gélatine nutritive (formule de M. Koch) et que l'on injecte le liquide ainsi obtenu *dans le torrent circulatoire sanguin* (veine jugulaire, veine crurale) des chiens, on observe les symptômes suivants :

» Dans une première série d'expériences, vomissements, selles, abattement général, puis rétablissement en une heure.

» Dans une deuxième série, on a observé des troubles de la respiration caractérisés par des inspirations et des expirations plus profondes, des troubles des organes digestifs sous forme d'efforts

(*) *Conferenz z. Erörterung d. Cholerafrage.* (Extrait du journal *D. med. Wochenschrift;* n° 32, p. 9, col. 2).
(**) *Bulletin de l'Acad. de médecine de Paris*, 6 août 1884.
(***) *De l'étiologie du cholera.* Note préliminaire ; par MM. A. Ceci et E. Klebs. Thèse X. (In *Annales de la Société méd. chir. de Liège;* n° 11, 1884).

de vomissements répétés ; puis des troubles moteurs remarquables se sont manifestés : un chien, qui a guéri ensuite, s'est affaissé sur ses pattes ; relevé, il a fait de vains efforts pour marcher ; les pattes de devant se repliaient à leur extrémité, par suite de l'impuissance motrice produite par l'injection ; un chien plus petit est tombé immobilisé, conservant cependant les yeux ouverts et montrant par de très légers mouvements de la queue, lorsqu'on le caressait, que son intelligence et sa sensibilité paraissaient conservées. Ce chien est mort dans la nuit, après plus de douze heures. Il y a eu élévation rapide de la température. A l'autopsie, nous avons trouvé des taches ecchymotiques étendues dans le duodénum, et quelques-unes moins grandes dans l'estomac. La vessie urinaire était vide ; la substance corticale des reins était fortement injectée. Le sang du cœur et des gros vaisseaux, de couleur foncée, était entièrement dépourvu de caillots, et il présentait les signes caractéristiques de la dissolution de l'hémoglobine, que l'un de nous a signalée précédemment (*) dans la période algide du choléra.

» Les mêmes liquides, injectés sous la peau à divers animaux, même en quantité plus grande, n'ont produit aucun effet.

» Les cultures récentes, filtrées de même et injectées dans les veines ou sous la peau, ont été trouvées absolument inactives. » (*C. R. Acad. Sc. Paris*, nov. 1884.)

* *

L'étude du pouvoir pathogène des virgules que je crois avoir été des premiers, après Koch, à entreprendre, est actuellement l'objet de recherches assidues de la part de plusieurs expérimentateurs. Depuis que mes premiers essais d'inoculation ont été publiés, on a, de divers côtés, confirmé l'action virulente de cet organisme qui a si longtemps paru douteuse, même à Koch, pour les diverses espèces animales.

Ce dernier (**) a annoncé récemment qu'il avait obtenu chez un cobaye par l'inoculation duodénale d'un *centième de goutte* seulement, des accidents cholériformes très nets, auxquels l'animal a succombé. D'autres expériences sont actuellement en cours à l'Office sanitaire de Berlin et j'ai été informé que leurs résultats concordent jusqu'ici avec ceux que j'ai exposés plus haut.

(*) *Semaine médicale* du 9 octobre.
(**) *D. Med. Wochenschrift*, 6 nov. 1884, p. 728.

Le Dr Doyen (*), à Paris, a repris les inoculations chez les cobayes et les chiens ; il conclut à l'action pathogène des virgules.

Quelques essais que le Dr Babès a fait connaître récemment (**), l'établissent aussi d'une manière non douteuse. Deux souris blanches inoculées près de la base de la queue avec 0,1 à 0,05 gr. d'une culture, sont mortes en quelques heures ; des virgules existaient dans le sang et dans la rate et chez un de ces animaux il en a trouvé dans le contenu intestinal. Une dose très petite a incommodé une souris pendant plusieurs jours sans la tuer.

Chez un lapin, l'injection duodénale a donné un résultat nul.

Un cobaye, inoculé par la même voie, est mort après trois jours ; il a eu de la diarrhée, et à l'autopsie on a trouvé les lésions caractéristiques du choléra. Un autre cobaye a résisté, après avoir été malade pendant trois jours. D'autres essais ayant donné des résultats moins positifs, Babès croit qu'ils s'expliquent par un vice opératoire ; il se propose de reprendre la question.

Des faits fort intéressants ont été découverts, il y a peu de temps, par le Dr Denike (***), assistant du professeur Flügge, à Göttingue. Cet expérimentateur a trouvé dans du fromage moisi, une nouvelle espèce de spirille, qui se rapproche beaucoup par ses caractères morphologiques et par ses cultures, des virgules cholériques. En tout cas, elle en diffère beaucoup moins que l'espèce trouvée par MM. Finckler et Prior chez des malades atteints de choléra sporadique. Ce qui distingue surtout ces bactéries des virgules cholériques, c'est l'aspect de leurs colonies : elles ont des contours réguliers, circulaires et foncés, une coloration jaune-verdâtre, et sont finement granuleuses. De plus, elles ne végètent pas sur les pommes de terre.

Le Dr Denike a fait quelques essais comparatifs très importants au sujet des effets de l'inoculation de ces trois espèces à des cobayes.

Les virgules de Finckler et celles du fromage se sont montrées complètement inoffensives, même à forte dose, tandis que celles de Koch, à la dose d'une goutte à une demi-goutte, ont tué deux animaux. L'autopsie a montré des lésions identiques à celles que j'ai observées dans mes propres essais.

(*) *C. R. Soc. de Biologie*, 19 décembre, n° 42, 1884.
(**) *Untersuchungen u. Koch's Kommabacillus. Archiv de Virchow*, 1er janv. 1885, p. 155-56.
(***) *Ueber eine neue den Choleraspirillen ähnliche Spaltpilzart. D. Med. Wochenschrift*, n° 3, 15 janv. 1885.

CHAPITRE QUATRIÈME.

EXAMEN CRITIQUE DES OBJECTIONS ÉLEVÉES CONTRE LES
PROPRIÉTÉS SPÉCIFIQUES DU BACILLE-VIRGULE.

La nouvelle doctrine pathogénique du choléra, basée
sur la connaissance des propriétés biologiques du microbe cholérigène de Koch, a soulevé de nombreuses con-
troverses.

Comme toutes les grandes découvertes, celle du bacille-
virgule n'entrera définitivement dans le domaine des
faits acquis qu'après avoir été longuement combattue.
Moins que personne, le savant micrologue de Berlin ne
s'attend à ce qu'une doctrine d'une importance pratique
et sociale aussi vaste soit admise sans discussion. On doit
même reconnaître qu'il a fait tous ses efforts pour faciliter la tâche des observateurs qui entreprendraient de
soumettre les résultats de ses longues recherches à un contrôle expérimental sérieux.

Mais la théorie pathogénique de Koch ne peut être
renversée qu'à deux conditions : ou bien, on opposera aux
faits qu'il a observés, d'autres faits constatés au moyen de
méthodes semblables à celles dont il s'est servi, et les
résultats de ces recherches devront être aussi peu contes-
tables que ne le sont ceux de ses propres expériences;
ou bien encore, on démontrera que les conclusions tirées
par Koch de ses observations sont fausses. Or, jusqu'ici
personne n'a pu sérieusement mettre en doute la valeur

démonstrative de l'argumentation qui établit, d'après lui, le pouvoir spécifique des virgules ; et d'autre part, les recherches du micrologue allemand n'ont pas été reproduites, ou, du moins, les résultats de ces expériences de contrôle ne sont pas encore connus (*).

Il semble donc que les études si patientes et si laborieuses, qui ont amené la découverte du microbe cholérigène, devraient engager les observateurs qui se refusent à jurer « in verbo magistri » à réserver leur opinion sur la valeur de cette découverte. L'autorité incontestée dont son auteur jouit, doit suffire, semble-t-il, pour les engager à ne pas se prononcer sur cette question aussi longtemps que de nouvelles expériences n'en auront pas démontré l'inexactitude. Il n'en a pas été ainsi ; et l'on est aujourd'hui disposé un peu partout à nier l'importance du bacille-virgule. En France surtout, le public médical croit que ces recherches récentes n'ont fait faire aucun progrès à l'étiologie du choléra, « de sorte que, après » tant de travaux accomplis par des savants de premier » ordre, et au prix des sacrifices que l'on sait, c'est » comme s'il n'y avait rien de fait (**)! »

Pour éviter que ces conclusions prématurées ne s'accréditent complètement et nous fassent perdre les fruits d'une découverte si riche en enseignements et en promesses, il convient d'examiner attentivement toutes les objections dont elle a été l'objet et de les réduire à

(*) Un certain nombre d'expérimentateurs en Italie, en Espagne et même en France ont, pendant la dernière épidémie et depuis que ce mémoire est en cours de publication, cherché à contrôler les recherches de Koch. J'ai déjà cité quelques-uns de ces travaux et j'aurai encore l'occasion de m'en occuper plus loin.

(**) PETER. Discours prononcé à la séance de l'Académie de médecine de Paris, du 19 août 1884. V. C. R., p. 1126.

leur juste valeur. La plupart des faits invoqués contre la spécificité du bacille-virgule sont, il est vrai, d'une importance secondaire dans la discussion de son pouvoir cholérigène ; souvent même ils témoignent chez leurs auteurs d'une ignorance très grande des méthodes qui servent à l'établir. Leur réfutation ne saurait donc être difficile pour celui qui connaît les procédés actuels des recherches microbiologiques. Mais, il n'en est pas de même de la plupart des médecins, juges dans ce conflit et généralement peu au courant des méthodes expérimentales employées pour l'étude des microorganismes pathogènes dans les laboratoires. Or, jusqu'à cette heure, les objections venues de tous côtés n'ont guère été relevées par les spécialistes et, pour le public médical, elles paraissent avoir renversé la théorie pathogénique nouvelle. J'ai cru, dans ces conditions, qu'il était utile de les soumettre, une à une, à un examen critique, sans attendre qu'un expérimentateur plus autorisé ne se charge du soin d'en démontrer l'inanité.

Le microbe en virgule était à peine décrit, que déjà un certain nombre d'observateurs signalaient l'existence, dans les milieux les plus divers, d'organismes qui lui ressemblaient extérieurement. On ne tarda pas à en trouver dans des produits pathologiques qui n'avaient rien de commun avec le choléra, et on se hâta d'en conclure que la virgule de Koch était une espèce banale, sans signification pathogénique aucune et dont la recherche serait sans utilité pour le diagnostic. La découverte de Koch subissait ainsi dans l'esprit de beaucoup de médecins un premier échec.

Je me suis donné beaucoup de peine pour réunir
tous les types de ces microbes qui ont été successivement
décrits et qui pourraient être confondus sous le microscope avec les virgules cholériques. Après une étude
attentive des caractères morphologiques de la plupart
d'entre eux, je crois être à même de me prononcer en
connaissance de cause sur leur ressemblance extérieure
plus ou moins grande avec les virgules du choléra asiatique et pouvoir conclure qu'il n'en est aucun qu'on ne
puisse jusqu'ici en distinguer facilement par l'un ou
l'autre de ses caractères morphologiques ou biologiques.

Pour faciliter la comparaison entre ces microbes et
soustraire mon jugement à toute influence subjective,
j'ai eu recours aux procédés photographiques et je les ai
tous reproduits dans les mêmes conditions et au même
grossissement.

M. Strauss a annoncé, le premier, dans son intéressant mémoire lu à l'Académie de médecine de Paris (*),
qu'on peut rencontrer dans les écoulements leucorrhéi-
ques et dans les sécrétions purulentes du cancer de
l'utérus, des bacilles recourbés qu'il serait facile de
confondre sous le microscope avec ceux du choléra.
M. Malassez en avait également vu dans les selles de
malades atteints de dyssenterie et un micrographe anglais,
le Dr Maddox, en avait rencontré dans un réservoir
d'eau.

M. Strauss conclut avec raison de ses recherches que
« la forme en virgule n'est donc pas caractéristique par
» elle-même », — en quoi il est parfaitement d'accord
avec Koch. Il ajoute, en outre, qu' « il est très important

(*) C. R. Acad. med. de Paris. Séance du 5 août 1884.

7

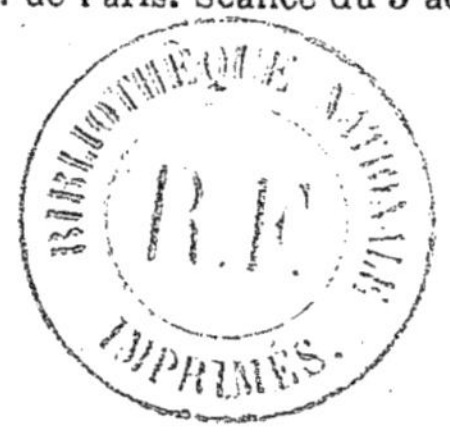

» d'essayer, dans des cas analogues à ceux que nous
» venons de citer, d'isoler par la culture les microbes qui
» présentent une forme semblable à celle de l'organisme
» de M. Koch et de voir comment ils se comportent dans
» les différents milieux de culture : c'est la seule manière
» de les caractériser. »

Ces explications si nettes sont cependant loin d'avoir
été comprises en France.

Une des préparations dont il vient d'être question m'a
été montrée par M. Roux et je dois déclarer que les virgules rares que j'y ai vues étaient assez différentes par
leur taille et par l'absence de formes en S et en longues
chaînes, de celles qui se trouvent dans les déjections
des cholériques (*). J'espère d'ailleurs être bientôt mieux
fixé sur leur degré de ressemblance avec ces derniers
microbes par l'examen de nouvelles préparations qui
m'ont été promises. Ces espèces n'ont pas été isolées
et les caractères de leurs cultures n'ont pas été décrits
jusqu'ici.

Quelques semaines plus tard, M. le Dr Lewis de
Netley (**), dont j'ai eu l'honneur de faire la connaissance
au laboratoire du Pharo, mit résolument en doute la
valeur des caractères spécifiques des virgules, en se fon-
dant sur la présence d'un organisme absolument identique, d'après lui, dans la salive des gens les mieux portants. J'ai, en effet, retrouvé dans des préparations de

(*) M. Grassi a eu l'occasion de voir les préparations de Strauss faites
avec du liquide leucorrhéique. Il reconnaît que les organismes qu'elles
renferment sont faciles à différencier des virgules cholériques, parce
qu'ils « sont plus grêles et plus longs. Il serait difficile, dit-il, quoique,
» dans les préparations du choléra contenant beaucoup de virgules, on
» observe souvent des formes très variées, d'y trouver des formes compa-
» rables à celles de la leucorrhée. »(*Gaz. d. ospitali*, p. 619, 28 sept. 1884.)
(**) *The Lancet*, 20 sept. 1884.

suc buccal et dans d'autres faites avec des résidus alimentaires recueillis dans les dents cariées, la bactérie courbe que M. Lewis confond avec le microbe du choléra. Les photographies que j'en ai prises témoignent de différences assez marquées et qui empêchent de les confondre entre elles, même sous le microscope et malgré les mesures micrométriques très précises que M. Lewis s'est donné la peine de prendre pour établir leur ressemblance. Les formes incurvées qu'on trouve dans la bouche, à côté des *Leptothrix*, de divers *Spirillum* et du *Spirochœte denticola*, sont plus grandes, moins massives et leurs extrémités sont pointues (*) (v. Photogramme I, pl. VIII). M. Lewis en ne tenant compte que de leurs caractères morphologiques, a-t-il le droit de prétendre que ce microbe est identique aux virgules de Koch? Peut-il conclure de ses ressemblances extérieures avec celles-ci que Koch aurait pris une espèce commune pour le microbe pathogène du choléra?

Le micrologue de Berlin affirme dans sa conférence (**) qu'il a examiné la salive de beaucoup d'individus sans y trouver des formes faciles à confondre avec les virgules. Il a dû s'assurer, selon toute probabilité, par des cultures que les microbes incurvés de la salive diffèrent assez des virgules pour constituer des espèces distinctes. M. Lewis, au contraire, ignore les caractéristiques tirées de leur mode de développement dans les milieux de culture solides, qui constituent, d'après Koch, le moyen le plus sûr pour les reconnaître. Si l'observateur anglais avait

---

(*) Koch leur a reconnu dans un travail postérieur à une note que j'ai présentée à la Société belge de Microscopie (séance du 12 octobre 1884), les mêmes caractères que ceux que j'avais constatés à cette date. (Voir D. med. Wochenschrift, 6 nov. 1884.)

(**) *Conferenz*, etc. *Loc. cit.*

pris le soin de faire quelques essais de culture des microbes de la salive, il aurait pu facilement se convaincre des différences notables qui existent entre ces diverses espèces. Je puis lui assurer que ces virgules vulgaires ne se développent pas dans la gélatine neutre ou alcaline à 10 %, dans laquelle les organismes du choléra foisonnent après 48 heures d'une manière si remarquable.

Ces formes étaient d'ailleurs connues des bactériologues depuis assez longtemps et elles avaient été décrites et figurées par Miller (*). Il est réellement surprenant qu'on ait pu donner à une découverte d'aussi mince importance tout le retentissement qu'elle a eu.

Dans son dernier travail (v. *D. med. Wochenschrift*, n° 46, 27 nov. 1884, p. 781), Miller décrit plusieurs espèces ayant une forme courbe et qui sont fréquentes dans les liquides buccaux. Il note aussi qu'une de ces formes qui se rapproche le plus (fig. 4) des virgules cholériques ne se cultive pas dans les milieux nutritifs les plus divers. Une autre, un peu différente (fig. 1), se développe très parcimonieusement sur la gélatine nutritive mais ne la fluidifie pas. Ces bactéries courbes étaient connues longtemps avant que Lewis n'en ait signalé l'existence; Miller les a décrites en 1882 dans les *Annales de Klebs*, vol. XVI, et un américain, Clark, leur avait déjà attribué, en 1879, un rôle dans la production de la carie des dents.

M. Lewis, en adversaire convaincu de longue date, de la non-existence des microbes pathogènes, se refuse à admettre la plupart des faits sur lesquels Koch, après de longues et patientes recherches, a édifié la théorie du microbe cholérigène. Les bacilles qui siègent dans les tuniques intestinales eux-mêmes ne trouvent pas grâce devant ses critiques. D'après lui, l'organisme

(*) *Deutsche med. Wochenschrift*, fig. 5, n° 36, 1884. *Beiträge.*

trouvé par Koch dans les tissus des cholériques et dont il avait signalé la présence dans son premier rapport d'Egypte, sont des bâtonnets droits, fort différents par conséquent des bacilles-virgules découverts à Calcutta. Pour le prouver, il invoque la comparaison que Koch a fait entre eux et les organismes de la morve. Or, M. Lewis prétend que le microbe observé en Égypte n'était qu'un des nombreux microparasites de l'intestin, une bactérie de la putréfaction, qui aurait eu accès dans les tissus par suite des altérations de la muqueuse digestive dues aux processus cholériques. Koch aurait donc méconnu de prime-abord son absence complète de spécificité et, au lieu de reconnaître plus tard cette erreur, il aurait laissé croire, après avoir trouvé les virgules prépondérantes dans le contenu intestinal, que ces deux espèces étaient identiques.

Il n'est pas nécessaire, je pense, d'insister sur le peu de fondement qu'on doit accorder à cette affirmation de Lewis. Lorsque Koch soutient qu'il a trouvé, dans toutes ses autopsies, aux Indes comme en Egypte, un même organisme, caractérisé extérieurement par son incurvation, on ne peut admettre qu'il se trompe. J'ai vu au « Gesundheitsamt » des coupes de l'intestin de cholériques, faites à Alexandrie, et je n'ai pas eu de peine à y reconnaître les virgules.

On comprend, du reste, que leur forme incurvée n'ait pas frappé Koch dans ses premières observations. L'incurvation, quand on ne voit qu'un nombre restreint d'organismes, n'a rien de si spécial pour attirer, avant tout, l'attention. Les membres de la mission française, en suivant des méthodes identiques, ont dû rencontrer des virgules dans leurs recherches micrographiques très étendues en Egypte et cependant ils n'en ont pas signalé la présence avant la publication des travaux de Koch. Un certain nombre de ces microbes, par la position qu'ils affectent vis-à-vis de l'observateur, doivent paraître droits, et comme il n'est pas rare de rencontrer des individus légèrement recourbés parmi les bacilles généralement rectilignes, on s'explique aisément que l'importance de ce caractère morphologique ait pu échapper au début. Pour reconnaître toute sa valeur, il était nécessaire d'avoir vu ces préparations typiques, dans lesquelles les virgules fourmillent et qu'on obtient en préparant du mucus intestinal dans les cas foudroyants. Leur forme propre apparaît mieux dans ces cas, lorsque des milliers d'organismes présentent ce même caractère, et l'observateur est ainsi amené tout naturellement à rechercher des formes analogues dans toutes les préparations, et à reconnaître définitivement la constance de ce caractère morphologique.

Cette discussion me conduit à examiner des faits contradictoires plus importants, dont on a tiré un parti plus ou moins habile pour combattre les observations de Koch (*). Dans leur communication à l'Académie, MM. Strauss et Roux déclarent que onze fois sur dix-sept cadavres de sujets décédés à la suite du choléra foudroyant, ils n'ont pas pu retrouver les virgules dans les tuniques intestinales. Or, Koch a affirmé que, dans toutes ses autopsies, il a toujours trouvé ces microbes dans la muqueuse de l'intestin et dans ses glandes.

Il me serait difficile, à cause du petit nombre d'intes-

(*) Voir Discours de M. Peter à l'Acad. de médecine de Paris, séance du 19 août 1884.

tins que j'ai pu sectionner jusqu'ici, de me prononcer sur ce point d'après mes propres observations. Je ne crois pas cependant que ces faits négatifs soient de nature à mettre en doute le rôle que les virgules jouent dans la production des accidents cholériques.

MM. Strauss et Roux reconnaissent que l'extrême violence des manifestations morbides, observées pendant la vie, est loin d'être toujours proportionnée à l'étendue et à la gravité des lésions constatées à l'autopsie. Ils sont même très disposés à admettre que, dans les cas de très courte durée, la mort résulte de l'absorption dans l'intestin d'un toxique sécrété par les microbes. S'il en est ainsi, on comprend que dans les cas foudroyants, où des myriades de virgules pullulent dans le liquide intestinal, l'intoxication qu'elles engendrent abatte le sujet avant qu'elles n'aient eu le temps d'exercer leur action destructive sur les couches protectrices de l'épithélium et d'envahir les tissus. L'*absence* même *complète* des virgules dans les tissus intestinaux s'expliquerait clairement dans ces cas, et l'on peut croire que les recherches les plus attentives ne réussiront pas toujours à porter sur les rares points où leur pénétration aurait eu lieu.

Le prof. Klebs et le Dr Ceci (*) ne sont parvenus, dans aucun cas, à retrouver les bacilles-virgules dans les tuniques intestinales. D'après Klebs, leur présence, constatée par Koch, constituerait un fait isolé et il se demande même si leur introduction dans la profondeur des tissus n'aurait pas une cause purement accidentelle. Le rasoir du microtome aurait pu, d'après lui, en passant à la surface des pièces durcies, entraîner des virgules qui s'y trouvaient. Leur existence dans les canalicules des glandes tubuleuses pourrait également n'être due qu'à un transport méca-

(*) *Ueber cholera asialica, nach beobachtungen in Genua. Corresp. Blatt f. Schweizer Aerzte*, 1884.

nique qui aurait eu pour effet de remplir ces glandes dépouillées de leur épithélium et devenues béantes par suite de sa chûte. Si ces microorganismes envahissaient *d'une manière active* les tissus, dit Klebs, on ne comprend plus pourquoi ils ne dépassent jamais la sous-muqueuse et ne se répandent pas dans le sang et les organes internes.

La question des rapports qui existent entre les virgules et les éléments histologiques, au milieu desquels Koch les a retrouvés, est loin d'être résolue et appelle de nouvelles recherches. Cependant, je crois qu'il est à peu près démontré que les microbes peuvent pénétrer dans les tissus des cholériques durant la vie. Les coupes que j'ai faites de quatre intestins, dans des cas de courte durée, m'ont permis de les retrouver deux fois. Leur distribution dans les couches sous-muqueuses et dans l'épaisseur des villosités me paraît né pouvoir s'expliquer qu'en admettant qu'ils y ont pénétré par leurs propres forces, après avoir déterminé la nécrose de la couche protectrice épithéliale. Dans une de mes préparations, les microorganismes existent à l'intérieur d'un vaisseau capillaire et dans son voisinage. J'ai déjà indiqué, page 83, que j'avais retrouvé des virgules, en grandes quantités, dans toutes les tuniques intestinales et jusque dans le péritoine, de deux cobayes infectés par des cultures, et qu'elles existaient, en outre, dans le sang, *d'un animal vivant*, et dans tous ses organes. On ne voit pas pourquoi cette dissémination des microbes cholériques ne pourrait pas se produire également chez l'homme et pendant la vie, en présence de la destruction si complète et si étendue du revêtement des surfaces intestinales. Mais il se pourrait que les virgules ne puissent pas vivre et se multiplier dans le liquide sanguin en circulation, comme il paraît résulter de la complète innocuité des inoculations faites dans les tissus parenchymateux, sous-cutanés, et dans les veines.

Il est encore possible que cette généralisation ne se produise qu'après la mort. Les observations récentes faites par le Dr Doyen (*), dans le laboratoire de M. Cornil, tendent, cependant, à démontrer que les virgules peuvent envahir le sang et les viscères, du vivant même du sujet. Ses autopsies ont été faites à une époque de l'année où la température était assez basse (fin de novembre), et trop peu de temps après la mort, pour qu'on puisse croire qu'elles aient eu une origine cadavérique et s'y soient

(*) *C. R. Soc. de Biologie*, 19 décembre 1884.

multipliées après la mort seulement. Doyen a trouvé des virgules, à côté d'autres organismes venus de l'intestin, à l'intérieur des vaisseaux, soit à l'état libre, entre les globules rouges, soit, le plus souvent, au milieu d'amas de leucocytes et dans l'épaisseur de ces derniers. Il y avait donc là, une septicémie complexe, d'origine intestinale, à laquelle cet observateur attribue les processus cholériques.

Les recherches de Doyen doivent être prises en considération sérieuse, puisque cet auteur ne s'est pas contenté, pour identifier les virgules de l'*examen microscopique*, mais qu'il a pu les cultiver et leur reconnaître ainsi leurs propriétés les plus caractéristiques.

On a encore objecté que dans les selles caractéristiques, d'aspect riziforme, il est arrivé à différents observateurs de ne pas trouver de virgules à l'examen microscopique. MM. Strauss et Roux disent qu'elles ont fait défaut dans cinq cas sur treize d'examen microscopique de selles provenant de malades différents. Mais peut-on affirmer que les microbes n'existaient pas chez ces malades? Les virgules ont pu être assez rares pour qu'au microscope il ait été impossible de les reconnaître avec certitude parmi les milliers d'organismes qui fourmillent dans les liquides intestinaux? De plus, ces expérimentateurs ne nous disent pas s'ils ont essayé de les retrouver *par la culture*, comme Koch recommande de le faire dans ces cas. Ces résultats négatifs perdent encore de leur importance, quand on se rappelle que les mêmes expérimentateurs ont méconnu la présence de ces microbes dans leurs nombreux examens de matières cholériques faits à Alexandrie et même à Toulon, avant l'arrivée de Koch.

MM. Nicati et Rietsch ont fait l'autopsie d'un cas de choléra algide, où les virgules n'avaient pas été retrouvées dans le contenu intestinal par l'examen microscopique et qu'ils avaient même soupçonné n'être qu'un empoisonnement par l'arsenic. Mais, en recourant au procédé de culture sur linges mouillés, ces micro-organismes s'y présentèrent en grande quantité et des préparations très typiques purent en être faites. La culture sur plaques dans la gélatine rendrait les mêmes services dans ces cas douteux. Le fait de l'absence de virgules dans les produits cholériques n'acquiert donc de l'importance qu'à la condition où l'on aurait été incapable de constater leur existence par la culture. Or, l'emploi de cette méthode a réussi jusqu'ici à les déceler dans l'immense majorité des cas.

On sait, d'autre part, que les virgules disparaissent assez rapidement dans les déjections et à la suite de conditions assez incomplètement déterminées. J'ai constaté bien des fois qu'elles n'existent presque jamais dans les selles colorées par de la bile ou du sang pendant la période de réaction. Koch a parfaitement établi que les conditions les plus favorables pour reconnaître leur présence sont passagères, et qu'elles ne se rencontrent guère en abondance que dans les liquides intestinaux incolores et inodores, évacués pendant la période d'algidité.

D'après les observations de Klebs et Ceci, à Gênes, il n'est pas certain qu'il soit toujours possible de retrouver ces microbes dans les selles par des *cultures successives*. Il n'est guère probable, d'après eux, que dans les selles qui ne contiennent qu'un très petit nombre de bacilles-virgules et d'autres microbes, en très grande abondance, on obtienne des cultures pures, même en suivant scrupuleusement les procédés indiqués par Koch. (Voir Thèse I, dans leur note préliminaire, trad. du Dr Firket, in *Ann. Soc. méd. chir. de Liége*, nov. 1884). Ceci reconnaît, d'autre part, que » des matières fécales dont la putréfaction était complète, et dans » lesquelles l'examen microscopique direct ne montrait pas de » trace de bacilles-virgules, ont donné, cependant, par culture suc-

» cessive, des cultures pures de ces parasites » (Thèse IX). Le procédé de culture sur plaques ou porte-objet n'aurait-il pas donné le même résultat? — Je suis convaincu que par cette méthode les chances d'isoler les virgules sont autrement considérables que par celle des cultures successives, dont Klebs fait habituellement usage.

La recherche bactérioscopique du microbe du choléra présente un intérêt pratique des plus considérables, puisque c'est par elle seulement que le diagnostic du choléra asiatique peut être posé dans beaucoup de cas douteux. Il importe donc de savoir quelle est la valeur de cette recherche dans la pratique et si elle permet toujours d'arriver au but. Bien que Koch pense qu'elle mérite toute confiance, des observations nombreuses de produits cholériques pourront seules établir définitivement ce point.

Pour arriver à me rendre compte approximativement des garanties que la méthode des cultures sur plaques présente, j'ai fait un certain nombre d'essais avec des mélanges de liquides contenant des bactéries de toute espèce en très grand nombre, et fort peu de virgules cholériques. J'ai ajouté une goutte d'un liquide de culture à un ou deux centimètres cubes de sang putréfié, d'urine croupie à l'air, de matières fécales, d'une infusion de foin, etc. En procédant ensuite, selon les indications de Koch, à la culture de ces liquides bactérifères, dans lesquels l'examen microscopique n'aurait pas permis d'affirmer l'existence du microbe cholérique, et, en faisant trois à six dilutions successives du liquide ensemencé, j'ai toujours réussi à trouver finalement sur l'une ou l'autre plaque des colonies caractéristiques, dont j'ai obtenu ensuite des cultures pures. Sans doute, il est parfois nécessaire de multiplier ces essais et de procéder par tâtonnement avant d'arriver à disséminer convenablement les colonies des divers organismes; mais malgré quelques difficultés, qu'on parvient bientôt à surmonter, on ne peut hésiter à reconnaître, d'après mes expériences, que ce procédé a une grande valeur pratique pour le diagnostic.

Une préparation que je dois à l'obligeance de M. le professeur Treille, de Rochefort, a beaucoup contribué à me faire accepter avec réserve la ressemblance avec les virgules cholériques prêtée à beaucoup d'organismes. Dans une note adressée à l'Académie de médecine de Paris (*), cet honorable confrère a annoncé qu'il existe dans la diarrhée qui atteint les Européens ayant séjourné dans les pays tropicaux, notamment en Cochinchine, un bacille courbe dont M. Strauss avait constaté l'identité de forme avec l'espèce propre au choléra.

Mais la préparation que j'ai eue sous les yeux m'a fait voir des organismes qu'il était impossible de confondre avec les virgules cholériques (**). Le bacille en question est trois à quatre fois plus long et proportionnellement moins gros que celui du choléra. Il est le plus souvent droit, rarement incurvé et jamais au même degré que les virgules. Les formes en S et en chaînes y font absolument défaut. Enfin, un autre caractère morphologique intéressant est la présence d'une gaîne gélatineuse très développée et rendue bien apparente par le mode de préparation employé. Le fond de cette préparation étant uniformément coloré, l'enveloppe incolore tranche donc parfaitement par son absence de coloration. Les virgules présentent parfois aussi un halo transparent, surtout dans les cultures sur sérum coagulé, mais il n'est jamais aussi développé, et je ne connais que le microbe de la pneumonie de Friedlander (***) et celui du lait bleu de Neelsen (****) qui soient comparables, à ce point de vue, aux bacilles de la diarrhée des pays chauds.

Mais il faut rendre cette justice à M. Treille, qu'il a

(*) C. R. Acad. méd. de Paris. Séance du 2 sept. 1884.
(**) M. Treille m'a fait savoir depuis que, dans ses premières préparations, la ressemblance avec les virgules cholériques était beaucoup plus complète que chez les organismes qui existaient dans la préparation qu'il m'a envoyée.
(***) *Fortschritte d. medizin*, 1885.
(****) *Beiträge zur Biologie d. Pflanzen*, vol. I.

reconnu en d'excellents termes que *l'identité de forme*
qui existerait entre ces organismes, en supposant même
qu'elle soit complète, n'établit aucunement leur *identité
d'action*. « Cette constatation, dit-il, ne touche en rien
» à la question de savoir si le bacille étudié par M. Koch
» dans le choléra possède ou ne possède pas une virulence
» propre ; elle n'a pas davantage pour objet d'établir
» l'identité de nature entre le bacille courbe du choléra
» et le bacille courbe de la diarrhée dite de Cochin-
» chine (*). » — Et il ajoute avec beaucoup d'à-propos
« qu'une telle identité ne pourrait être déclarée que dans
» les cas où la culture de ce dernier présenterait les
» mêmes phénomènes que ceux observés par M. Koch
» en cultivant le bacille du choléra. »

La constatation des virgules propres au choléra dans
les eaux qui servent à l'alimentation constitue un fait
des plus importants au point de vue de la genèse des
épidémies et cette recherche est appelée à jouer un rôle
capital dans l'application des mesures prophylactiques. Il
y a tout lieu de l'entreprendre chaque fois que l'on
pourra soupçonner la pureté des eaux potables, et l'on
doit être d'autant plus encouragé à faire cette recherche
qu'elle a déjà conduit à des résultats positifs.

Koch admet que le germe cholérique peut vivre et se
multiplier dans une eau quelconque pourvu qu'il s'y rencontre des matières organiques dissoutes, qui lui donnent,
en certains points, le degré de concentration nécessaire à
son existence. « Partout où l'eau arrive à stagner, dit-il,
» à la superficie du sol, dans les marais, les ports sans

(*) *Loc. cit.*. p. 1213.

» écoulement, dans les endroits où le sol forme des
» anfractuosités, dans les cours d'eau coulant lentement,
» cette concentration peut se présenter (*). »

Mais il existe dans la plupart des eaux riches en matières organiques des microorganismes courbes, des vibrions
ou des spirilles dans un état incomplet de développement
et de volume variable qu'on pourrait confondre, sous le
microscope, avec l'espèce cholérique. En général, leur
taille beaucoup plus grande suffit pour distinguer ces
espèces du microbe de Koch. Rien ne prouve cependant
qu'on n'en rencontrera pas qui lui soient absolument
identiques extérieurement. Koch avait trouvé à Calcutta
même, dans une flaque d'eau, une bactérie qui présente une grande ressemblance avec les virgules. Mis
en culture, ce microbe ne pouvait pas être confondu
avec elles, puisqu'il ne fluidifie pas la gélatine. MM. Nicati et Rietsch ont aussi signalé la présence dans les
eaux de Marseille d'une espèce dont les colonies, à
première vue, rappellent la forme des colonies des
bacilles-virgules. Elles sont incolores, mais d'aspect
moins uniforme et plus bosselé ; de plus, elles liquéfient
la gélatine beaucoup plus vite et sur une plus grande
étendue. Enfin cette espèce ne foisonne pas sur les
linges humides.

Les quelques recherches que j'ai faites jusqu'ici sur
des eaux stagnantes et sur l'eau de canalisation de la
ville de Bruxelles, m'y ont aussi fait retrouver des formes
incurvées et assez volumineuses. Leurs cultures sont
très différentes de celles du microbe de Koch ; il y a,
entre autres, dans l'eau de la ville, un bacille courbe
qui ne liquéfie pas la gélatine.

(*) *Conferenz z. Erörterung d. Cholerafrage, loc. cit.*

Enfin, M. le Dʳ Héricourt (*), de Lille, m'a adressé récemment plusieurs préparations d'eau prise dans le canal de la Basse-Deule, qui sert d'égout collecteur à une partie de la ville ; des virgules volumineuses y fourmillent à côté de spirilles, etc., mais elles diffèrent nettement par leur grande taille des virgules cholériques. Un de ces bacilles incurvés ressemble beaucoup à une espèce que j'ai trouvée ici dans les eaux de canalisation.

Il y a lieu de croire que ce sont encore les mêmes formes que la Commission nommée par la Société de médecine de Marseille pour contrôler les recherches de Koch, a trouvées en grande quantité dans diverses eaux, notamment dans celles prises au laboratoire du Pharo et dans le cours de La Rose, près de sa source. Chaque litre de ces eaux doit en contenir plus de 205,000 ! D'après M. Livon (**), « ces bacilles, comparés aux figures » données par Koch lui-même, n'ont présenté aucune » différence, comme aspect, dimension et coloration. » Mais ce micrographe, avant de conclure à une identité complète entre ces espèces banales et le microbe cholérigène, n'a pas jugé nécessaire de recourir à la méthode

(*) *Revue scientifique*, 20 nov. 1884 et *Revue d'hygiène. Les bacilles courbes des eaux*, 20 janv. 1885. D'après M. Héricourt, il existe une variété de bacille courbe très répandue qui est absolument identique, au point de vue morphologique, au bacille-virgule de Koch. Mais cet observateur a soin de réserver complètement la question de savoir si leurs propriétés biologiques et pathogéniques sont les mêmes. Il se pourrait cependant, d'après lui, que les virgules qu'il a trouvées soient des micro-organismes cholériques; leur présence un peu partout, pendant l'épidémie, à des degrés de virulence atténuée, donnerait l'explication des constitutions médicales. Il sera donc intéressant de rechercher ce que ces microbes deviendront quand le choléra aura complètement disparu.

M. Héricourt, malheureusement, n'a pas essayé de cultiver ces microbes et il lui est impossible, dans ces conditions, d'affirmer s'ils ont la moindre analogie avec l'espèce cholérigène.

(**) *Marseille médical*, 30 oct. 1884. — Rapport lu au nom de la commission par le Dʳ Ch. Livon, p. 579.

de culture et il ne craint pas de mettre en doute les assertions du premier bactériologue de l'époque, en se basant uniquement sur les résultats de l'examen microscopique.

Et c'est sur des observations aussi incomplètes qu'incorrectes qu'on se fondait en France, il y a peu de temps encore, pour déclarer que « le bacille, découvert par » Koch, perd de jour en jour de son importance et que » la série de recherches qui ont été faites à son sujet, » tendent à lui enlever toute valeur dans la pathogénie » du choléra ! »

Après cet examen de nombreuses bactéries qui, tour à tour et sans grande apparence de raison, ont été déclarées identiques à celles du choléra, je me crois en droit de conclure qu'*on n'a pas trouvé jusqu'ici de microbe semblable à celui de Koch ailleurs que chez les cholériques.*

Quoique l'importance de la découverte de microbes incurvés dans les liquides les plus divers ait été singulièrement exagérée, leur recherche a cependant mis en lumière un fait important. Il en résulte qu'en somme les formes prêtant à confusion sont plus répandues dans la nature, qu'on n'était disposé à le croire après les premiers travaux de Koch. Il n'est même pas impossible que certains produits pathologiques ne renferment des virgules qui, extérieurement, du moins, ne puissent pas être distinguées de l'espèce cholérigène.

Ces faits établissent une fois de plus que le critérium morphologique, comme tous les bactériologistes le savent du reste, suffit rarement pour la détermination des espèces ; les particularités présentées par les cultures,

auxquelles Koch attache une bien plus grande importance, fournissent des caractères beaucoup plus sûrs et
si constants, qu'ils peuvent tenir lieu des caractères spécifiques reconnus aux espèces supérieures.

Ces observations tendent donc uniquement à diminuer
la valeur de l'examen microscopique des déjections au
point de vue du diagnostic.

Je crois cependant que cette recherche peut, dans certains cas, suffire pour établir le diagnostic de choléra asiatique. En effet, on obtient parfois des préparations dans
lesquelles les virgules sont très abondantes et où on
retrouve, à côté d'elles, d'autres formes plus caractéristiques, telles que les chaînes ou les filaments ondulés.
Je crois qu'un microscopiste habitué à voir des préparations typiques de produits cholériques pourrait, dans
ces conditions, par un simple examen microscopique,
reconnaître la maladie. Il serait utile, dans ces cas, de
reproduire les préparations douteuses par la photographie et de comparer les épreuves avec celles de matières
qui renferment des microbes cholériques, vus sous le
même grossissement. Pour avoir des préparations
démonstratives contenant beaucoup de virgules et de
spirilles, on pourra recourir au procédé de culture
naturelle sur des linges ou du papier buvard humides.
Au bout de très peu de temps, après 24 à 36 heures
de séjour dans une chambre humide, on obtiendra ainsi
des formes caractéristiques, même dans des selles qui
n'en contenaient qu'un petit nombre au moment où
elles ont été évacuées. Mais il sera toujours prudent de recourir en même temps à la culture sur plaques.

Il s'est produit, depuis quelques semaines, une série de faits nouveaux, dont les adversaires de la théorie de Koch se sont emparés avec empressement et qui ont eu un grand retentissement, même en dehors du public médical. Comme ces découvertes reposent, en apparence, sur des observations plus méthodiques et qu'en raison de la position scientifique des expérimentateurs, elles méritent d'être prises en sérieuse considération, je m'en suis occupé longuement et je me suis efforcé de les soumettre à un examen critique complet dont je vais relater les résultats.

*
* *

Dans la dernière réunion du Congrès des naturalistes allemands, à Magdebourg, M. le professeur Finckler (*) et son assistant, M. le Dr Prior, de Bonn, annoncèrent qu'ils avaient découvert chez plusieurs malades atteints de choléra sporadique, un microbe semblable par ses caractères morphologiques et l'aspect de ses cultures aux virgules de Koch. Son mode d'évolution présenterait, en outre, diverses particularités et une période de *sporulation*, qui n'ont pas été reconnues chez les organismes propres au choléra asiatique.

La découverte d'un microbe spécifique dans une maladie qu'il est parfois si difficile de distinguer par ses caractères cliniques du choléra épidémique, entraînait des conséquences générales et pratiques des plus considérables. En effet, s'il était démontré, comme ces auteurs le prétendent, que cette espèce ne se distingue — ni par ses caractères microscopiques, — ni par son mode de végé-

(*) *Ueber den Bacillus der Cholera nostras und seine Cultur. D. Med. Wochenschrift.* 25 sep. 1884, n° 59.

tation, — ni par ses propriétés biologiques, du microbe attribué au choléra indien, la doctrine pathogénique de cette maladie, édifiée par Koch, serait profondément ébranlée. La communauté d'origine et de nature de ces deux affections que l'observation pure et les études cliniques les plus patientes n'ont pas su établir, s'imposerait désormais sans discussion à tous les esprits.

On voit aussi les modifications graves que ce fait introduirait nécessairement dans le code de prophylaxie, partout adopté actuellement. En effet, la doctrine qui assigne une même origine au choléra épidémique et au choléra sporadique, comme M. Guérin l'a dit avec raison, « nous met en face d'une étiologie nouvelle, d'une » thérapeutique et d'une prophylaxie nouvelles (*). »

Une autre conséquence très sérieuse pour la pratique résulterait de l'existence de ce microbe, car une des applications les plus importantes de la découverte de Koch, serait ruinée dans son principe. Si le choléra qui surgit spontanément sous nos latitudes et celui qui nous est importé des Delta du Gange, sont dus au même microbe, l'étude microscopique et l'analyse bactérioscopique des déjections perdent toute valeur pour établir le diagnostic des cas douteux. Les mesures d'isolement et de désinfection si efficaces, quand elles sont exécutées en temps opportun, c'est-à-dire dès que la nature exacte des premiers accidents cholériformes, observés dans une localité, a été reconnue, n'ont plus la même raison d'être prises. Enfin, les observations de MM. Finckler et Prior, en attribuant à leur microbe des propriétés biologiques inconnues du savant micrologue de Berlin, jettent des

(*) Discussion sur l'épidémie du choléra. *Bull. de l'Acad. de méd. de Paris*, séance du 16 sept. 1884, n° 58, p. 1,291.

doutes graves sur l'exactitude de ses longues recherches.

A tous ces points de vue, il importait de soumettre
sans retard à de nouvelles investigations et à un contrôle
expérimental rigoureux, les faits décrits par les expérimentateurs de Bonn.

Grâce à l'obligeance qu'ils ont eue de m'envoyer une
de leurs cultures, j'ai pu entreprendre quelques recherches sur cette question et faire une étude comparative
fort intéressante des caractères de leurs cultures avec
ceux des cultures *pures* du microbe cholérigène, dont
j'ai observé de nombreuses générations.

Les déjections caractéristiques des diarrhées cholériformes, qui ont éclaté en diverses contrées pendant les
fortes chaleurs de l'été dernier, ont été étudiés au microscope par plusieurs observateurs. Koch et d'autres, dans
un but de contrôle, les ont examinées attentivement sans
y trouver des organismes ayant quelque ressemblance
avec ceux du choléra asiatique (*).

J'ai fait de mon côté, au mois de juillet dernier, d'assez
nombreuses recherches sur les selles de cinq malades
atteints de choléra sporadique bien caractérisé (évacuations abondantes, riziformes même, crampes, anurie,
phénomènes d'algidité, etc.). Mais dans leurs déjections
liquides, je n'ai trouvé que des *diplococcus* ou des
chaînes de microcoques, parfois de gros bacilles, en
quantité, jamais la moindre apparence d'un microbe
incurvé, rappelant par sa forme celle des virgules cholériques.

(*) *Conferenz, etc., loc. cit.*

Or, c'est dans les matières fécales solides rendues au début et non dans les selles caractéristiques de la période de confirmation de la maladie, que les expérimentateurs allemands ont trouvé leurs virgules. Pour expliquer ce fait inattendu, ils supposent que les évacuations profuses ont pour effet de balayer l'intestin et de le débarrasser complètement de l'espèce, à laquelle ils attribuent cependant tous les phénomènes caractéristiques de la maladie. Les rapports anatomo-pathologiques, établis par les divers observateurs, entre la présence des virgules dans les déjections et les lésions propres au choléra ; leur abondance proportionnelle à l'intensité même des processus morbides et à la durée de la maladie, manquent donc complètement dans ces observations sur le choléra sporadique. Ce défaut de concordance dans les faits constitue une première différence entre la doctrine soutenue par MM. Finckler et celle de Koch, et ce fait mérite d'être retenu.

D'autre part, la description que ces auteurs donnent du microbe du choléra nostras ne s'adapte pas tout à fait à celle de l'espèce trouvée par Koch dans le choléra vrai : les virgules, chez les malades atteints de choléra endémique, seraient *plus épaisses vers le milieu de leur courbure qu'à leurs extrémités*, de sorte qu'avec des extrémités amincies, elles auraient la forme d'un croissant de lune. Or, le bacille-virgule de Koch, d'après tous les observateurs, a la même épaisseur partout, et ses extrémités sont mousses et arrondies. N'ayant pas eu l'occasion d'examiner des préparations faites avec les selles des malades de MM. Finckler et Prior, je ne puis me prononcer sur la ressemblance que ces microbes présenteraient avec ceux du choléra asiatique ; mais le d^r Hueppe (*) qui en a vu au Congrès de Magdebourg, a trouvé que les virgules du choléra nostras sont plus épaisses et plus massives. Il paraît cependant que Koch admettrait leur complète identité de forme avec ses bacilles-virgules.

D'autres formes ont encore été retrouvées par les expérimentateurs de Bonn, à côté de celles qui se rapprochent des virgules cholériques. Par un mode de préparation assez inusité — qui consiste à ajouter le liquide colorant directement aux matières fécales, au lieu d'en colorer une parcelle séchée et étendue sur une lamelle porte-objet, — ils y reconnurent la présence de bactéries, ayant l'aspect de filaments allongés, à extrémités effilées et à ondulations variables, ressemblant à de gros *spirilles*. A côté de ces organismes, se retrouvent enfin toutes les formes intermédiaires entre les longs filaments et les bacilles courts et incurvés (**).

Pour établir les rapports qui pourraient exister entre ces organismes et la maladie, MM. Finckler et Prior s'assurèrent ensuite de l'absence de ces formes dans les selles de malades atteints de typhus, de tuberculose intestinale, de dyssenterie, de diarrhée intestinale et dans les fèces de gens bien portants. Ils conclurent des

(*) *Cholerabacillen u. Cholera nostras. Deut. Med. Wochenschrift*, 5 déc. 1884.

(**) Les microphotographies que j'ai envoyées à M. Finckler et qu'il m'a fait l'honneur de montrer à la réunion des naturalistes à Magdebourg, montrent nettement les diverses formes de virgules et les filaments spiraloïdes. Mais il n'existe là, pas plus que dans la préparation elle-même obtenue au moyen d'une culture dans du bouillon, de virgules munies de spores, ni de spirilles anormaux, qui me paraissent être des formes d'*involution*, signalées par Nägeli et beaucoup d'observateurs. (V. ZOPF, *Die Spaltpilze*, 2e éd., p. 8 et 9.) J'ai observé fréquemment ces apparences monstreuses, entre autres, chez les diverses formes de *Leptothrix* et de bacilles qui habitent la cavité buccale. Elles apparaissent surtout quand on essaie de les cultiver hors de leur milieu normal.

résultats négatifs de ces examens que les microbes incurvés, trouvés dans tous les cas de choléra sporadique,
sont propres à cette affection.

Ils cherchèrent, en outre, à isoler cet organisme et à
l'obtenir en culture *pure*, afin de mieux mettre en relief
ses propriétés spécifiques, et, en inoculant le produit
de ces cultures à des animaux, de démontrer son pouvoir pathogène.

Mais ces divers essais, du moins *dans leurs premières
recherches, ne donnèrent aucun résultat.*

Dans leur note préliminaire (*) parue le 4 septembre
dernier, ils attribuent l'insuccès de ces cultures à des
circonstances spéciales (**), ignorées, qui rendraient ces
organismes inaptes à végéter dans les conditions auxquelles ils les avaient soumis à cette époque. Mais il
n'est pas douteux, au contraire, que le procédé assez
primitif de culture, employé par eux, en est uniquement
cause. On doit reconnaître qu'il n'offrait guère de garanties pour l'obtention d'une culture pure et que s'il permet
parfois, d'obtenir des végétations très abondantes d'une
espèce, c'est en vertu de conditions qui se rencontrent
exceptionnellement. Sans doute, en déposant une parcelle de mucus intestinal ou de déjections cholériques,
où les virgules sont rares, sur de la toile mouillée,
exposée sous cloche à une atmosphère humide et à
une température de 35° à 37°, on obtient en vingt-
quatre heures une culture naturelle et presque pure
de ces organismes. J'ai pu maintes fois constater ce

(*) *Untersuchungen u. Cholera nostras. D. Med. Wochenschrift*,
n° 56, 1884.
(**) « Weitere Untersuchungen müssen es klarstellen, op die Erfolglö-
» sigkeit unsere Culturversuche für Bouillon einen *principiellen Grund*
» hat..... » p. 582, *loc. cit.*

fait au laboratoire du Pharo, où ce procédé a servi pour obtenir des préparations extrêmement démonstratives, mais je doute qu'on puisse en tirer le même parti pour reproduire des microorganismes quelconques.

Le pouvoir de multiplication si rapide des virgules exposées à une atmosphère humide et riche en oxygène, caractérise pour ainsi dire cette espèce, et il n'y a probablement pas beaucoup d'autres microbes qui lui soient comparables à ce point de vue. MM. Finckler et Prior se sont inspirés de cette observation pour chercher à obtenir une abondante multiplication de leurs bacilles. Mais en opérant de cette manière, ils purent constater que leurs cultures étaient envahies par des végétations extrêmement exubérantes de petits *micrococcus* parmi lesquels on ne retrouvait plus de virgules. J'ai essayé de répéter, de loin, cette expérience, en déposant sur du linge mouillé recouvert d'une couche de gélatine nutritive, une parcelle de la culture que je tiens de leur obligeance; je n'ai pas été surpris de trouver ce milieu envahi, en peu de temps, par des colonies très variées, parmi lesquelles les formes incurvées étaient rares.

Ce fait démontre déjà qu'il existe entre les bacilles courbes du choléra asiatique et ceux trouvés chez ces malades, des différences que l'étude des cultures *pures* rend plus frappantes encore.

Trois semaines après la publication de cette note sommaire, MM. Finckler et Prior (*) annoncèrent, au Congrès de Magdebourg, qu'ils étaient parvenus au moyen de procédés de culture différents de ceux employés pour leurs premiers essais, à isoler l'organisme courbe.

(*) *Ueber den Bacillus d. Cholera nostras*, etc., *loc. cit.*

En inoculant divers milieux, tels que du linge humide, des pommes de terre, du lait, du bouillon et de la gélatine nutritive avec une parcelle de ces matières fécales, et *en faisant de fréquentes réinoculations*, ils avaient obtenu, pensaient-ils, dès la sixième ou la septième génération, des *cultures pures* du bacille incurvé.

On sait combien il est rare qu'on parvienne, en ensemençant un milieu avec une substance contenant des bactéries d'espèces diverses, dont la rapidité de développement et l'adaptation au milieu sont variables, à avoir une culture *pure* d'un organisme déterminé d'avance. Dans des conditions aussi défavorables, ce résultat ne peut guère être atteint que par une sorte de hasard. Pour que ce procédé ait quelques chances de réussir, il faut, comme je le disais plus haut, que l'espèce qu'on veut isoler soit douée d'un pouvoir reproducteur très grand et que les conditions de milieu lui soient plus favorables qu'à toutes les autres qui existent dans la matière ensemencée. Dans ce cas, il peut arriver qu'elle se reproduise pour ainsi dire seule et que ses générations innombrables étouffent momentanément la croissance de toutes les autres espèces qui l'accompagnent. Mais les expériences, citées plus haut, semblent indiquer que les bacilles incurvés du choléra nostras ne se conduisent pas ainsi dans les cultures impures.

Les difficultés qu'on éprouve à obtenir la multiplication d'une espèce déterminée d'avance dans les cultures *en masse*, inoculées au moyen d'une semence impure, ont fait imaginer, depuis longtemps, diverses méthodes de triage et de culture fractionnée, qui facilitent la séparation des organismes confondus dans la matière ensemencée. Parmi ces procédés, dont l'importance est majeure pour l'obtention des cultures pures, le plus parfait et le plus sûr, incontestablement, est celui employé par Koch : il consiste, comme l'on sait, à cultiver les organismes sur une *lame de verre*, un *porte-objet, dans un milieu nutritif de consistance ferme, mi-molle.* Ce procédé, bien connu depuis les remarquables publications du savant micrologue de l'Office sanitaire de Berlin, permet de reconnaître, sous un faible grossissement, par la forme de leurs colonies distinctes et séparées, les divers organismes confondus et mêlés dans les produits pathologiques. Il est facile, dès lors, de faire des cultures de chacune de ces colonies, avec la certitude qu'elles ne contiendront aucune autre espèce. J'indiquerai plus loin les résultats très intéressants que ce procédé, si simple à mettre en pratique, m'a donnés en l'appliquant à l'étude des microbes contenus dans la culture de MM. Finckler et Prior.

Quoi qu'il en soit, par l'examen de nombreuses préparations de leurs cultures, les expérimentateurs de Bonn ont été amenés à admettre dans le cycle de développement du microbe courbe une série de phases, qui n'ont guère été observées jusqu'ici chez d'autres microbes et qui offrent un grand intérêt.

D'après leurs observations, les bacilles à la septième génération, *mêlés encore à quelques rares micrococcus,* atteignent l'apogée de leur développement en vingt-quatre heures. Des formes arrondies, semblables à des *coccus,* prennent ensuite leur place et disparaissent, à leur tour, après peu de temps, en ne laissant plus, comme trace de leur présence, que des détritus noirâtres sans forme déterminée. L'apparition, dans les cultures, des bacilles incurvés serait donc très passagère, et ils n'y existeraient, à l'état de pureté, que pendant ce court espace de temps, qui arrive quarante-huit heures après l'inoculation du milieu; peu après, ils sont remplacés par des formes successives de développement très différentes. Les bacilles augmentent d'abord de volume, prennent l'aspect fusiforme et ressemblent à une pierre à aiguiser (*Gestalt eines Wetzsteines*); ils deviennent transparents, et à *chacune de leurs extrémités on voit apparaître un point plus opaque,* que MM. Finckler et Prior ont pris pour une *spore.* Celles-ci deviendraient libres et *mobiles,* en s'éparpillant dans le milieu et on les y retrouve à côté de l'enveloppe vide du corpuscule qui les a produit. Ces spores germent dans le même milieu, et se transforment peu à peu en bâtonnets courbes, qui, finalement, s'allongent et prennent toutes les formes possibles des spirilles.

L'existence de ces derniers paraît tout aussi limitée. A un moment donné, les spirilles se modifient complètement, en gonflant considérablement en certains points, tantôt à leurs extrémités, d'où leur forme en massue, tantôt vers leur milieu; ils présentent ainsi les formes les plus bizarres. Arrivé à ce point, le cycle paraît complet et les spirilles disparaissent. Mais bientôt il recommence, et soudain l'on voit apparaître des *masses énormes de petits bacilles courbes.* Très souvent, ils sont agglomérés en nids ou en groupes, dont la disposition rappelle tout à fait la forme des *spirilles-mères (Ammenspirillen)* qui, en éclatant, leur ont donné naissance. Ces virgules jeunes deviennent le point de départ d'une génération nouvelle en passant par la période de sporulation, et tout le cycle reprend.

Ce mode d'évolution fort intéressant que je viens d'esquisser, diffère considérablement, de l'aveu même de ces observateurs, de tout ce qui a été observé et décrit jusqu'ici. Aussi croient-ils devoir insister sur l'absolue pureté de leurs cultures et sur la présence, dans leurs nombreuses préparations, de tous les stades intermédiaires de ce cycle végétatif (*).

Ces recherches établissent donc des différences extrêmement nettes entre le mode de développement de cet organisme et celui décrit par Koch : la présence d'une période de sporulation, la transformation des virgules en spirilles *très développés,* de formes extraordinaires, qui reproduisent par *génération endogène* (?) une nouvelle génération de jeunes bacilles incurvés, — tout, dans cette succession de formes végétatives, nous éloigne des faits observés pour l'espèce cholérique. La sporulation, fait de la plus grande importance, n'a jamais été constatée chez les virgules cholériques, par Koch et ses collaborateurs et il est fort peu probable que ce stade de développement, s'il existait réellement chez elles, aurait pu échapper à leurs observations.

Toute la valeur de ces recherches sur le mode de développement de l'organisme, trouvé par MM. Finckler et Prior, dépend de la pureté de leurs cultures. C'est le le point capital du débat soulevé par cette découverte; la preuve certaine qu'ils ont étudié des cultures pures doit seule décider la question de savoir s'ils sont en droit d'accorder au choléra nostras la même cause mor-

(*) On ne peut guère comparer ce mode d'évolution qu'aux phases végétatives décrites par Geddes et Ewart pour le *Spirillum undula* (?) (V. *Proceedings of the Roy. Soc.*, vol. XXIV, 1878, p. 481).

bifique, le même organisme pathogène qu'au choléra épidémique.

Or une étude comparée des cultures de ces deux· espèces de bactéries n'a pas tardé à me démontrer que la culture qui m'avait été remise par ces expérimentateurs était impure et contenait plusieurs espèces d'organismes.

Le tube préparé par M. Finckler renfermait une très petite quantité d'Agar-Agar, un c. c. environ, solide, parfaitement translucide et ayant une légère fluorescence verdâtre. Sa surface était en partie recouverte par des végétations formant une couche opaque, blanchâtre et assez consistante.

Une préparation de ces colonies mises sous le microscope nous a donné le photogramme M, pl. VIII. On y voit des *bacilles en virgule,* qui, par leurs formes et leurs dimensions, rappellent ceux de Koch, cultivés dans le même milieu. Les formes en S et en U y sont assez rares. Je n'y ai pas trouvé de longs filaments.

A côté d'eux, il existe d'autres corpuscules de même forme, mais qui s'en distinguent nettement parce qu'ils prennent très mal la matière colorante. Ce sont peut-être ces formes-là qui ont été décrites par M. Finckler comme étant les *enveloppes des microbes sporifères.* Enfin, on y trouve encore des *organismes de forme arrondie* ou *un peu allongée,* se colorant très fortement. Ils sont tantôt disséminés et souvent groupés en *diplococcus,* tantôt agglomérés en colonies plus ou moins nombreuses, en *zooglées.* Ces formes correspondraient-elles aux *spores,* d'après M. Finckler? Cela paraît, à première vue, bien peu probable, à cause de leur grande affinité pour la matière colorante, de leur groupement par deux, en colonies, etc. Enfin. on peut y discerner encore des *bacilles droits*.

Le mélange de ces types très différents et entre lesquels la préparation ne permet guère de saisir de rapports génétiques, donnait à supposer que la culture de M. Finckler était *impure*, supposition confirmée par les observations ultérieures.

I. Cultures en masse.

Il importait, avant tout, d'étudier les caractères macroscopiques des cultures dans la gélatine nutritive et sur l'Agar-Agar, ensemencées avec le produit de la culture qui m'était fournie par les expérimentateurs de Bonn. En les comparant avec des cultures *pures* des virgules cholériques, il devait être facile de voir si, comme il a été affirmé au Congrès de Magdebourg, leur ressemblance est complète.

Dans ce but, j'ai inoculé le même jour, 19 octobre dernier, à 10 heures du soir,

4 *tubes Agar* (*), n°s 204, 205, 206 et 207, *série* M,

et 4 *tubes gélatine* (**), n°s 208, 20h, 210 et 211, *série* N,

avec les colonies du tube de M. Finckler. En même temps, dans un but de comparaison,

4 *tubes Agar*, n°s 212, 213, 214 et 216, *série* L,

et 4 *tubes gélatine*, n°s 216, 217, 218 et 219, *série* O,

furent inoculés avec une culture *pure* des virgules

(*) D'après la formule adoptée par Koch pour la culture des virgules, ce milieu contient 4 % de gélatine nutritive et 0,5 % d'Agar-Agar ou gélose.

(**) Macéré à froid de viande hâchée, dont le suc a été exprimé à la presse et neutralisé soigneusement avec du triphosphate de soude; on y ajoute 10 % de gélatine, 1 % de peptone et 0,5 % de chlorure de sodium.

cholériques, 7ᵉ génération dans de l'Agar-Agar. Cette dernière provenait d'une série de générations nombreuses, datant de plus de huit semaines, et les microbes qu'elle contenait étaient issus de virgules, prises dans du mucus intestinal recueilli chez un cholérique, mort à l'hôpital du Pharo, au mois d'août dernier.

Ces tubes demeurèrent d'abord dans une chambre non chauffée, dont la température a varié entre 8° et 17°. En les exposant pendant un certain temps à une température aussi peu élevée, j'avais pour but de m'orienter rapidement au sujet de l'influence que le degré de chaleur exerce sur le développement des organismes du choléra nostras. Je comptais, en même temps, si ces cultures prospéraient, pouvoir mieux observer, grâce à une lenteur plus grande des transformations qui s'accompliraient dans les milieux, les diverses particularités de leur végétation et de celles des virgules cholériques. Mes observations m'ont d'ailleurs démontré que le microbe de Koch, malgré l'opinion contraire de cet auteur, produit encore à ce degré peu élevé de température, mais après un temps beaucoup plus long, huit à dix jours, certaines modifications très caractéristiques dans les milieux à la gélatine.

Le 20 octobre, à 10 h. matin (12 heures après l'inoculation). — Aucun des tubes en observation ne présente de trace d'opacités, indices d'une végétation débutante.

Même jour, à 10 h. soir (24 heures). — Les 4 tubes de la série M (Agar) et ceux de la série N (gélatine) inoculés avec la culture de Finckler, offrent déjà, le long du canal creusé par le fil de platine ayant servi à l'inoculation, des traces de la multiplication des microbes sous forme d'*une légère buée blanchâtre*.

Les tubes des séries L et O ne présentent pas le moindre changement.

Le 21 octobre, à 10 h. matin (36 heures). — Les 4 tubes de la série M (Agar, *inoculés avec tube Finckler*) sont le siège d'une végétation active. — Les colonies se sont étendues à la surface libre du milieu et y forment une couche d'aspect graisseux, d'un blanc pur, assez semblable à de la bougie fondue. — Autour de la piqûre, les opacités se sont étendues sous forme de gaîne.

Le tiers supérieur du milieu a pris une coloration verdâtre très claire, comme fluorescente. — (J'ai noté cette même coloration, à Marseille, dans des cultures contaminées par un gros *Micrococcus* dont j'ai des préparations.)

Les opacités dans la profondeur sont homogènes, peu épaisses et d'un blanc très pur.

Examinée au microscope, je ne trouve plus dans cette culture que des bacilles courbes, pareils à ceux du tube ayant servi à l'inoculation, et, à côté d'eux, des *bacilles droits* et des *micrococcus* ovales, souvent réunis par deux, peu abondants et parfois en zooglées épaisses.

Les 4 tubes de la série N (gélatine), à la même heure, montrent le long de la piqûre une *opacité blanchâtre, homogène,* en traînée, sans grumeaux, ni cristallisations.

Les tubes des séries L et O (Agar et gélatine inoculés avec le microbe cholérique) offrent le long du trajet laissé par l'aiguille des *pointements cristallins,* orientés perpendiculairement à l'axe de ce canal. Sous un grossissement de × 40, on reconnaît que ce sont des aiguilles prismatiques géminées.

Pas d'opacités.

Le 21 octobre, à 10 h. soir (48 heures). — Série M (*choléra nostras dans Agar*). — Même aspect, mais extension des opacités sous forme de nuages.

Série N (*choléra nostras dans gélatine*). — En haut de chaque piqûre se creuse *un espace vide, dont la forme varie un peu; ce n'est pas exactement le premier aspect de la bulle arrondie des virgules cholériques.* Ce vide s'étire dans le sens de la longueur du canal et s'évase peu.

Le canal s'élargit, s'entoure d'une gaine opaque, bien homogène, de plus en plus étendue. — Quelques grumeaux arrondis, plus opaques, y apparaissent,

L'espace bulleux ne se déplace pas, quand on incline le tube; il n'y a pas de liquéfaction de la gélatine.

Série L (*choléra asiatique dans Agar*), — Opacités assez denses, blanchâtres, mêlées le long de la piqûre à des cristallisations.

Surface couverte d'une couche blanchâtre, graisseuse.

Série O (*choléra asiatique dans gélatine*). — *Une petite bulle s'est produite en haut de la piqûre*, les cristallisations ont augmenté, et il s'y est ajouté, autour de son trajet, une trainée nuageuse, homogène.

Le 22 octobre, à 10 matin (3e jour). — Série M. Comme hier; — la fluorescence bleue-verte est bien marquée dans les couches supérieures du milieu.

Ce phénomène intéressant de la fluorescence, que certains organismes communiquent au milieu de culture, a déjà été signalé par Koch; il a isolé les microbes qui la produisent, et a trouvé des espèces qui liquéfient la gélatine et d'autres qui la laissent intacte. Toutes deux appartiennent, je crois, au groupe des *bacilles*.

Série N. — Les espaces bulleux ont augmenté de volume, et présentent entre eux des aspects assez différents. — L'un se prolonge jusqu'au bas de la piqûre. — Son trajet est entouré d'une opacité, qui s'étend de plus en plus, mais presqu'également dans le sens de la longueur.

Pas d'entonnoir liquide. Quelques grumeaux épais en haut et en bas.

Fluorescence caractéristique dans le tiers supérieur du milieu.

Série L. — Peu de changements.

Série O. — Là trainée le long de la piqûre se prononce. Son extrémité supérieure, occupée par l'espace gazeux, *s'arrondit* et l'aspect d'une bulle s'y annonce. — Elle repose sur un fond opacifié, en forme d'*entonnoir*.

Le 22 octobre, à 10 h. soir. — Changements peu appréciables dans les diverses séries de tubes.

Le 23 octobre à 10 h. matin. (4e jour). T° 18s-25°. — Série M. — Même aspect, mais envahissement de proche en proche du milieu par les opacités homogènes, plus épaisses le long de la piqûre. — Belle fluorescence.

Les végétations paraissent se *diffuser* rapidement dans le milieu.

Série N. — Comme hier. — Fluorescence.

Série L. — Les opacités sont plus grumeleuses.

Série O. — La bulle est nettement accusée, *elle flotte sur un liquide louche où nagent de fines granulations ; — cet espace, rempli par la gélatine fluidifiée, a une forme évasée en entonnoir.* — Il se termine en pointe sur le trajet laissé par l'aiguille, lequel est rempli par une colonnette mince de grumeaux épais, jaunâtres.

Le 24 octobre (5e jour). — Série M. — Les opacités forment une masse d'égale épaisseur, cylindrique, qui occupe le tiers environ de la capacité du tube.

Série N. — Fluorescence manifeste. Extension considérable autour de la piqûre. — Bulle allongée, peu transparente.

Série O. — Opacités grumuleuses limitées autour des piqûres, mais bien plus étendues et plus épaisses à la surface libre.

Série O. — Même aspect.

Le 25 octobre (6e jour). T° 18°-25°. — Série M. et série N. — Tubes peu modifiés. *La bulle n'augmente pas sensiblement et ne gagne pas dans son diamètre transversal.*

Elle reste immobile quand on incline le tube. Elle n'est pas absolument transparente, ses parois sont couvertes d'un enduit gris-blanc.

Pas d'entonnoir liquide.

Fluorescence vert-bleue.

Le photogramme F (pl. IV) reproduit bien l'aspect de la culture à cette période de son développement.

Série L. — Même état.

Série O. — Les 4 tubes de gélatine, inoculés avec les virgules de Koch, présentent un aspect identique et en tout pareil à celui que j'observe depuis huit semaines sur plus de seize générations de ce microbe.

Leurs particularités les plus caractéristiques sont les suivantes que le photogramme E (pl. IV) représente parfaitement :

A. *Bulle gazeuse volumineuse, arrondie, flottant sur un espace liquide;*

B. *Espace fluide, souvent renflé en ballon, contenant un liquide louche et très finement granuleux, terminé par un entonnoir effilé. Son fond est rempli par une masse épaisse, jaunâtre;*

C. *Trajet effilé du canal rempli par des grumeaux arrondis, tassés et mêlés à des pointements cristallins brillants.*

Le 26 octobre (7e jour). — T° 20-25.

Série M et N. — Sans grands changements.

Série L. — De même.

Série O. — La bulle s'aplatit. — *Le niveau supérieur est à peu près liquéfié complètement,* — plus d'entonnoir ni de ballon.

Le 27 octobre (8e jour). — T° 20-25.

Série M. — La végétation semble ne plus progresser sensible-ment.

Série N. — *La bulle toujours peu volumineuse est un peu mo-bile.* Liquide épais. — Les opacités grumeleuses n'ont pas aug-menté.

Pour indiquer l'absence d'une liquéfaction complète de la géla-tine, un tube a été photographié dans une position oblique. Com-parez à ce point de vue le photogramme G avec le suivant H (pl. V), pris sous la même obliquité.

Série L. — Même état. Toute la surface libre est couverte d'une opacité épaisse.

Série O. — Le quart supérieur du milieu est transformé en un liquide légèrement opalescent, très fluide avec de rares grumeaux. —Le restant du trajet de la piqûre est indiqué par une mince colonne de grumeaux denses, jaunâtres.

Voir le photogramme G.

Les transformations ultérieures que les tubes inoculés avec les virgules du choléra asiatique subiront, peuvent être prédites à coup sûr. Lorsqu'ils ne renferment que 3 à 4 c. c. de gélatine, la fluidification envahit finalement tout le milieu qui se transforme en un liquide limpide; sa couleur fonce un peu, et il ne reste bientôt plus, au bas du tube, qu'un très petit précipité amorphe, dans lequel le microscope ne décèle plus de trace d'aucune forme organisée.

Arrivé à ce point de l'étude comparative de ces deux cultures, j'avais déjà reconnu un nombre de particularités bien suffisant pour établir entre elles, — malgré un certain parallélisme qui existe entre les diverses modifications dont elles ont été le siège, — un ensemble de caractères différentiels très nets.

On peut les résumer en quelques traits : les virgules cholériques se développent difficilement à une température (8° à 15°) qui semble ne pas s'opposer à une croissance très rapide des cultures inoculées avec les microbes du tube de M. Finckler. Elles exercent sur la gélatine une action liquéfiante plus prononcée. La bulle flottante et les végétations apparaissant autour de la piqûre produite par l'inoculation, sont différentes dans les deux cas. Chez les premières, les diverses transformations du milieu ont une tendance à s'établir vers la surface libre, là où la végétation paraît surtout active. Chez les secondes, le développement s'effectue aussi bien en profondeur qu'en surface. Le mode de croissance particulier aux virgules cholériques est bien d'accord avec leur nature tout à fait *aérobie*. Il accuse aussi une différence assez nette, à ce point de vue, entre elles et le mode d'existence des colonies du choléra nostras. La fluorescence vert-bleue surtout établit un contraste entre ces deux cultures.

II. Cultures sur porte-objet.

L'examen microscopique des cultures ensemencées au moyen du tube de M. Finckler tend évidemment à faire admettre qu'elles contiennent plusieurs espèces d'organismes. Les ressemblances superficielles qu'elles présentent avec les cultures pures des virgules cholériques, résulteraient donc de cet assemblage fortuit d'espèces différentes dont les caractères respectifs, en se superposant, simuleraient l'aspect typique des cultures pures du microbe de Koch. De là, la confusion commise par MM. Finckler et Prior. Je ne doute aucunement que ces expérimentateurs n'eussent su l'éviter, s'ils avaient eu sous les yeux une culture pure sur gélatine des bacilles-virgules.

Il restait à fournir une démonstration formelle de cette hypothèse. J'ai employé, dans ce but, l'admirable méthode de *culture sur porte-objet* imaginée par Koch. Les services que ce procédé peut rendre pour instituer des cultures distinctes d'organismes mélangés dans un même produit, en permettant de les trier pour ainsi dire à volonté, et d'obtenir chacun d'eux séparément à l'état de *culture pure*, ne sauraient être assez appréciés. Tous les expérimentateurs qui s'en sont servis en reconnaissent l'excellence, et récemment encore MM. Strauss et ses collaborateurs de la Mission française en Égypte, en faisaient parfaitement ressortir les avantages (*).

(*) « Cette séparation difficile et pénible, disent ces auteurs, est bien » simplifiée par l'emploi des milienx solides, d'après les méthodes de » Koch. » (V. *Archives de physiologie*, 3e série, t. III, p. 418.)

Cette méthode ne me paraissant pas aussi connue qu'elle mérite de l'être, je crois utile d'indiquer avec quelques détails comment j'ai procédé dans son application à cette recherche. Après avoir chargé une aiguille de platine d'organismes contenus dans la culture de M. Finckler, je l'ai soigneusement lavée dans 100 cc. d'eau stérilisée. Des secousses réitérées ayant disséminé également dans ce liquide les organismes que j'y avais introduits, j'en ai pris une goutte avec une pipette flambée et je l'ai ajoutée à 2 c. c. de gélatine à 10 %, fluidifiée à 25°. Cette gélatine a été ensuite coulée sur deux lames de verre, porte-objet, passées à la flamme et posées bien horizontalement. Ces préparations furent mises sous cloche, en chambre humide. J'ai opéré de même pour ensemencer de la gélatine avec une culture pure du choléra asiatique. Les quatre préparations ainsi obtenues sont étiquetées deux à deux, *gélatine Finckler* et *gélatine Koch*.

Cette opération a été faite le **21** octobre à **10** heures du soir. Les cloches ont séjourné dans une chambre peu chauffée, dont la température a varié entre **15°** et **20°**.

Le 22, à 10 h. du soir (24 heures). — J'ai examiné ces préparations sous un faible grossissement, 120 diamètres, et avec le plus petit diaphragme.

Gélatine Finckler. — A. Nombreuses colonies, sous forme de gouttelettes, — *colorées en jaune clair*, — *de forme circulaire*, parfaitement géométrique, — à contours très foncés, — et présentant un aspect finement granuleux.

B. Taches — comme des gouttes d'eau étalées, de forme irrégulièrement arrondie, ovale, — extrêmement pâles, — translucides et incolores. — Contours à peine indiqués, *mais non déchiquetés, nets.* — Aspect finement granuleux, mais à grains un peu plus volumineux. — Leur nombre, par rapport aux premières colonies, est dans un rapport d'environ 1 : 5.

Gélatine Koch. — Rien n'indique jusqu'ici sûrement l'apparition des colonies typiques, sinon la présence de ci de là de cristallisations.

Le 24 octobre (3e jour). Te 20°.

Gélatine Finckler. — Les différences entre les deux espèces de colonies sont devenues tout à fait manifestes : — L'aspect des colonies pâles n'a pas varié, mais elles ont beaucoup gagné en surface. — Les autres sont plus jaunâtres, plus foncées, et à contours très exactement circulaires ; elles paraissent s'enfoncer dans la gélatine sans la liquéfier.

Gélatine Koch. — Première apparition des colonies des virgules cholériques, — sous forme de *petits points réfringents, granuleux, absolument transparents et à bords irréguliers*. — On les a très bien comparés à des leucocytes.

Le 25 octobre (4e jour).

Gélatine Finckler. — Même aspect. — La gélatine présente une belle fluorescence vert-bleue. — Colonies pâles, toujours étendues et à bords non découpés. — granulations peu marquées. A l'œil nu, elles ont l'aspect de petites taches d'un blanc laiteux, pas de liquéfaction du milieu.

Gélatine Koch. — Les colonies paraissent formées de grains très réfringents, brillants comme des perles de verre. — Elles s'enfoncent dans la gélatine qui se fluidifie autour d'elles. A l'œil nu, elles apparaissent comme de petits points blanchâtres logés au fond d'une cavité en cupule, creusée dans la gélatine.

Le photogramme P (pl. X) montre bien l'aspect caractéristique des deux espèces de colonies de la culture de choléra nostras, sous un grossissement de 120 diamètres.

Les colonies typiques des virgules cholériques ont été reproduites dans les mêmes conditions. (V. Photogramme G, pl. VI).

Le 26 octobre (5e jour). — *Gélatine Finckler*. — Même état.

Gélatine Koch. — Les colonies caractéristiques les plus grosses ont des bords irréguliers, déchiquetés. — Quelques-unes se sont fusionnées et forment des masses un peu jaunâtres, très granuleuses.

Le 27 octobre (6e jour). — *Gélatine Finckler*. — Même aspect, peu de progrès ; il semble qu'il y ait arrêt de végétation. — Pas de trace de liquéfaction de la couche de gélatine.

J'ai sacrifié une plaque, en y déposant une lamelle couvre-objet et une goutte d'eau, afin d'examiner les colonies directement sous un fort grossissement. En écrasant légèrement la préparation, les organismes contenus dans les colonies pâles se libèrent et se répandent bientôt dans le liquide : ils sont doués de mouvements très vifs, mais qui diffèrent des tourbillonnements des virgules. Examinés sans coloration, ils ont la forme de courts bâtonnets droits.

Les colonies jaunâtres résistent à la pression, elles s'aplatissent et deviennent ovales, sans que les corpuscules qui les composent se disjoignent. On dirait qu'une substance intermédiaire tenace les tient fortement agglutinés. Elles contiennent des corpuscules allongés, des bacilles assez courts.

Gélatine Koch. — Les colonies se sont fondues, la gélatine liquéfiée en grande partie s'est transformée en un liquide puriforme. On n'y retrouve plus que des débris de colonies.

L'odeur très prononcée d'urine de souris qu'elle exhale rappelle bien celle des cadavres cholériques. Les cultures de Finckler sont à peine odorantes.

J'ai fait ensuite quelques préparations microscopiques de ces deux plaques qui m'ont permis, après coloration, de mieux déterminer la forme des microorganismes. Les cultures provenant du choléra sporadique, contiennent deux bacilles droits, assez gros et courts et présentant une spore centrale, peu colorée. La plaque ensemencée avec des microbes cholériques fournit des préparations de virgules typiques.

A côté de ses colonies, il y avait sur ces plaques deux à trois ilots d'une *troisième espèce* formant des masses volumineuses et se développant très rapidement dans la gélatine. Leur coloration était d'un jaune sale ; j'ai cru d'abord que c'était une espèce étrangère, venue de l'air, et j'ai négligé de l'examiner au microscope. Elle produisait une liquéfaction très étendue de la gélatine.

Il est à remarquer que dans ce premier essai de culture, je ne suis pas parvenu à trouver l'espèce incurvée, qui existe cependant dans les préparations et dans la culture sur Agar-Agar, préparée par M. Finckler. Mais j'eus bientôt l'explication de ce fait, en reprenant cette recherche ; sa présence m'avait tout simplement échappé à cause de la rareté même de cet organisme au moment où la culture avait été instituée. Quelques jours plus tard, les organismes courbes avaient même complètement disparu dans la culture impure de Finckler.

En poursuivant l'étude de cette intéressante question, je suis parvenu à y isoler, les uns après les autres, *cinq* organismes différents. *Les cultures pures de ces microbes diffèrent toutes notablement dans leur aspect extérieur des cultures pures des virgules du choléra asiatique.*

J'ai isolé d'abord un bacille *droit,* ayant à peu près les mêmes dimensions que le bacille-virgule de Koch, mais plus épais. Il est très souvent muni de spores facilement reconnaissables. Ses végétations ne liquéfient pas la gélatine à 10 %, mais elles s'y développent très bien, surtout à la surface libre. C'est à ce bacille qu'est dûe la fluorescence bleu-verte des cultures, si remarquable, et qui les différencie si nettement de celles du microbe cholérigène. J'ai décrit précédemment l'aspect de ces colonies : elles ont la forme de taches allongées, transparentes, incolores et finement granuleuses.

J'ai ensuite cultivé un autre bacille de même provenance. Il a également la forme *rectiligne,* mais il est un peu moins volumineux que le premier. Il ne présente pas d'aspect caractéristique dans le milieu à la gélatine et ne la liquéfie pas ; ses colonies ont une coloration jaunâtre et des contours exactement circulaires.

Mes cultures sur porte-objet m'ont permis d'isoler, en outre, une troisième espèce de bacille, dont les colonies très peu nombreuses dans un premier essai, n'avaient pas attiré mon attention. C'est la seule qui ait une *forme incurvée* et dont l'aspect extérieur se rapproche des virgules cholériques. Les photogrammes que j'en ai faits permettent de comparer ses caractères microscopiques avec ceux du bacille courbe typique du choléra asiatique (v. pl. VII, phot. K). L'espèce découverte par M. Finckler me paraît plus volumineuse; elle présente des extrémités effilées, et je n'ai rencontré que rarement des formes en S ou semblables à des spirilles (*).

En tout cas, sa culture la caractérise nettement : elle fluidifie très rapidement la gélatine et transforme ce milieu en une masse liquide à une température à laquelle les virgules végètent très péniblement (10° à 15°). Elle exerce cette action sur la gélatine nutritive à 10 % d'une tout autre manière que le microbe de Koch. La fluidification du milieu s'étend, dans tous les sens, autour de la piqûre produite par l'aiguille qui a servi à l'inoculation. La masse liquéfiée à un aspect louche, très légèrement opalescent, et la forme *cylindrique* d'un sac au fond duquel s'accumulent les colonies. Elle ne rappelle, en rien, l'aspect si caractéristique, *en entonnoir* à extrémité effilée et terminée par un mince boyau, que présentent constamment les cultures des virgules. En outre, on n'y constate pas, vers la surface libre, la bulle flottante qui ne fait jamais défaut dans ces der-

(*) Koch lui a reconnu encore un autre signe distinctif : en examinant les préparations avant de les dessécher, dans une goutte d'eau, on voit que le corpuscule courbe est renflé en son milieu et présente une forme globuleuse, — en forme de citron, d'après Koch.

nières cultures (*). (Photogrammes N et O, pl. IX.)

Les colonies isolées de ce microbe, quand on les cultive sur un porte-objet, sont aussi très différentes : elles apparaissent d'abord sous forme d'îlots arrondis, à contours bien circulaires, *finement granuleux*, ayant une coloration jaunâtre. On ne saurait les confondre avec les colonies du microbe de Koch. De plus, elles se développent avec une rapidité étonnante. La fluidification de la gélatine s'étend sur une bien plus grande surface. Au bout de 36 à 48 heures déjà, on voit, à l'œil nu, de *larges gouttes de gélatine fluide*, qui peuvent atteindre la dimension de deux à trois centimètres. (V. Photogrammes P. et Q, pl. X.) Elles deviennent très rapidement confluentes et transforment toute la masse nutritive en un liquide opalin en deux à trois jours. Leur odeur diffère de celle des cultures pures des virgules; elle n'a rien d'aromatique.

Enfin, j'ai encore pu isoler, il y a peu de jours, des colonies d'un quatrième *bacille*, que j'ai reproduit dans la gélatine, sans qu'elle se liquéfie, et d'un *micrococcus* chromogène, jaune.

Pour compléter le programme des recherches que je m'étais proposé de faire sur la culture obtenue par les expérimentateurs de Bonn, j'ai ensemencé dans un même tube de gélatine les trois premiers bacilles, après les avoir cultivés séparément à l'état de pureté. J'ai obtenu, dans ces conditions, une série de transforma-

---

(*) La bulle y apparaît quelquefois d'une manière toute passagère, vers le 2e jour après l'inoculation ; elle disparaît très rapidement, souvent en moins de 12 heures. Dans les cultures des virgules de Koch, la bulle est un des signes caractéristiques *les plus précoces et les plus permanents*.

tions, qui correspondent exactement à celles décrites précédemment et représentées par le photogramme F, pl. IV.

Je crois inutile d'exposer plus longuement les recherches dont ces cultures ont été l'objet, et je pense avoir assez fait pour établir que les essais de MM. Finckler et Prior n'ont pas abouti jusqu'ici à obtenir une culture pure du microbe incurvé découvert par eux dans les matières fécales de leurs malades. *La culture pure, que je suis parvenu à en faire, démontre qu'on ne peut pas le confondre avec l'espèce trouvée par Koch et par d'autres observateurs dans les produits cholériques.*

Les résultats erronés, auxquels les expérimentateurs de Bonn sont arrivés, apportent avec eux leur enseignement, et il n'est peut-être pas inutile d'y insister quelque peu. Ils démontrent l'importance des cultures pures et le tort que ces expérimentateurs ont eu en n'observant pas scrupuleusement, dans leurs recherches, les méthodes si exactes et si sûres indiquées par Koch. Ils mettent en évidence un fait important et assez inattendu, en nous apprenant que des cultures *en masse et impures* peuvent présenter des ressemblances trompeuses avec des cultures pures, par suite de la superposition des caractères propres des diverses espèces qui s'y sont développées.

Quant au pouvoir pathogène des virgules trouvées par MM. Finckler et Prior dans les matières fécales de leurs malades, avant l'apparition même des symptômes caractéristiques du choléra sporadique, on ne peut guère admettre qu'il soit démontré par leurs observations. Ils

reconnaîtront volontiers, je suppose, qu'en l'absence
d'autopsies et d'inoculations fructueuses aux animaux
des produits d'une culture *pure*, les rapports du microbe
avec les processus morbides ne sont nullement établis.

J'ai eu l'occasion d'essayer l'action pathogène de ce microbe
sur les cobayes. Après avoir injecté un c. c. de gélatine liquéfiée
d'une culture pure au 9e jour sous la peau à deux de ces animaux,
je n'ai pas observé le moindre dérangement de leur santé. J'ai
inoculé ensuite trois animaux dans le duodénum avec des doses
correspondant à 15 à 20 gouttes de ce liquide. Ils n'ont pas plus
été incommodés que les premiers. *Ces microbes ne possèdent donc
pas d'action pathogène et ce dernier trait de leur histoire naturelle vient encore s'ajouter à ceux que j'ai décrits précédemment
pour démontrer toute la différence qui existe entre eux et le
microbe cholérigène.*

Je ne serais pas éloigné de croire, avec Hueppe (*),
que ces virgules pourraient être l'un ou l'autre des nombreux parasites de la bouche qui, à la faveur de dérangements dans les sécrétions du réservoir gastrique,
auraient passé dans le milieu intestinal, s'y seraient
multipliés, et feraient apparition dans les selles. Ils y
disparaissent rapidement dans la suite et cèdent la place
à d'autres espèces, aux micrococcus, par exemple, que
MM. Finckler et Prior, ont constamment trouvés dans les
déjections diarrhéiques du choléra morbus sporadique.
Pour élucider ce point il faudrait comparer entre elles
les cultures de la virgule trouvée dans les excréments
et de celles de la salive.

Je crois inutile de m'étendre sur d'autres conséquences qui résultent, d'après moi, de l'emploi des méthodes

(*) *Cholerabacillen u. Cholera nostras. D. med. Wochenschrift*, no 40,
1884.

d'observation auxquelles ces expérimentateurs ont eu recours. Les diverses phases végétatives constatées dans le développement des organismes courbes trouvés par eux, la sporulation qu'ils présentent, etc., doivent être étudiées à nouveau. Je ne doute pas qu'ils ne poursuivent ces recherches en les soumettant à de nouvelles expériences, dont l'étude de cultures *pures* assurera les résultats.

Une conclusion générale me paraît être bien en situation pour terminer cette discussion d'une série d'observations qui ont été considérées comme la plus sérieuse objection faite jusqu'ici aux propriétés spécifiques du microbe cholérigène. Tous les bactériologistes s'y rallieront, je pense, et il faut espérer qu'on en tiendra meilleur compte à l'avenir, avant d'émettre un jugement sur la valeur de recherches de ce genre.

Pour établir une identité complète entre deux microorganismes, la simple constatation de la ressemblance présentée par leurs caractères morphologiques, suffit bien rarement (*). L'identité absolue ne peut être affirmée qu'après avoir démontré qu'ils ont le même mode de végétation dans des milieux de culture variés, que leurs colonies isolées présentent le même aspect sous un faible grossissement et que toutes leurs propriétés biologiques et leurs conditions d'existence ne diffèrent aucunement. L'analogie de leurs propriétés physiologiques elles-mêmes peut être indépendante d'une ressemblance complète de

(*) « Nicht das Mikroskop, dit Bienstock, ist in die bakteriellen Arbeiten
» die Hauptsache, sondern die Cultur. Das Mikroskop ist zunächst nur
» ein nebensachlichen Controlapparat. Ein sichere Auskunft giebt es
» blos beim Studium des Entwicklungsgeschichte der Mikroorganismen,
» über ihre Morphologie eine unsichere, über ihre Physiologie überhaupt
» keine. » *(Zeitschrift f. klin. med.* Heft 1 et 2, 1884, vol. VIII.)

leurs caractères spécifiques, puisque les cultures et les caractères morphologiques du *Bacillus anthracis*, par exemple, qui produit la fièvre charbonneuse, et ceux de l'espèce atténuée, qui lui sert de vaccin, n'offrent aucune différence extérieure appréciable.

Par suite d'une coïncidence dont j'ai tout lieu de me féliciter, une voix très autorisée s'est élevée au moment même, où je terminais ces recherches, et vient de prononcer définitivement sur leur exactitude. Koch, à son tour, réduit à leur juste valeur les objections puisées dans les travaux de MM. Finckler et Prior pour combattre la spécificité du microbe cholérigène. Il les examine avec sa compétence exceptionnelle dans un important travail publié par le *Deutsche medicinische Wochenschrift* (n° 45, 1884), dont M. le d^r Ricklin a donné un excellent résumé dans le n° 45 de la *Semaine médicale de Paris* (8 novembre 1884). Ce document arrive à point pour dissiper les derniers doutes que beaucoup de médecins éprouvent encore au sujet de l'existence du microbe cholérigène et il met fin à un débat que les expérimentateurs de Bonn n'ont pas hésité à transporter devant un public étranger aux méthodes scientifiques (*). Voici l'article de M. le d^r Ricklin :

« Depuis que M. Koch a publié l'exposé complet de ses recherches concernant le bacille en virgule que ce savant médecin considère comme le genre pathogène du choléra asiatique, des voix nombreuses se sont élevées, en Allemagne comme ailleurs, pour attaquer la légitimité des conclusions tirées par M. R. Koch de ses observa-

(*) Voir leur réponse aux critiques de Koch dans le n° 314, 11 novembre 1884, du *Kölnische Zeitung*.

tions. Nous rappellerons que tout récemment on a signalé, chez nos voisins, la découverte du fameux bacille en virgule dans les déjections de malades atteints d'un simple choléra *nostras*. Il s'agit là d'une question dont l'importance diagnostique et nosologique est évidente, question toute d'actualité, au moment où on représente le choléra comme faisant, depuis des semaines, des victimes aux portes de Paris, et à Paris même. Or, M. Koch vient de répondre à ses nombreux contradicteurs. Sa réponse mérite de fixer l'attention des médecins qui s'intéressent aux questions du jour, non pas seulement à cause du renom qui s'est attaché aux travaux de cet habile investigateur, mais parce que sa réplique, remettant tout en cause, est propre à calmer le zèle de ceux qui, avides de captiver l'attention du public, s'aventurent à la légère dans les questions épineuses de la microbiologie, sans justifier de connaissances techniques suffisantes.

» La réponse de M. Koch s'adresse spécialement à deux des publications qui ont été dirigées contre sa découverte du bacille spécifique du choléra indien. La première de ces publications a pour auteur M. C. Lewis et a paru dans la *Lancette* anglaise (*The Lancet*, 20 septembre 1884, p. 513). M. Lewis a signalé dans la salive normale la présence de bacilles incurvés, ayant avec les bacilles en virgule de M. Koch une très grande ressemblance. M. Koch a fait avec ces bacilles d'origine salivaire des essais de culture dans la gélatine, et il leur a trouvé des caractères biologiques absolument dissemblables de ceux du bacille en virgule. D'ailleurs, ajoute-t-il, un histologiste tant soit peu exercé reconnaîtra sans peine que les bacilles incurvés de la salive sont à la fois plus longs, plus grêles et moins émoussés à leurs extrémités que les bacilles du choléra ; enfin, quand l'imprégnation par la matière colorante n'est pas trop intense, le bacille salivaire présente une teinte moins foncée à ses extrémités qu'à son milieu. Toujours est-il que ce bacille ne se développe pas dans la gélatine préparée avec de la peptone et le sérum de la chair musculaire, à réaction neutre ou faiblement alcaline, milieu de culture dans lequel le bacille du choléra se multiplie avec une activité surprenante.

» La seconde publication n'est autre que la communication faite par MM. Finckler et Prior au congrès de Magdebourg et dont une analyse très détaillée a paru dans un des derniers numéros du *Compte rendu général des Académies et Sociétés savantes* (n° 42, p. 439) ; nos lecteurs ont donc été à même d'en prendre connaissance. Ce sont les deux observateurs en dernier lieu cités, que vise surtout le reproche de M. Koch disant que parmi ses contradicteurs, certains ont fait preuve d'une ignorance notoire de la technique des cultures. M. Koch croit devoir rappeler en quoi consiste sa méthode de culture dans des milieux solides tels que la gélatine, méthode dont le but est d'isoler strictement les différentes espèces de bactéries en suspension dans un même produit morbide : on incorpore la masse morbide dans de la gélatine de culture préalablement fluidifiée ; on mélange le tout d'une façon aussi intime que possible, et on laisse la gélatine se coaguler sur une plaque de verre. De cette façon, les bactéries sont disséminées et fixées isolément en différents points de la masse ; chaque germe peut se multiplier à son aise, et sans mélange d'autres bactéries, à la place qu'il occupe ; on obtient ainsi des cultures pures, visibles à l'œil nu. Le principe de la méthode se réduit donc à obtenir des colonies émanant chacune d'un seul élément pathogène, d'une seule bactérie isolée. M. Koch ajoute qu'il est beaucoup plus difficile d'opérer la séparation des bactéries pathogènes et des bactéries indifférentes dans des cultures faites à la surface de tranches de pommes de terre; c'est que les bactéries de la putréfaction, si universellement répandues, trouvent là un milieu de culture tellement favorable, que leur pullulation prédomine bientôt sur celle des autres bactéries. La pomme de terre ne peut donc servir de milieu de culture pour l'étude des bactéries pathogènes que lorsque celles-ci ont déjà été obtenues à l'état de culture pure et qu'on veut simplement savoir si elles se développent ou non dans un milieu végétal.

» Or, comment ont procédé MM. Finckler et Prior? Ils ont cultivé sur de la toile, ou sur des tranches de pommes de terre, de petites particules recueillies dans les déjections de malades affectés du choléra nostras. Ils n'ont donc pu obtenir des cultures pures; ils n'ont pu isoler les unes des autres les différentes espèces de bactéries contenues dans la matière ensemencée. Ils ont compté, pour opérer cette séparation, sur la lutte pour la vie qui s'élève entre les différentes variétés de microbes contenues dans un même milieu, en supposant que dans cette lutte la victoire resterait à l'espèce de bactérie qui attirait leur attention. M. Koch affirme qu'il a pu se convaincre *de visu*, sur les préparations qui lui ont été adressées par MM. Finckler et Prior, que les cultures obtenues par ces derniers n'étaient pas pures, qu'elles renfermaient quatre variétés différentes de bactéries, à

savoir : 1° des bactéries, qui ne liquéfient point la gélatine, mais qui la colorent en vert ; 2° des bactéries plus
courtes, mais rectilignes, qui ne liquéfient pas non
plus la gélatine ; 3° des bacilles, également rectilignes,
qui se développent à la surface de la culture en formant
des dessins tout à fait caractéristiques, et qui liquéfient
la gélatine ; 4° des bactéries qui liquéfient la gélatine et
qui ont une forme globuleuse (forme de citron). Ces dernières seules offrent de l'intérêt aux yeux de M. Koch,
car ce sont celles-là que MM. Finckler et Prior ont
prises pour l'analogue du bacille en virgule du choléra
indien. Or, elles ne présentent avec ce dernier aucune
analogie de forme quand, après les avoir colorées, on les
examine dans l'eau. Il faut dessécher préalablement la
préparation et la déposer dans du baume de Canada,
pour que les bacilles, en se déformant sous l'influence
de la coloration, rappellent, quelques-uns du moins,
l'aspect des bacilles en virgule de Koch. Cependant il est
facile de se rendre compte qu'ils sont plus gros, plus
informes que ces derniers. D'autre part, ils se développent avec beaucoup plus d'énergie et de rapidité dans la
gélatine et surtout sur des tranches de pomme de terre.
Les colonies qu'elles constituent dans la gélatine ont une
forme arrondie, partout la même, quand on les examine
à un faible grossissement ; ce sont des amas granuleux,
qui fluidifient rapidement la gélatine sur une grande
étendue, de telle sorte que la masse gélatineuse est
liquéfiée en totalité en l'espace de deux ou trois jours,
même quand le nombre des colonies est relativement
faible. Au contraire, les bacilles en virgule de Koch forment dans la gélatine des amas sinueux, constitués par
de petites particules très brillantes ; elles se développent

avec une lenteur relative, et par suite la gélatine n'est liquéfiée que dans un petit rayon, autour de chaque îlot. Ces différences sont surtout très sensibles quand la culture se fait dans un tube à réactif. En outre, sur des tranches de pommes de terre, les bactéries de Finckler et Prior pullulent très activement à la température ordinaire (17 à 18°), en formant une masse muqueuse d'un gris jaunâtre, au pourtour de laquelle la substance de la pomme de terre apparaît d'une blancheur éclatante. Les bacilles en virgule de Koch ne végètent pas sur des tranches de pommes de terre à la même température, mais seulement quand la culture est exposée dans un incubateur à une température plus élevée ; encore leur développement est-il fort lent et donne-t-il naissance à des colonies colorées en brun foncé.

» M. Koch a insisté également sur les différences morphologiques, qui se rencontrent entre les spores décrites par MM. Finckler et Prior et celles dont il a donné un dessin dans le premier volume du compte-rendu des travaux de l'Office sanitaire impérial. Il fait remarquer que les recherches de MM. Finckler et Prior ont porté sur des déjections déjà putréfiées, qu'on est dès lors en droit de se demander s'il existait des rapports entre les bactéries signalées par ces deux observateurs et les accidents cholériformes présentés par les malades qui ont servi de point de départ à ces recherches. MM. Finckler et Prior, il est vrai, ont fait des préparations avec des selles fraîches. M. Koch a eu sous les yeux des échantillons de ces préparations ; il n'y a pu découvrir que les différentes variétés de bacilles que l'on trouve régulièrement dans toutes les déjections alvines, mais jamais de bacilles en virgule. M. Koch ajoute que tout récemment il a eu l'occasion d'observer trois cas de choléra nostras, dont deux mortels ; les examens les plus minutieux faits aussi bien sur les selles que sur le contenu de l'intestin recueilli après la mort ne lui ont pas fait découvrir le moindre bacille en virgule. Tout aussi négatifs ont été les nombreux examens de déjections de toute provenance, faits à l'occasion des exercices pratiques auxquels sont astreints, à l'Office sanitaire de Berlin, des centaines de médecins qui viennent se familiariser avec la recherche technique du bacille en virgule. M. Koch conclut que rien jusqu'ici n'est venu démolir sa thèse de la spécificité du bacille en virgule, qui, selon lui, appartient en propre au choléra asiatique.

» En terminant, M. Koch, à propos des recherches de MM. Rietsch et Nicati, de Marseille, fait savoir qu'il a repris les expériences de ces deux médecins : des cultures pures du bacille en virgule ont été injectées, sous une forme extrêmement diluée, dans le duodénum, à des animaux, sans que d'ailleurs on leur eût préalablement lié le canal cholédoque. Tous les animaux ont succombé dans l'espace de trente-six heures à trois jours ; leur muqueuse intestinale était hyperémiée ; le contenu de l'intestin, aqueux, incolore ou légèrement rougeâtre, renfermait des bacilles en virgule en nombre extraordinaire et à l'état de culture pure. On retrouvait donc là les mêmes lésions que chez les hommes dans les cas de choléra récent. M. Koch espère que la connaissance de ces faits rendra plus circonspects ceux qui se proposaient ironiquement d'ingérer des cultures pures du bacille en virgule, et que les cobayes serviront seuls, jusqu'à plus ample informé, à contrôler l'exactitude de ses assertions. »

(Gazette médicale, n° 45, 1884.)

* *

Jusque dans ces dernières semaines, on s'accordait généralement en Allemagne, pour admettre que la réfutation donnée par
Koch, des erreurs commises par MM. Lewis, Finckler et Prior, etc.,
consacrait définitivement les propriétés spécifiques et cholérigènes
du bacille-virgule. Ce n'est donc pas sans surprise qu'on apprit, il
y a peu de jours, que de nouvelles recherches, dues à un bactériologue de Munich, le Dr Emmerich, remettaient tout en question.

Il s'agissait bien, cette fois, de recherches sérieuses et méthodiques, entreprises par un expérimentateur au courant des procédés
de Koch, et déjà connu par des travaux antérieurs sur les bactéries pathogènes (*). Or, non seulement le microbe qu'il a trouvé
chez les cholériques diffère complètement des virgules *par sa
forme, par ses cultures et par le siége* qu'il occupe chez ces
malades, mais encore, quoique bien différent des virgules, il
*provoque chez les animaux des accidents mortels qui ne se distin-
gueraient en rien de ceux du choléra asiatique.* Cette découverte
nous met donc en présence d'une **espèce cholérigène nouvelle**
et nous oblige, à moins que des erreurs fondamentales n'entachent
les observations, à rejeter complètement les résultats acquis
jusqu'ici.

Les investigations du Dr Emmerich ne nous sont connues jusqu'ici que par une note sommaire communiquée à la Société de
médecine de Munich, le 3 décembre dernier (**). Ce travail laisse
dans l'ombre bien des points sur lesquels il serait nécessaire, afin
de pouvoir les apprécier plus exactement, que l'auteur fournisse
des renseignements complets. Je n'ai pas cru néanmoins pouvoir
passer sous silence les faits nouveaux qui y sont contenus, en
raison même de l'importance qu'on ne peut manquer de leur
attribuer.

Je résumerai d'abord d'une manière succincte les faits observés
par cet expérimentateur dans ses recherches sur les microorganismes du choléra.

Emmerich a fait, à Naples, vers la fin du mois d'octobre der-

(*) Voir entre autres, son travail intitulé : *Pneumoniecoccen in d. zwis-
chendecken-Füllung als Ursache einer Pneumonie-Epidemie. Archiv f.
Hygiene*, p. 117, IIe vol., 1er fasc. 1884.
(**) *Ueber die Cholera in Neapel u. die in Choleraleichen u. Cholera-
kranken gefundenen Pilze.*— D. Med.Wochenschrift. N° 50, 11 déc. 1884.

nier, l'autopsie de neuf cholériques, et il a examiné le sang d'une malade atteinte de choléra asphyctique. Les autopsies ont été faites *trois à quatorze heures après le décès* et la durée de la maladie a été en moyenne de *deux à quatre jours.*

Des bacilles-virgules, souvent même en grande quantité, ont été trouvés dans les selles et dans le contenu de l'intestin, huit fois dans les dix cas examinés. Mais, dans les organes internes et dans le sang, il a constaté, en outre, la présence constante d'une autre espèce. Ces microbes, qui existent aussi en grand nombre dans les évacuations, ont été rencontrés dans les principaux viscères, notamment dans les reins et le foie, plus rarement dans les poumons et dans le sang. Ils ne s'y trouvent qu'en très petit nombre, car pour déceler leur présence, Emmerich a dû recourir aux procédés de recherche les plus délicats, à la culture ; et encore les cultures ne les ont fournis que trois fois, en moyenne. sur dix à vingt essais. Le même microbe a pu être extrait du sang tiré d'une veine chez le sujet vivant.

Le microbe, découvert par Emmerich, a la forme d'un court bâtonnet cylindrique, droit, à extrémités arrondies, et il ressemble beaucoup à certains bacilles propres à la diphtérie. Il est une fois et demie plus long que large, on peut donc le ranger dans le genre BACTERIUM de Cohn. Souvent on voit deux articles réunis bout à bout. En résumé, ses caractères morphologiques n'ont rien de spécial et sous le microscope il serait impossible de le distinguer des bactéries les plus communes.

Sa culture dans la gélatine nutritive permet-elle de mieux préciser ses caractères et nous en fournit-elle qui puissent servir à distinguer cet organisme des espèces vulgaires ? — Voici, en tout cas, comment se présentent ses colonies vues sous un faible grossissement de cent diamètres environ : développées dans la profondeur, elles sont fusiformes et elles ont une coloration jaune-brune et un aspect finement ponctué. Les colonies superficielles ont des contours arrondis, comme une « écaille de moule », et sont colorées en jaune-clair au centre ; elles paraissent blanchâtres à leur périphérie. Ces colonies ont une tendance à s'étendre en surface et recouvrent la gélatine d'un enduit mince et transparent.

Ce microbe végète à la température ordinaire, dans les milieux gélatineux légèrement alcalins, sans les liquéfier ; il produit à leur surface libre des couches opalescentes, blanchâtres et denses. Faute d'appareils et de temps, Emmerich n'a pas pu se servir de

la *méthode de culture sur plaques* si recommandée par Koch
pour toutes les recherches de ce genre. Le procédé dont Emmerich
s'est servi pour instituer ses cultures, consistait à introduire
quelques gouttes de sang ou un petit fragment de tissu, avec
toutes les précautions nécessaires, dans de la gélatine nutritive
ou de l'Agar-Agar en tubes. Ces cultures en masse ont été transportées ensuite à Munich et les microbes qui s'y trouvaient ont
été plus tard cultivés sur plaques. Emmerich est convaincu que
ses cultures étaient pures et qu'elles ne contenaient qu'une seule
espèce d'organismes.

Le microbe en question possède, d'après les expériences d'Emmerich et de son collaborateur, M. le D^r von Sehlen, des propriétés
pathogènes bien caractérisées, quand on l'inocule à des cobayes.
L'inoculation des produits de culture faite par les voies les plus
diverses, en injection sous la peau, dans le poumon ou dans
l'intestin, détermine, chez ces animaux, des altérations constantes, *principalement localisées dans l'intestin grêle*. Toutes
les lésions caractéristiques du choléra asiatique, depuis le catarrhe desquamatif et l'infiltration de la muqueuse avec tuméfaction des follicules clos et des plaques de Peyer, jusqu'aux
suffusions sanguines, les ulcérations profondes et même la perforation de l'intestin peuvent être reproduites, d'après la dose employée. Le contenu intestinal varie avec les altérations histologiques : tantôt il a l'aspect d'un liquide aqueux, riziforme, tantôt
il est épais et ressemble à une bouillie laiteuse, parfois même il
est sanguinolent. Le cœcum et le gros intestin sont fortement ec-
chymosés et contiennent des selles non moulées. Le péritoine présente des traces plus ou moins vives d'inflammation ; les ganglions mésentériques sont très volumineux, mais le foie, les reins
et la rate ne sont guère altérés. Les expérimentateurs insistent
sur l'aspect normal de la rate et remarquent qu'elle paraît petite
et peu modifiée comme sur les cadavres des cholériques. Les processus septicémiques produisent, au contraire, une tuméfaction
plus ou moins considérable de cet organe.

Ils ont noté un autre fait qui mérite de fixer l'attention : lorsqu'on injecte le microbe sous la peau ou dans le poumon des
cobayes, on constate que le liquide intestinal qui, chez ces animaux, contient généralement, d'après eux, dix à quinze espèces
différentes de bactéries, ne renferme plus, à un moment donné,
que des *microbes de forme incurvée et des spirilles*. Aucune
explication de ce fait ne nous est fournie, et les auteurs ne décri-

vent pas les caractères que ces bactéries courbes présenteraient dans les cultures. On ignore, par conséquent, s'il y a le moindre rapport entre ces microbes et les virgules trouvées dans l'intestin des cholériques et dans celui des cobayes inoculés avec des cultures des organismes découverts par Koch.

D'après Emmerich, la présence dans les tissus altérés de tous les cholériques examinés, d'un microbe dont les caractères spécifiques lui ont paru suffisamment distincts et dont l'inoculation produit une infection très peu différente de celle du choléra asiatique, prouverait que ce microbe est l'espèce pathogène de la maladie.

Tels sont les principaux faits observés par cet auteur; le simple exposé que je viens d'en donner suffit pour faire saisir les divergences profondes qu'ils présentent avec ceux qui ont été longuement décrits dans ce mémoire.

Pour les discuter avec fruit, je m'étais proposé de vérifier leur exactitude, au moins en partie, par des recherches de contrôle. Il eût été intéressant de comparer le microbe nouveau à d'autres espèces, *avec lesquelles il me paraît présenter bien des caractères communs*, et de voir en quoi les effets de son inoculation aux cobayes diffèrent de ceux produits par les inoculations des virgules cholériques. Malheureusement, je n'ai pas pu obtenir une culture du microbe d'Emmerich.

Quoique le contrôle expérimental fasse donc complètement défaut jusqu'ici, je crois, cependant, qu'on peut discuter dès maintenant les faits sur lesquels on a basé le pouvoir pathogène du microbe en question. Les points faibles et les vices de méthode sont très apparents dans les observations dont il a été l'objet, et ils appellent, pour ainsi dire, la critique. Le travail d'Emmerich a été l'objet de la part du professeur Flügge de Göttingue, il y a quelques jours, d'une série d'objections qui me paraissent très judicieuses et qui enlèvent toute importance à ces nouvelles recherches au point de vue de l'étiologie du choléra. Il m'a paru utile de les reproduire ici en y ajoutant quelques faits empruntés à mes propres observations.

Les travaux d'Emmerich me paraissent susceptibles d'un triple reproche; on peut démontrer qu'en s'appuyant sur des hypothèses purement gratuites, cet expérimentateur n'a pas su éviter *trois causes d'erreurs graves* dont les conséquences compromettent totalement les résultats de ses observations.

Il suppose, d'abord, que le microbe cholérigène existe dans le sang et dans tous les organes lésés des cholériques. Il admet *à priori* qu'aux microorganismes qui s'y trouvent sont dus les processus caractéristiques de la maladie, et il ne tient aucun compte des erreurs nombreuses qu'il pouvait commettre, en faisant ses autopsies dans les conditions peu favorables où il s'est trouvé à Naples.

L'expérimentateur de Munich est convaincu, en outre, que les microbes, reproduits dans ses cultures, étaient issus de ceux qui existaient primitivement dans les organes des cholériques durant la vie. Quoiqu'il ne se soit aucunement préoccupé de ne pas les confondre avec des espèces saprogènes, cadavériques, ou qui seraient venues du dehors, il croit que leurs caractères spécifiques suffisent pour les distinguer de ces bactéries.

Enfin, les propriétés pathogènes du microbe cultivé prouvent, d'après lui, que c'est un organisme spécifique qui n'existe que dans le choléra asiatique et dont l'inoculation reproduit toutes les lésions et les principaux symptômes de cette maladie. Emmerich n'a pas essayé de s'assurer, par des expériences de contrôle, si des bactéries septiques, n'ayant rien de commun avec son microbe, ne pourraient pas provoquer des accidents morbides analogues.

Examinons d'abord le premier point.

Tous les faits observés jusqu'ici dans les diverses maladies infectieuses établissent, d'après cet auteur, que les microbes pathogènes ont leur siège dans les organes malades. Il considère donc comme une pure hypothèse l'opinion contraire soutenue par des observateurs tels que Strauss et ses collaborateurs, Koch et Klebs. Or, ces expérimentateurs ont été frappés, dans leurs autopsies, de l'absence à peu près complète de lésions dans les organes des cholériques qui ont succombé à une attaque de choléra suraigu et de courte durée. Dans ces cas, qui représentent le summum d'intensité de la maladie, ils ne sont jamais parvenus à découvrir des microorganismes quelconques dans les viscères comme dans le sang. Mais il existe, d'autre part, dans les liquides intestinaux de ces cadavres, une forme bactérienne parfaitement caractérisée et extrêmement abondante, les virgules découvertes par Koch. Aussi ont-ils conclu unanimement de ces faits que la mort ne peut s'expliquer que par l'absorption d'un toxique violent produit par ces bactéries dans l'intestin. M. Emmerich n'accorde aucune valeur à cette interprétation si logique de faits anatomo-pathologiques parfaitement observés et soutient que les analogies qui existent entre les diverses affections de nature infectieuse nous obligent à admettre la présence des microbes pathogènes partout où il y a des altérations histologiques.

Placé à ce point de vue purement hypothétique, toute son attention s'est donc concentrée sur la recherche du parasite cholérigène dans les organes internes et dans le sang. Plus leurs altérations étaient prononcées, et plus grandes aussi ont dû lui paraître les chances de le retrouver. C'est ainsi, sans doute, qu'il a été amené à faire ses recherches dans les conditions les moins favorables et qui multipliaient les causes d'erreur, déjà si nombreuses, qu'on rencontre dans l'étude des microbes du sang et des organes parenchymateux. Ces difficultés n'ont pas rendu Emmerich plus circonspect dans ses conclusions; au contraire, il néglige même de recourir à la méthode la mieux appropriée pour assurer leur exactitude, ainsi que je l'indiquerai plus loin. Lorsqu'on étudie les lésions de l'intestin grêle des cholériques, on doit reconnaître bientôt que les altérations des muqueuses intestinales, la chûte de leur épithélium, produites par l'action des virgules cholériques, ouvrent, pour ainsi dire, au large une porte d'entrée aux innombrables bactéries de la putréfaction intestinale; par cette voie, on comprend qu'elles peuvent se disséminer dans toute l'économie, et que dans les cas où l'accès se prolonge et que la période typhoïde survient, ces bactéries entrent en jeu à leur tour. Les preuves ne manquent pas pour démontrer l'existence de cette *invasion secondaire*. On s'expliquerait ainsi, sans peine, la présence de microbes saprophytes dans le sang et dans les organes internes, même pendant la vie. Après la mort, il n'y a pas de doute que ces espèces n'envahissent très rapidement le cadavre tout entier. Leur dissémination, après la mort, se comprend mieux encore dans le cas où s'est trouvé Emmerich et étant donnée la température assez élevée qui régnait à Naples au moment où il faisait ses autopsies.

Il est vrai que jusqu'ici on n'a pas signalé la présence de microorganismes dans le sang et les viscères des cholériques. Cette absence tient peut-être à ce que les recherches ont été faites, en vue d'éviter cette complication, sur des cadavres de cholériques ayant succombé à des accès de courte durée. Il y a quelques semaines, cependant, le Dr Doyen (*) a reconnu l'existence de plusieurs espèces différentes de bactéries dans leurs organes. Par la culture comme par l'examen microscopique, il a pu observer dans les organes parenchymateux quatre types distincts de microbes : 1° de bâtonnets volumineux; 2° des diplocoques formés par la réunion de deux éléments ovalaires; 3° des micrococques en chaînettes; 4° des bacilles droits ou plus ou moins contournés en C, en S, ou en tire-bouchon, présentant les caractères des bacilles-virgules. Ces mêmes espèces existent dans le mucus intestinal et dans les coupes de l'intestin; cet auteur croit qu'elles ont pénétré du vivant même du sujet, dans les vaisseaux et n'admet pas qu'elles aient eu une origine cadavérique.

J'ai fait remarquer au chapitre précédent (p. 83) qu'une entéromycose généralisée avait été constatée chez deux cobayes inoculés avec de très petites doses d'une culture des virgules de Koch, et j'ajouterai ici que les microorganismes trouvés dans leur sang et leurs organes ressemblaient beaucoup à ceux découverts par Emmerich. L'aspect des colonies dans les cultures sur plaques était, je crois, fort peu différent de celui décrit par lui.

Cette infection secondaire, d'origine intestinale, dont la possibilité avait été prévue par tous les expérimentateurs et qui avait été parfaitement précisée par Strauss et Roux, Koch, etc. ne paraît pas avoir beaucoup préoccupé Emmerich. Au lieu d'examiner des cadavres *frais* et, de préférence, ceux qui étaient fournis par des *cas types, de courte durée*, pour lesquels les complications secondaires étaient d'autant moins à craindre, il base ses recherches sur des autopsies faites **trois à quatorze heures après la mort** et provenant de cholériques **dont la maladie avait duré deux à quatre jours.** La plupart de ces malades devaient donc être entrés dans la période de réaction typhoïde et l'on doit reconnaître qu'une attaque de cette durée n'a rien de bien « aigu », quoiqu'en dise Emmerich.

Doit-on s'étonner, dans ces circonstances, qu'il ait trouvé des microorganismes dans le sang et les viscères et que des expérimentateurs très habiles aient échoué dans cette même recherche en opérant presqu'immédiatement après la mort? Le souvenir des erreurs de Lewis et de bien d'autres aurait dû lui être présent à

(*) *Recherches sur la présence de bactéries dans les viscères des cholériques.* C. R. hebd. de la séance de la Société de Biologie. 19 déc. 1884, p. 718-719.

l'esprit et l'engager à se défier constamment des résultats de recherches faites dans d'aussi mauvaises conditions.

Mal servi par ses autopsies, Emmerich aurait dû, de toute manière, chercher à bien se rendre compte de l'existence de ces causes d'erreur et mettre en œuvre toutes les ressources de la bactériologie qui pouvaient lui permettre de s'y soustraire. Il devait, avant tout, déterminer exactement le nombre des espèces et les caractères propres des microbes divers, qui pouvaient être mêlées sur les cadavres à l'espèce pathogène, spécifique. Or, nous verrons plus loin qu'il n'a pas fait cette recherche d'orientation indispensable en l'occurrence.

L'expérimentateur allemand cherche cependant à expliquer comment il est arrivé, par la culture du sang et de fragments d'organes à des résultats très différents de ceux obtenus par ses prédécesseurs. Toujours guidé par son hypothèse favorite, qui lui fait affirmer que les microbes pathogènes doivent exister dans les organes, malades, il n'hésite pas à attribuer l'insuccès des recherches faites avant les siennes à la technique employée. D'après lui, le nombre d'essais qui ont été institués par les expérimentateurs était insuffisant; et c'est en multipliant le nombre des cultures qu'il croit avoir réussi à trouver des microbes dans les viscères. Mais cette explication, si elle était exacte, démontrerait, au contraire, combien sa première hypothèse est peu justifiée. Ce n'est pas la seule contradiction dans laquelle il s'est volontairement placé au cours de ses recherches. S'il faut de si nombreux essais pour déceler la présence du microbe cholérigène par le procédé le plus délicat que l'on connaisse, comment peut-on admettre que le microbe ainsi obtenu est la cause *directe, immédiate des lésions organiques?* Si les altérations observées sont dues uniquement à l'action exercée *localement* par les microbes pathogènes sur les tissus, ces organismes doivent, à ce qu'il semble, y exister en assez grande quantité, et dès lors il doit être possible de les retrouver par l'*examen microscopique*. Il n'est donc pas nécessaire, à plus forte raison, dans ce cas, de tant craindre que la recherche bactérioscopique se montre insuffisante et de multiplier le nombre des essais. Gaffky (*) a pu isoler les bacilles de la fièvre typhoïde chaque fois que l'examen au microscope

(*) *Mittheilungen aus dem Kais. Gesundheitsamte.* vol. II, 1884. *Zur Aetiologie der Abdominaltyphus*, p. 379.

avait permis de les retrouver, quoique dans un cas il ait été obligé d'examiner plus de cent coupes de la rate avant d'en voir un seul. Eberth (*) ne dit pas autre chose et entend parler des difficultés de l'examen microscopique, quand il déclare que la dissémination excessive et l'accumulation en foyers de ces organismes dans les organes rend parfois leur recherche très difficile. On en conclura que, si Emmerich a dû faire dix essais en moyenne pour extraire ses microbes du sang d'un cholérique vivant et des organes recueillis sur neuf cadavres, ces bactéries y existaient en nombre tellement infime que leurs rapports pathogéniques avec les altérations morbides sont absolument inadmissibles.

Pour mieux établir cette disproportion entre le nombre des microorganismes trouvés par Emmerich et les altérations pathologiques qu'il leur attribue, Flügge a fait un calcul qui n'est pas sans intérêt. Supposons, dit-il, que les cinquante gouttes de sang prises chez chaque cholérique égalent en volume un centimètre cube; comme Emmerich n'a obtenu des cultures que dans un tiers des dix tubes inoculés, on peut admettre qu'il n'y avait en tout, par centimètre cube de sang, que quinze bactéries. Toute la masse du sang, dans ces proportions, contiendrait environ soixante mille de ces êtres, soit à peu près autant qu'en contient une seule goutte de ce liquide, quand on examine du sang ou le suc exprimé d'un organe dans lequel existe *un microbe réellement pathogène!* Donc, si l'on admet que les lésions matérielles, macroscopiques des organes sont dues à la présence des microbes; si c'est dans le sang et dans les viscères qu'ils se développent, en les altérant d'une manière apparente, on ne peut pas comprendre comment, dans chaque essai, il n'ait pas eu un produit fertile et pourquoi il ait dû les multiplier pour obtenir des cultures.

Après avoir ainsi démontré combien le point de départ pour la recherche du microbe spécifique a été mal choisi par Emmerich, il est bon aussi d'examiner de près les méthodes d'investigation auxquelles il a eu recours. Ici encore des hypothèses peu fondées ont dû l'induire bien des fois en erreur. Il soutient, en effet, qu'en opérant avec toutes les précautions requises, les bactéries obtenues dans les cultures ensemencées avec des fragments d'organes, proviennent nécessairement des microbes qui existaient dans les tissus des malades durant la vie. Il redoute si peu que d'autres

(*) *Archives de Virchow*, vol. 85, 1881.

microbes n'y soient mêlés et rendent la *semence impure*, qu'il a cru inutile de recourir d'emblée à la culture sur plaques, *seule méthode qui lui aurait permis de s'assurer, à la fois, de la présence d'organismes divers et d'éviter de confondre des espèces étrangères avec le microbe pathogène.*

Or, il est certain qu'en examinant des cadavres, plusieurs heures après le décès, sous un climat comme celui de Naples, des microbes cadavériques devaient exister dans le sang et dans les organes. Mais il en est encore d'autres qui ont dû, malgré toute l'habileté d'Emmerich, s'introduire dans ses cultures et produire des contaminations, dont les conséquences graves ont été absolument méconnues par lui. Quand on inocule successivement dix à vingt tubes, on a toute chance qu'un ou même plusieurs soient infectés par l'introduction accidentelle d'un microbe étranger. Cette contamination n'est pas une cause d'erreur grave lorsqu'on tient compte de sa possibilité, mais elle fausse complètement les résultats des expérimentateurs qui la négligent. On ne peut s'empêcher, en constatant que les cultures d'Emmerich ont si rarement donné lieu à des végétations, de se demander si la matière ensemencée contenait réellement des organismes provenant des cholériques, et si un grand nombre de ses cultures n'étaient pas dues à des microbes introduits par accident.

Deux espèces d'organismes absolument étrangers à l'espèce pathogène du choléra pouvaient donc exister dans ses cultures à côté de cette dernière, en supposant qu'elle préexistait dans les organes examinés : les uns introduits par une erreur de manipulation, les autres résultant de la putréfaction cadavérique. Comprend-on, en présence de cette double cause d'erreur, que l'expérimentateur allemand, avant de quitter Naples, ait cru pouvoir se passer de la culture sur plaques? J'ai déjà eu l'occasion de faire ressortir les garanties que donne ce procédé et j'ai montré qu'il est devenu désormais indispensable dans toutes les recherches de microbes pathogènes. Je ne dois plus rappeler ici que par ce procédé, il m'a été facile de reconnaître que les cultures de Finckler et Prior étaient impures. Il est inconcevable qu'un expérimentateur au courant des méthodes actuelles de la bactériologie, n'y ait pas eu recours pour obtenir des cultures pures et cette négligence grave justifie bien le peu de confiance qu'on accordera à ses recherches.

Il suffit, pour montrer les erreurs qui peuvent résulter de cul tures ainsi obtenues, de voir ce qui a dû se passer dans les tubes inoculés à Naples, par Emmerich. Malgré toutes les précautions prises, des microbes venus du dehors ou provenant de la putréfaction ont été introduits dans un certain nombre de tubes. Ces intrus, en se développant, se sont mêlés aux microbes pathogènes, s'il y en avait dans les organes examinés ; or, comme les espèces saprophytes présentent généralement l'activité vitale la plus grande et trouvent dans la gélatine un milieu nutritif des mieux approprié, ce sont celles-ci qui occupent seules la place au bout de quelques jours. En recourant en temps utile, dès le début, à la méthode de culture sur plaques, en isolant entre eux ces divers organismes, il aurait été facile de reconnaître la présence de plusieurs espèces, de s'assurer de leurs caractères respectifs et de les cultiver séparément. Mais Emmerich a institué d'emblée des cultures *en masse*, dont la pureté n'était rien moins que certaine, et il a fait tardivement des cultures sur plaques, à une époque où ce procédé n'était plus capable de le renseigner sur l'origine des microbes recueillis et ne pouvait que contribuer à le faire persister dans son erreur première.

Flügge n'hésite pas à croire que toutes les cultures rapportées à Munich étaient le résultat de contaminations, et qu'aucune d'elles ne contenait des organismes issus de ceux qui auraient existé chez les cholériques durant la vie.

Mais l'expérimentateur de Munich semble avoir prévu les reproches qu'on pouvait faire à son mode de culture, et il a soin de faire remarquer que le même organisme a été retrouvé dans toutes, et qu'elles ne renfermaient que cette seule espèce de bactéries. Il était donc bien invraisemblable qu'elles aient été infectées accidentellement ; plusieurs espèces différentes auraient dû s'y rencontrer dans ce cas, et les cultures n'auraient pas été pures. Pour prouver l'identité des organismes trouvés dans ses cultures, il invoque la complète ressemblance de leurs colonies et l'action pathogène qu'il a reconnue à leurs cultures. Mais l'espèce décrite est-elle suffisamment caractérisée et peut-on certifier qu'Emmerich ne l'a pas confondue avec d'autres microbes auxquels elle était mêlée ? Il est incontestable, pour quiconque s'est quelque peu occupé de cultures sur plaques, que *des colonies provenant des germes de l'air offrent fréquemment tous les caractères attribués par Emmerich à son microbe cholérigène.* Le Dr Biedert de Hagenau (*)

(*) *Reinkulturen im Reichsgesundheitsamt u. Cholerabacillus.* D. Med. Zeitung, n° 104. 29 déc. 1884, p. 625. Col. 1.

a trouvé récemment, dans la salive, un organisme dont les colonies « présentent une ressemblance frappante avec celles du microbe d'Emmerich. » Flügge (*) affirme également que des colonies identiques sont des plus communes dans les cultures sur plaques, et sont constituées par des organismes vulgaires. J'ai rencontré souvent, dans des cultures d'organismes contenus dans les excréments des cobayes, des formes dont les colonies avaient le même aspect. D'autre part, on connait des bactéries septiques, pathogènes, dont les cultures ressemblent, à s'y méprendre, à celles de l'espèce attribuée par Emmerich au choléra. Un élève du Dr Flügge, le Dr Kreibohm, a isolé récemment une bactérie de la salive, qui a la même forme et se développe sur la gélatine comme le microbe d'Emmerich. Son inoculation, chez les cobayes, provoque des lésions intestinales qui sont les mêmes que celles observées par cet auteur.

On en arrive ainsi tout naturellement à voir dans l'absence de caractères spécifiques, comme dans la forme si peu caractéristique du microbe étudié par l'expérimentateur de Munich, une preuve de plus qu'il a pris des bactéries vulgaires ou complètement étrangères aux processus cholériques pour l'espèce propre au choléra. Si l'aspect de leurs colonies avait présenté des particularités moins banales et aussi caractéristiques, par exemple, que celles des cultures des virgules de Koch, il aurait peut-être été autorisé à les attribuer à une espèce bien distincte. Mais du moment où son microbe peut [être facilement confondu avec ceux qui se rencontrent fréquemment dans toutes les cultures contaminées, il devient bien difficile d'admettre qu'une espèce pathogène toute spéciale se cache sous des dehors aussi communs.

A défaut de caractères spécifiques fournis par les particularités du mode de développement de ce microbe dans les cultures, il ne restait plus pour le déterminer que ses propriétés pathogènes. Emmerich s'est efforcé, en effet, de démontrer qu'il produit chez les animaux une affection de nature spécifique, en tout semblable au choléra qui s'observe chez l'homme. Mais il est évident qu'il s'est borné à inoculer les produits de culture d'un certain nombre de tubes, et qu'il n'a pas pu soumettre à la même épreuve les centaines de cultures obtenues. L'identité des microbes contenus dans ces divers tubes reste donc bien douteuse pour la plupart.

(*) *Loc. cit. D. Med. Wochenschrift.* 8 janv. 1885, p. 19. Col. I.

11

Mais a-t-il au moins réussi à prouver pour les cultures essayées que le microorganisme qui y était contenu produit une infection nettement déterminée et de même nature que le choléra asiatique? On avouera sans peine que les lésions observées chez les cobayes diffèrent en bien des points de celles qu'on constate dans les autopsies des cholériques. Quel est l'anatomo-pathologiste qui ait décrit, chez l'homme, des *hémorragies profondes de l'intestin, des inflammations intenses et des ulcérations allant jusqu'à la perforation des tuniques intestinales*, comme celles qu'il a constatées dans ses expériences sur les animaux?

Les lésions rencontrées dans ses essais sur les cobayes, diffèrent aussi, sous bien des rapports, de celles que j'ai observées chez ces animaux à la suite de l'inoculation duodénale des bacilles-virgules; elles s'en éloignent tout autant que des altérations intestinales présentées par les cholériques.

L'intestin grêle des cobayes, dans mes expériences, ne présente le plus souvent que des lésions superficielles, limitées aux parties supérieures, duodénum et jéjunum; jamais je n'ai observé des ulcérations, des hémorragies interstitielles graves, des perforations du canal intestinal, même dans les cas de longue durée. Jamais non plus je n'ai trouvé de trace de péritonite, des ecchymoses du gros intestin et du cœcum, etc. Mes autopsies m'ont, en outre, toujours montré la *rate peu développée*, parfois même plus petite qu'à l'état normal.

L'auteur ne nous apprend rien au sujet des symptômes morbides qui ont accompagné ces états : a-t-il observé *les phénomènes caractéristiques d'algidité et de prostration, l'abaissement constant de la température*, que j'ai pu constater dans tous mes essais? A-t-il obtenu, chez ses cobayes, de *l'anurie ou des urines albumineuses, l'extinction de la voix, des symptômes de réaction typhoïde*, etc.? Enfin, il n'est pas question dans ses expériences *d'inoculations en série*, faites avec du sang, des fragments d'organes. Il aurait été surtout très important de savoir si par des *inoculations de quantités infinitésimales du contenu intestinal d'un cobaye infecté par son microbe, les mêmes accidents caractéristiques ont été reproduits*.

D'autre part, Emmerich, si convaincu de la présence des microbes pathogènes dans tous les organes qui sont le siège d'altérations matérielles, doit reconnaître que les poumons, le foie et les reins ne sont pas modifiés chez les cobayes infectés, et néglige de dire s'il y a trouvé l'espèce pathogène inoculée.

Un autre fait me paraît étonnant dans ces essais d'infection sur les cobayes : les phénomènes cadavériques décrits résultaient d'injections sous-cutanées ou intra-pulmonaires. Il n'est pas question dans les autopsies des résultats de l'inoculation intra-duodénale. L'injection du microbe, par cette voie, cause-t-elle des accidents cholériformes? Je me permets d'en douter et j'invoque à l'appui de cette opinion, mes propres expériences faites avec des produits septiques divers et qui ont donné des résultats presque toujours nuls.

Enfin, ce qui manque totalement dans les recherches de cet auteur, ce sont les *expériences de contrôle*. Emmerich n'a pas cherché, jusqu'ici du moins, à établir par des recherches comparatives, qu'il n'existe pas d'organismes ayant la même forme, le même mode de développement dans les cultures et les mêmes propriétés pathogènes, dans des *cadavres de sujets qui ont succombé à des maladies très différentes du choléra asiatique*. Or, Flügge assure qu'on trouve *dans presque tous les cadavres*, dont le décès ne remonte pas trop loin, des *bactéries qui réunissent toutes les propriétés de l'espèce recueillie par Emmerich et qui produisent une infection analogue chez les cobayes.*

Que reste-t-il donc des expériences de cet auteur, sinon une preuve nouvelle des erreurs qu'on s'expose à commettre lorsqu'on s'occupe de l'étude des microbes pathogènes, sans se conformer scrupuleusement aux sages préceptes posés par Koch (*), il y a déjà plusieurs années? Au lieu de se contenter de recherches superficielles et hâtives, Emmerich aurait dû, pour démontrer les rapports étiologiques qui auraient pu exister entre le microbe étudié et le choléra asiatique, établir :

1° *Que l'espèce trouvée chez les cholériques possède des propriétés morphologiques ou biologiques qui la distinguent des espèces connues;*

2° *Qu'elle n'existe que chez ces malades;*

3° *Et que sa répartition dans leurs organes et son nombre suffisent pour expliquer, par sa seule présence, les processus caractéristiques de la maladie;*

(*) *Aetiologie der Wundinfectionskrankheiten*, Leipzig, 1878, p. 22 et 27.

4° A ces preuves anatomo-pathologiques, il était très utile de joindre la *démonstration du pouvoir pathogène par des inoculations nombreuses faites en série;*

5° *Enfin des expériences de contrôle devaient prouver que ce pouvoir cholérigène n'appartient qu'à l'espèce découverte par lui.*

Aussi longtemps que l'auteur n'aura pas satisfait à ces différentes données du problême, on est en droit de n'accorder à ses observations qu'une importance bien restreinte au point de vue de la pathogénie du choléra.

Les recherches d'Emmerich n'auraient cependant pas été inutiles, si l'étiologie du fléau se présentait encore à nous actuellement entourée de toutes les obscurités qui l'enveloppaient il y a peu de temps. On aurait pu, dans ce cas, les considérer comme une tentative louable pour élucider cette grave question, et il aurait été indiqué de les soumettre à de nouvelles expériences. Mais, comme le dit Flügge, « les recherches si patientes et si labo-
» rieuses, du premier bactériologue de l'époque, de Koch, ont jeté
» une vive lumière sur les causes de cette maladie, et elles provo-
» quent partout dans le public médical, sans idées préconçues, la
» plus vive admiration pour l'exactitude si rigoureuse des mé-
» thodes, l'étendue des investigations et les conclusions si pleines
» de réserve qui caractérisent cette nouvelle découverte. Grâce à
» elle, nous sommes, depuis peu de temps, en possession de moyens
» prophylactiques rationnels, dont on ne tardera peut-être pas à
» constater les plus heureux effets. Et c'est ce moment même
» qu'Emmerich choisit pour opposer à la théorie de Koch le résul-
» tat d'expériences incomplètes et incorrectes à tant de points de
» vue. Neuf autopsies et quelques observations, faites en peu de
» semaines, suffiraient donc pour renverser tous les faits acquis
» par Koch, après de longs mois d'études et de recherches infatiga-
» bles. Appuyé sur des observations de cette valeur, Emmerich
» n'a pas craint de contredire le maître, auquel on doit tant d'ad-
» mirables découvertes, une méthode sûre pour rechercher les
» microorganismes dans les coupes des tissus, et le seul procédé
» qui permette de les isoler par la culture. »

Mais il reste à retenir un fait important qui résulte des observations mêmes d'Emmerich. Le discrédit qu'elles tendent à jeter sur la dernière découverte de Koch, n'atteint aucunement une de ses applications les plus heureuses à la pratique : *Emmerich a trouvé* *le bacille-virgule dans la grande majorité des cas ; l'importance de la recherche de ce microbe pour le diagnostic ressort donc de ses propres expériences, et ses observations n'ont pas pu faire que ce microbe ne demeure l'*élément pathognomonique du choléra asiatique.

Mon honorable confrère, le Dr Biedert d'Hagenau (*) a fait des efforts louables pour réconcilier l'existence du microbe, trouvé par Emmerich, avec celle du bacille-virgule, que la plupart des expérimentateurs considèrent encore aujourd'hui comme l'organisme spécifique du choléra. La théorie de la mutabilité des formes (**), du polymorphisme des bactéries, si discutée et que des observations exactes ont réduite à quelques rares faits isolés, permettrait, d'après lui, de s'expliquer la présence simultanée de ces deux formes chez les cholériques. Le microbe d'Emmerich pénétrerait, suppose-t-il, à l'état de spore dans le sang et s'y développerait ; dans l'intestin, il se transformerait en virgule, incapable de se reproduire par spore, et qui ne serait plus qu'une forme dégénérée, douée d'une faible vitalité, du même organisme.

Sans vouloir préjuger la question de la constance des caractères morphologiques, — surtout dans les milieux vivants, où des conditions autrement complexes que celles qui sont réalisées dans les cultures, peuvent intervenir,—je crois l'hypothèse de Biedert bien inutile. Emmerich n'a pas démontré qu'il existe le moindre rapport génétique entre le *bactérium* qu'il a décrit, et dont l'origine est si contestable, et les virgules trouvées par tous les observa-

(*) *Reinkulturen u. Cholerabacillus. D. Mediz. Zeitung*, 25 et 29 déc. 1884.

(**) Les travaux des botanistes, entre autres de Zopf, qui a défendu, dans ces dernières années, avec le plus de succès cette théorie de la multiplicité des formes contre Koch et son école, ont été critiqués avec une grande vivacité, par Flügge, dans un article récent du journal *D. med. Wochenschrift*, (v. n° 46, 1884, *Sind die von Dr Zopf in seinem Handbuch über die Spaltpilze gelehrten Anschauungen vereinbar mit den Ergebnissen der neueren Forchungen über Infectionskrankheiten ?*) Cette question qui passionne vivement les bactériologues allemands n'offre pas seulement un intérêt scientifique considérable, mais elle présente, comme Koch l'a affirmé à bien des reprises différentes, une haute importance au point de vue de la théorie pathogénique des maladies microbiennes et de ses conséquences pratiques. Les pathologistes ne sauraient donc s'en désintéresser, et les objections basées sur des observations très exactes et sur l'emploi des méthodes bactérioscopiques les plus sûres, que Flügge a opposées à la théorie de Zopf, méritent d'être prises en sérieuse considération par les partisans de cette théorie. (Voir aussi la réponse de Zopf à cette controverse, même journal, n° 4. 22 janvier 1885, et celle de Flügge. *Ibid.*)

teurs chez les cholériques. Avant même qu'il ait à s'occuper d'établir ces rapports, il lui reste à se justifier des graves reproches qu'on peut faire à ses recherches, et à prouver que ce microbe joue un rôle quelconque dans les processus cholériques.

Les observations qui tendent à mettre en doute la spécificité du bacille-virgule et auxquelles j'ai consacré une place très grande dans ce travail, sont pour la plupart basées sur des faits positifs. Aucun expérimentateur jusqu'ici n'a contesté, d'une manière bien formelle, l'exactitude des nombreuses observations de Koch et mis en doute les caractères biologiques des virgules cholériques; bien des observateurs, au contraire, les ont confirmés. Il était réservé à deux expérimentateurs anglais, les Drs Klein et Gibbes, envoyés aux Indes, il y a plusieurs mois, par leur gouvernement pour rechercher la cause du choléra, de contester presque toutes les particularités qui caractérisent ces microbes. Les conclusions de leurs recherches nous sont connues depuis plusieurs semaines, mais les observations sur lesquelles elles s'appuient font encore défaut. Il suffira néanmoins pour démontrer qu'elles ne peuvent modifier en rien les faits acquis, de s'en rapporter à la réfutation que j'ai donnée des erreurs commises par Lewis, Finckler, etc. Je me bornerai donc à exposer ici, en résumé et sans commentaires les conclusions principales de ces recherches.

Ces expérimentateurs (*) nous apprennent d'abord, qu'ils ont trouvé les bacilles-virgules chez des malades atteints de *diarrhée épidémique, de dysenterie et dans les déjections des phtisiques;* — les organismes en virgule ne diffèrent en rien, d'après eux, par leurs cultures, des bactéries habituelles de la putréfaction. — Ils n'existent *jamais dans le sang, dans les organes internes et dans les parois intestinales*, et on ne trouve pas chez les cholériques de microbes en dehors du contenu intestinal. — Dans des cas types (?), il est rare de voir des virgules en telle abondance qu'on pourrait, comme Koch l'affirme, comparer leur nombre à celui qu'elles présentent dans une culture pure. — Les expériences d'infection sur les animaux ont toutes échoué. L'injection des produits de cultures dans l'intestin n'a pas donné de résultats chez les lapins, les chats et les singes. Les auteurs ne parlent pas d'essais sur les *cobayes*.

(*) V. *British Med. Journal*, nov. 1884.

TROISIÈME PARTIE.

CHAPITRE PREMIER.

CONSÉQUENCES DOCTRINALES DE LA DÉCOUVERTE
DU BACILLE-VIRGULE.

Dans sa célèbre *Conférence sur la question du choléra*, Koch a parfaitement établi l'accord remarquable qui existe entre les propriétés du microbe qu'il a découvert chez les cholériques et les faits cliniques les mieux démontrés concernant la genèse des épidémies et leur mode de transmission. Cette concordance est si complète qu'elle constituerait à elle seule, à défaut d'autres preuves, une démonstration indirecte de son pouvoir cholérigène.

Mais, avant d'entamer cette question, il ne sera pas inutile de rappeler en peu de mots, les principales propriétés biologiques qui caractérisent le mode d'existence de ce microparasite.

Les virgules du choléra n'ont été trouvées ni dans le sang, ni dans les sécrétions, ni dans aucun organe interne des cholériques ; elles n'existent que dans les liquides intestinaux et dans les couches superficielles de l'intestin.

Le contenu alcalin de l'intestin grêle constitue un milieu de culture naturel, dans lequel elles peuvent se reproduire avec une rapidité des plus étonnantes et pulluler en nombre vraiment incalculable.

Les sécrétions gastriques, lorsqu'elles sont normales, les tuent rapidement.

De plus, elles peuvent vivre en *dehors* de l'organisme humain ; les matières évacuées, entre autres, conservent le pouvoir de les nourrir pendant un certain temps, et elles peuvent s'y multiplier excessivement ; mais elles y périssent bientôt, lorsque les bactéries habituelles de la putréfaction y apparaissent.

Desséchées à l'air, elles perdent, en quelques heures, leur vitalité et meurent. Le mode d'existence, qui leur est propre, leur assigne donc l'élément liquide comme habitat ; elles peuvent vivre dans les eaux et même s'y multiplier, quand ces eaux sont suffisamment chargées de principes organiques. De même, elles se reproduisent étonnamment sur les objets humides, quand elles sont étalées sur des surfaces largement baignées par l'oxygène de l'air, dont elles sont si avides, et qu'elles trouvent sur ces objets des matières nutritives. Tel est le cas, par exemple, pour les linges souillés par les déjections des cholériques. Elles se multiplient avec la même facilité partout où elles rencontrent un milieu favorable, de l'humidité, de l'oxygène et une température convenable : elles pullulent dans les couches supérieures du sol, sur les légumes et les fruits, etc.

La température la plus favorable à leur développement est celle du sang, 37° ; sous 15°, elles végètent péniblement.

Dans les milieux appropriés, ces parasites témoignent

d'une activité vitale excessive, ils se reproduisent très rapidement en se dédoublant, mais leurs forces végétatives atteignent rapidement l'apogée, et dans le même milieu elles s'épuisent en quelques semaines.

Les conditions de milieu ou de température qui enraient le développement des microbes, n'entraînent pas nécessairement leur mort. Ces organismes peuvent demeurer *inertes*, sans augmenter en nombre, pendant un temps indéterminé. Mais, quand des conditions d'existence plus favorables surviennent, leurs manifestations vitales, momentanément suspendues, reprennent leur cours ; toute leur activité vitale réapparaît et ils donnent naissance à de nouvelles générations. Combien de temps peuvent-ils rester ainsi dans un état de vie latente ? On l'ignore, mais il n'est pas impossible que cette période puisse se prolonger longtemps. En tout cas, la durée de vie des générations, issues de la même souche, paraît limitée ; la race semble s'épuiser au bout de quelque temps, surtout si on ne renouvelle pas constamment le milieu.

Je vais maintenant exposer, à la lumière de ces faits biologiques que l'étude des virgules nous a fait connaître, la **pathogénèse du choléra**.

Pour faire mieux ressortir l'accord qui existe entre les faits expérimentaux et les faits cliniques les mieux démontrés, et en même temps, rendre cette étude comparative plus fructueuse, je me baserai sur un exposé assez complet de la doctrine pathogénique actuelle du choléra, professée par les pathologistes les plus autorisés.

Dans un remarquable travail, comme tous ceux qui

émanent de la plume de notre savant épidémiologiste,
M. le Dr Lefebvre (*) a retracé avec une grande autorité,
une pathogénie du choléra basée sur les résultats d'observations très étendues. Ce travail de main de maître
peut être considéré comme l'expression exacte des faits
cliniques les mieux établis et forme un corps de doctrine
accepté par presque tous les grands épidémiologistes de
l'époque.

Je me propose de suivre cette étude pas à pas, et de
montrer qu'elle cadre admirablement, dans presque tous
ses détails, avec les données expérimentales que les
recherches récentes ont fourni au sujet des propriétés
biologiques du microbe de Koch.

« ... *Le choléra contagieux ne se développe jamais*
» *spontanément en Europe, il nous est toujours apporté*
» *de l'étranger. Jusqu'aujourd'hui il nous est arrivé de*
» *l'Hindoustan* » (p. 860) (**).

L'origine exotique des virgules cholériques résulte
des conditions climatériques qu'elles rencontrent dans
leur pays natal et de leur sensibilité à la température.
Aux environs des tropiques, à Trivanderam, par exemple,
situé au 8° NB, la température pendant toute l'année
varie seulement entre 26,9° et 29,8° (***), tandis qu'en
Europe la température de 16° ne s'observe qu'en plein
été, d'une manière continue et pendant quelque temps
seulement. Les lignes isothermales de nos contrées
expliquent donc la fréquence des épidémies vers les mois

(*) Discours prononcé à l'Académie de Bruxelles. Séance du 2 août
1884. Bull. de l'Acad. de méd., n°s 7 et 8, 1884.
(**) *Loc. cit.*
(***) *Centralblatt f. all. Gesundheitspflege*, 5e année, livr. X, p. 575. —
L. PFEIFFER. *Cholerabacillus, Grundwasser u. Bodenwärne.*

les plus chauds, mais l'état de la température du sol rend mieux compte de leur plus grande fréquence au mois de septembre. Où trouveraient-elles, sous nos latitudes, en dehors de l'organisme des animaux à sang chaud, le minimum de chaleur de 16°, qui, d'après Koch, est seul conciliable avec les besoins d'une existence active, d'une abondante multiplication? Sans doute, elles peuvent mener passagèrement dans les contrées, situées hors des tropiques, une existence précaire, puisque la gelée même ne les tue pas, mais elles ne sauraient s'y acclimater, au point d'y perpétuer la race. On comprend dès lors que les épidémies ont généralement une courte durée, mais aussi qu'elles peuvent sommeiller pendant un certain temps, lorsque le germe cesse de se multiplier et se conserve dans le sol, dans l'eau ou dans d'autres milieux. On comprend aussi pourquoi le fléau peut renaître soudain, lorsque ces germes ont accès à des milieux, où règne une température plus élevée. Des germes engourdis peuvent ainsi reprendre toute leur activité et se multiplier avec une effrayante rapidité, quand ils viennent à subir l'action stimulante de la chaleur des rayons solaires ou celle du voisinage de nos foyers. De là ces poussées si caractéristiques qu'on remarque dans toutes les épidémies.

Il existe dans les contrées méridionales de l'Inde, dans le sud du Bengale, une large surface de terrains d'alluvion, baignés par les nombreux delta du Gange. Dans ces marécages, où se sont accumulés depuis des siècles des détritus organiques en quantités incommensurables et qu'une température toujours élevée maintient en fermentation incessante, une faune et une flore toute spéciale ont dû se développer. Parmi les êtres qui sont

propres à cette région, il faut ranger le microbe en virgule. Comme partout, les circonstances de milieu ont
créé des espèces strictement indigènes, le Schizomycète du choléra ne trouve nulle part ailleurs les conditions nécessaires pour se perpétuer.

Il peut accidentellement être transporté des marais
où il trouve son habitat naturel, dans l'intestin de
l'homme. Aux Indes, ce transport n'est que trop facile
à cause des habitudes de malpropreté excessive des
habitants. Le milieu intestinal est d'ailleurs des mieux
approprié pour son existence : une température favorable
et des sucs nutritifs azotés n'y font jamais défaut, et
l'oxygène d'une manière ou d'une autre (*) y existe en
quantité suffisante. Il s'y reproduit donc et il y prolifère
abondamment. Mais, à un moment donné, il quitte for-
cément le milieu humain et reprend ses conditions d'existence antérieures dans le sol ou dans l'eau. Nulle part,
dit Koch, on ne saurait rencontrer des conditions plus
favorables pour perpétuer sa vie exanthrope. Les régions
du Sud-Bengale sont fréquemment inondées, la population y vit entassée, dans la plus grande malpropreté, et
on y voit des eaux stagnantes qui servent aux usages les
plus anti-hygiéniques. Aussi le choléra y existe-t-il à
l'état endémique.

On connaît les circonstances qui produisent son importation jusque dans les pays les plus éloignés. Lorsqu'il arrive ainsi, après avoir passé successivement de
l'intestin de l'homme à ses milieux naturels, et récipro-
quement, par une suite de générations et de transmis-
sions du sujet malade au sujet sain, jusque dans nos con-

(*) Voir discussion sur la question du choléra à la suite de la conférence de Koch.

trées, on voit éclater ces épidémies d'autant redoutables, qu'elles atteignent des individus qui ne jouissent pas de l'immunité. Après s'être reproduit et régénéré un certain nombre de fois, la race du parasite indien finit par s'épuiser et l'épidémie cesse. L'absence de spores favorise d'ailleurs sa mort rapide par dessiccation, et les conditions de température et de milieu peu appropriées à son existence contribuent encore à amener sa disparition.

« On peut considérer comme un fait bien établi que » le poison cholérigène n'existe que dans les déjections » des malades, c'est-à-dire dans les matières vomies et » dans les évacuations intestinales » (p. 866).

Ce fait est aujourd'hui démontré expérimentalement grâce à la découverte de Koch ; il repose désormais sur des observations anatomo-pathologiques nombreuses et indiscutables. En effet, il est prouvé que les virgules habitent exclusivement l'intestin, chez l'homme vivant, que jamais on n'en trouve dans le sang, les organes parenchymateux, l'urine, les sueurs et les sécrétions diverses. Seules les matières vomies peuvent en contenir quelquefois parce qu'elles sont régurgitées et que la sécrétion acide de l'estomac est suspendue.

» Il se diffuse certainement dans l'atmosphère, à la » façon de ces molécules soit organiques, soit inorgani- » ques, que l'air charrie en quantité » (p. 867).

La diffusion des germes dans l'atmosphère, comme M. Lefebvre l'entend, ne peut plus être admise aujourd'hui, et l'on ne peut comprendre, à moins de retourner à la théorie ancienne des miasmes gazeux, que le

poison puisse se répandre dans l'air, si ce n'est à l'état
de poussière. Or, les expériences les plus décisives de
Nâgeli (*) et d'autres auteurs démontrent que les courants
d'air les plus forts sont incapables, en passant sur des
liquides bactérifères, de leur enlever un seul organisme.
Koch cite un seul cas, où les virgules pourraient quitter
le milieu liquide auquel leur mode d'existence les con-
damne ; c'est celui où l'eau est pulvérisée, réduite en
poussière, comme lorsqu'elle jaillit en écume par le choc
des vagues contre le rivage. On pourrait encore s'expliquer leur présence dans l'air, lorsqu'elles ont été pro-
jetées hors des liquides en fermentation, par des bulles
gazeuses éclatant à la surface.

« *Ce poison ne se diffuse pas très loin dans l'atmosphère* » (p. 868). La raison en est toute naturelle quand
on tient compte de l'influence que la dessiccation exerce
sur la vitalité des virgules. En tout cas, ce fait d'observation pure prouve, à l'évidence, que le contage cholérique ne saurait être un gaz.

« *Le poison cholérigène peut imprégner les aliments*
» *eux-mêmes, soit qu'ils se trouvent dans une atmo-*
» *sphère infectée, soit qu'ils aient été préparés avec de*
» *l'eau souillée par les déjections des cholériques et qui*
» *n'a pas été bouillie* » (p. 868).

(*) *Die niederen Pilze,* 1877.—Voir aussi Cohn dans *Beiträge z. Biol. d.
Pflanzen,* vol III, p. 589. — *Die Luft als Trägerin entwicklungsfähiger
Keime, Archives de Virchow,* vol. 79, p. 424, et Buchner : *Ueber die
Bedingungen des Ueberganges von Pilzen in die Luft,* etc., dans l'ouvrage
intitulé : *Zur Aetiologie der Infectionskrankheiten,* 1881. Voir aussi
Miquel : *Les organismes vivants de l'atmosphère,* 1883, p. 222 et suiv.
« Je prouverai, dit ce dernier, contrairement à l'opinion de plusieurs
» auteurs que la vapeur d'eau qui s'élève à la surface du sol, des fleuves,
» des masses en pleine putréfaction est toujours micrographiquement
» pure. » C'est encore l'opinion de Burdon Sanderson, Wernich, etc.

« *Le poison peut imprégner l'eau de différentes ma-nières* » (p. 868). Nous savons aujourd'hui que les virgules cholériques s'y conservent et s'y multiplient, s'infiltrent avec elle dans le sol, se répandent ainsi sur les objets les plus divers et sont transportées au loin.

De même une eau impure, ajoutée en petite quantité à du lait ou servant à laver les vases qui le contient, peut provoquer une abondante pullulation de germes cholériques dans ce liquide alimentaire. Le lait, les expériences de Koch le démontrent, peut leur servir de milieu de culture, d'autant plus dangereux qu'elles n'altèrent aucunement ses qualités en s'y reproduisant.

Les eaux, où vivent des virgules cholériques, sont donc un véhicule des plus fréquents et des plus dangereux du contage et ce fait a été mis en évidence par de nombreuses observations faites pendant cette dernière épidémie.

Les virgules se reproduisent aussi à la surface des milieux humides. L'eau contaminée par leur présence, peut servir à laver, à arroser des fruits, des légumes, qui se mangent frais, des salades, sur lesquelles elles se conservent parfaitement. Mais il n'est pas possible d'invoquer une infection par l'atmosphère, puisque les virgules ne sauraient demeurer suspendues dans l'air, à l'état vivant, sous forme de poussière pendant longtemps.

« *Un individu, qui a séjourné près d'un cholérique,* » *peut porter la maladie à des sujets sains, sans la* » *contracter lui-même. Il est probable que le virus cho-* » *lérigène imprégnait ses vêtements* » (p. 868-69).

On comprend sans peine que des déjections de cholériques, dans lesquelles les virgules foisonnent, ont pu souiller les vêtements, les mains d'un individu bien portant, et que les microbes puissent être transportés ainsi par l'intermédiaire d'autres objets ou directement jusqu'aux muqueuses digestives du malade. La contamination par cette voie détournée reste possible aussi longtemps que les virgules n'ont pas péri par dessiccation. Il en serait de même pour le transport par les animaux à l'homme.

Il est un autre moyen de transport, peu habituel peut-être dans les pays du Nord et en certaines saisons. Je suis loin de croire qu'il faille le négliger parmi les facteurs de la transmission cholérique. Je veux parler du rôle que les mouches et autres insectes peuvent jouer et jouent certainement comme agents de contagion. Quand on songe au rôle que Pasteur a attribué aux humbles vers de terre dans la transmission de la fièvre charbonneuse, il n'est pas permis de rire des dangers que ces insectes peuvent faire courir. Un de mes confrères a constaté, bien des fois pendant l'épidémie de 1866, dans des ménages pauvres, que des mouches se posaient en grand nombre sur les vases qui contenaient les selles des cholériques ; il les a vu puiser de ce liquide avec leur trompe, et se poser ensuite sur des pommes de terre, du pain, destinés au repas de la famille (*). Il y avait là, d'après lui, une voie de contagion dont on n'a pas assez tenu compte. Ces mêmes insectes auraient pu tout aussi bien inoculer, à leur manière, du lait, par exemple. Or, nous savons que les virgules se développent admirablement dans le lait, et n'altèrent en rien son aspect extérieur, ses propriétés

____

(*) Voy. les expériences très intéressantes de MARPMANN, dans *Archiv. f. Hygiene*, II, 1885, n° 5. *Die Verbreitung von Spaltpilzen durch Fliegen*, et GRASSI. *Natura*, n° 59, 1884.

organoleptiques. Que de foyers épidémiques localisés peuvent reconnaître des causes aussi faciles à méconnaître, et que de mystères s'expliquent ainsi fort simplement !

De là cette sage précaution, sur laquelle on ne saurait assez insister, de ne jamais faire un repas, de ne jamais manger dans la chambre d'un cholérique, ou d'introduire dans la bouche, au contact des muqueuses labiales ou buccales, un objet qui s'y est trouvé.

M. Lefebvre envisage ensuite les principaux attributs du pouvoir cholérigène. Ici encore l'accord est complet entre les données de l'observation clinique et celles de l'expérimentation.

« *Son incubation est courte* » (p. 870).

En effet, le microbe cholérigène évolue rapidement ; quelques germes peuvent, en se multipliant, produire, en vingt-quatre heures, une altération profonde d'une grande quantité d'un liquide de culture. Les expériences d'infection que j'ai faites jusqu'ici, quoique peu nombreuses, semblent indiquer que son incubation est de vingt-quatre à trente-six heures, chez les cobayes. Sa durée peut varier d'ailleurs avec la dose de matière virulente.

« *La puissance morbifique du poison cholérigène* » *n'est pas très grande* » (p. 879). — « *D'abord il est* » *très probable que le poison lui-même n'a qu'une* » *médiocre énergie* » (p. 870).

Les phénomènes morbides engendrés par les microbes pathogènes varient considérablement d'intensité selon les espèces. Que l'on compare, en effet, les ravages produits par l'introduction dans l'organisme d'un animal,

au moyen d'une piqûre, de quelques rares *Bacillus anthracis*, l'agent pathogène du charbon, par exemple, et
l'évolution si lente, si torpide des processus phtisio-
gènes déterminés par le bacille de la tuberculose. Il ne
semble pas qu'on puisse comparer les virgules, au point
de vue de leur activité morbifique, avec ce dernier microbe. Les expériences d'inoculation, du moins chez
certains animaux, tendent à prouver qu'elles sont douées
d'un pouvoir pathogène considérable, puisqu'un centième de goutte suffit pour tuer un cobaye vigoureux.

Il faut, en outre, tenir compte des circonstances qui
s'opposent à leur développement, lorsque ces microbes
sont ingérés par la bouche. Avant d'arriver dans l'intestin ils ont à traverser le réservoir gastrique, dont les sucs,
plus ou moins acides, les détruisent; dans l'intestin
même, ils ont à lutter avec les bactéries de la putréfaction intestinale, etc. Enfin la résistance de l'organisme
humain au poison qu'ils secrètent varie.

« *D'ailleurs, si le virus asiatique n'allait pas en
» s'atténuant sous notre latitude à mesure qu'il se repro-
» duit, comment s'expliquer la cessation spontanée des
» épidémies* » (p. 871).

Koch avait prévu cette difficulté et l'a résolue d'une
manière qui me paraît satisfaisante. Il fait remarquer,
d'abord, qu'il existe toujours, dans les localités infectées,
un certain nombre d'individus présentant une immunité
naturelle et d'autres jouissant de l'immunité acquise par
une première atteinte. De plus, le fait que les virgules
cholériques ne produisent pas de germes durables, de
spores, explique qu'elles soient condamnées à périr,
lorsque les populations sur lesquelles elles ont étendu

leurs ravages, ont perdu la réceptivité. Si on y ajoute leur faible vitalité, quand la température s'abaisse sous 16°, on comprend que tous ces facteurs réunis puissent amener l'extinction de l'espèce. Il suffira donc que l'hiver survienne, après une épidémie assez longue, pour qu'en l'absence d'un mode de conservation par spores, toutes les virgules disparaissent.

Quant à l'atténuation de leurs propriétés nocives, on peut à la rigueur admettre qu'elle puisse se produire. Mais il faut se garder de toute généralisation prématurée. Koch a pu cultiver pendant deux ans des bacilles de la tuberculose provenant d'une même souche, et les faire passer par près de cent générations sans constater la moindre atténuation dans leurs effets.

Certains faits que j'ai pu constater dans ces derniers temps me portent à croire que les microbes cholériques, soumis dans mes cultures à des variations fréquentes de température et dont les générations se sont succédées sans interruption depuis près de six mois, ont subi une *dégénérescence notable*. Les cultures de ces microbes dans la gélatine à 10 °/₀ présentent encore aujourd'hui les mêmes caractères, après avoir passé par plus de trente réinoculations, qu'ils avaient à l'époque où la culture, dont ils sont issus, fût instituée avec des virgules prises sur le cadavre (17 août 1884). Mais, chose remarquable, ces bactéries ont perdu depuis leur forme habituelle. Au lieu de virgules courtes ou de spirilles, je ne trouve plus, dans ces cultures, que des *filaments ondulés, enroulés, souvent bouclés et des fragments diversement courbés*, pareils à ceux qui auparavant n'apparaissaient que dans les cultures sur Agar-Agar épuisées.

Leur développement est, en outre, très ralenti et quel que soit le milieu dans lequel on les transporte, j'ai toujours observé qu'elles conservent cette forme filamenteuse. Il est rare d'y trouver des virgules plus ou moins caractéristiques.

Les propriétés pathogènes de ces microbes me paraissent aussi avoir subi une *atténuation considérable*. Les inoculations aux cobayes, que je n'avais pas pu reprendre depuis le 25 décembre dernier, ont complètement échoué à partir de cette époque. Quatre de ces animaux ont été inoculés récemment avec un à deux c. c. d'une culture dans de la gélatine, âgée de dix jours, sans avoir été aucunement incommodés. Quoique j'hésite encore à me prononcer sur ce point, je ne puis m'empêcher de croire que les bacilles-virgules recueillis à Marseille au mois d'août ont dégénéré. J'ignore, en ce moment, si d'autres observateurs sont arrivés aux mêmes conclusions. *Si leurs observations confirment les miennes, l'extinction des épidémies trouvera dans ces faits une démonstration expérimentale des plus intéressantes.*

Quels sont les principaux facteurs de cette dégénérescence? — D'après moi, il faut mettre en première ligne le nombre vraiment incalculable de générations qui se sont succédées dans mes cultures depuis six mois et l'absence d'un mode de reproduction par germes ou spores. Les microbes cholériques originels n'ayant pas pu se rajeunir par la sporulation et n'ayant pas cessé de se multiplier par division ou scissiparité, auraient peu à peu perdu leurs forces végétatives. Il faut encore ajouter à cette circonstance, l'influence énorme que les changements de température ont pu exercer sur leur vitalité. Mes cultures actuelles proviennent de microbes qui ont végété à la température moyenne d'une chambre chauffée à 18° pendant le jour; pendant la nuit, et surtout au moment de la période de gelée, la température s'y est souvent abaissée jusqu'à 5°. Cette sorte de « *chauffage discontinu* » me semble bien faite pour produire une atténuation de leurs propriétés pathogènes. Il serait fort intéressant de savoir si des observateurs, qui ont pris la précaution de maintenir leurs cultures de bacilles-virgules, pendant le même terme de six mois, à une température constante avoisinant 37°, ont constaté la même dégénérescence.

Il se pourrait aussi que les virgules, soumises dans les cultures artificielles à des conditions plus favorables, finissent cependant par perdre leurs propriétés nocives, au bout d'un certain temps. L'extinction des épidémies de choléra dans les pays qui paraissent réunir des conditions climatériques voisines de celles rencontrées dans la région d'endémicité prouve que ce parasite ne s'acclimate pas en dehors de l'*aire* circonscrite qu'il occupe dans l'Hindoustan même. La perte des propriétés toxiques de ce Schizomycète exotique, lorsqu'on le cultive hors de son habitat normal, amène naturellement à l'esprit des faits du même genre observés chez les espèces supérieures. On ne peut s'empêcher de comparer la bénignité des inoculations des bacilles-virgules dégénérés avec l'absence complète de toxicité que présente, par exemple, la ciguë (*Conium maculatum*) cultivée dans nos jardins.

« *Une autre qualité du virus cholérique, qui a une*
» *grande importance au point de vue pratique, c'est*
» *qu'il est peu stable. Si c'est un germe animé, on peut*
» *dire que sa vitalité est peu résistante : abandonné à*
» *l'air libre, il perd rapidement sa puissance nocive ;*
» *c'est une question de journées, de peu de journées,*
» *sans qu'il soit possible de préciser plus exactement la*
» *question. Il est très probable que le poison choléri-*
» *gène se détruit avec plus de promptitude quand l'air*
» *est fortement ozonisé* » (p. 871).

Dans l'état actuel de nos connaissances des propriétés biologiques de la virgule cholérigène, cette question si grave peut être résolue avec une grande précision. Nous savons *qu'elle n'existe pas à l'état dangereux dans l'air*, puisque la dessiccation la fait périr très rapidement. Ici encore on constate un accord presque complet entre l'opinion si autorisée de notre savant épidémiologiste et les faits empruntés à l'étude des virgules.

La transmission du choléra par l'air est encore admise comme un dogme par beaucoup de médecins. M. Proust écrivait, il n'y a pas bien longtemps, que « le miasme » cholérique paraît volatil ; il se mêle à l'air ambiant » qui semble être son véhicule principal, et il conserve » toute son action dans un air confiné (*). » Je ne crois pas devoir entreprendre une longue discussion de cette proposition, ni des raisons que M. L. Colin a fait valoir, de son côté, pour l'appuyer. M. le Dr Grancher en a fait amplement justice dans un excellent discours à la

(*) *Le choléra, étiologie et prophylaxie.* Paris, 1885, p. 85.

Société de Médecine publique et d'Hygiène de Paris (*).
J'y renvoie les partisans de cette théorie. Je conclus avec
lui que « la dissémination des germes cholériques dans
» l'air n'a jamais été prouvée directement, et que les
» faits invoqués en faveur de cette théorie sont passibles
» d'une autre interprétation et n'ont même pas la valeur
» de preuves indirectes. Rien ne nous autorise à affirmer
» que, dans une atmosphère confinée, l'air est le véhi-
» cule, et le poumon la porte d'entrée du contage cho-
» lérique. » Il ajoute encore plus loin : « Je n'entends
» donc pas affirmer que les germes morbides du choléra
» ne puissent jamais se rencontrer dans l'air, vivants
» encore et dangereux. Mais il me semble que les ensei-
» gnements du laboratoire, qui viennent corroborer
» ceux de l'observation médicale, nous autorisent à ren-
» verser la proposition aujourd'hui classique et à dire :
» la contagion indirecte du choléra par l'air atmosphé-
» rique est possible dans certaines circonstances excep-
» tionnelles ; la contagion directe par les ingesta est
» certaine, elle est la règle. »

J'ai déjà répondu à une réserve importante que M. Lefebvre croit nécessaire lorsqu'il dit que, « *dans certaines*
» *conditions, quand les objets imprégnés du poison mor-*
» *bide sont plus ou moins soustraits à l'action de l'air, ce*
» *poison peut conserver longtemps son activité* » (p. 871).
S'il est vrai que des germes ont pu conserver longtemps
leur activité, même pendant deux mois (fait de Lebert),
c'était précisément dans des circonstances qui devaient
rendre la dessiccation difficile : comme le dit M. Lefebvre,
c'est à propos de vêtements mouillés, placés à l'abri de

(*) *Revue d'hygiène*, 20 août 1884.

l'action de l'air, que ces observations ont été faites. Or, il n'est pas démontré que des *vêtements roulés en paquet et conservés dans un meuble fermé,* n'aient pas pu pendant un certain temps protéger les virgules contre la dessiccation. L'expérimentation directe m'en a fourni une preuve irrécusable et, à ce propos, je n'ai qu'à rappeler ici les expériences citées à la page 49.

« *Comment donc le poison cholérigène, émanant des* » *évacuations d'un sujet malade, s'introduit-il dans* » *l'organisme d'un sujet sain? On peut considérer* » *comme un fait établi qu'il y pénètre par les voies di-* » *gestives et par ces voies seulement* » (p. 873).

C'est là un fait capital pour l'interprétation du mode de transmission du choléra ; on doit avouer que les propriétés biologiques des virgules, l'absence d'une période de sporification et leur destruction rapide par la dessiccation doivent faire admettre qu'elles ne pénètrent dans l'organisme ni par l'air respiré, ni par la peau, mais exclusivement par la bouche avec les ingesta.

J'éprouve un grand plaisir à mettre ce fait en pleine lumière en empruntant encore à M. Grancher un exemple de la manière dont le contage peut se transmettre : « Il est démontré que l'eau, le lait, nos aliments, peuvent » être le véhicule du germe. Que l'on songe à toutes les » causes d'infection auxquelles est exposée la tasse de » lait que nous buvons, et ni le nombre, ni la simulta- » néité des cas ne saurait désormais nous étonner. Le » lait peut être souillé par la main qui le trait, par les » eaux de provenances diverses que le vendeur et ses » intermédiaires y versent, par le vase qui le contient, » par la main de la cuisinière qui le prépare, par la tasse

» où nous le buvons, par nous-mêmes enfin si nos mains
» sont contaminées. Appliquez ces réflexions à tous nos
» aliments, et vous vous demanderez plutôt comment
» on échappe à une épidémie de choléra, que comment
» on y succombe. La contagion par les choses suffit
» donc à expliquer la propagation du choléra dans la
» famille, dans la maison, dans la caserne et dans la
» ville. »

Les conséquences pratiques de la transmission du
choléra ainsi comprise sont énormes. Le même auteur
les a esquissées en ces termes : « Si le germe du choléra
» ne pénètre dans notre organisme ni par la peau, ni
» par le poumon, comme il est probable, mais seulement
» par les voies digestives, nous pouvons assez bien nous
» défendre, et par des mesures assez simples. Car le
» contact du cholérique n'est pas dangereux par lui-
» même ; ce qui est dangereux, c'est, quand on a souillé
» ses mains de ne pas les laver et de les désinfecter
» soigneusement. Ce qui est dangereux, c'est de boire ou
» de manger des aliments contaminés. »

Si la « microbophobie » n'avait d'autre résultat que de
nous donner une notion plus exacte des dangers réels de
contagion qui nous entourent en temps d'épidémie, la
peur qu'inspire cet infiniment petit serait, en somme,
des plus salutaires.

Je crois avoir suffisamment montré quelle vive lumière
l'étude des propriétés biologiques du microbe cholérigène jette sur les obscurités toujours renaissantes
de la doctrine pathogénique du choléra, lorsqu'on
cherche à les dissiper au moyen des seules ressources
que fournit l'observation pure. Opposons un instant à

cette pathogénie si lumineuse et si simple les faits contradictoires et les divergences interminables dont de
récentes discussions dans nos Académies ont donné le
spectacle peu édifiant : « sans parler, dirons-nous avec
» la *Gazette médicale* (18 octobre 1884), de la lutte tou-
» jours ouverte et toujours vive entre les partisans des
» deux grandes doctrines de l'importation et de la ge-
» nèse du choléra asiatique dans nos climats, on peut
» dire que toutes les questions relatives au mode de
» transmission ou de propagation de la maladie, aux
» conditions climatériques, topographiques et autres qui
» favorisent ou restreignent son extension, aux agents
» qui servent de véhicule à ces germes, etc., rencontrent
» presqu'autant d'opinions que d'observateurs. Aussi,
» bien loin d'être élucidées par toutes les recherches et
» les documents nouveaux, les obscurités qui règnent
» sur le choléra semblent être devenues encore plus pro-
» fondes. »

Pour montrer à quel entêtement final dans l'erreur
conduit l'observation clinique, je n'ai qu'à citer l'exemple
de deux hommes, aussi distingués l'un que l'autre par
leurs talents d'observation : J. Guérin et Ricord. Depuis
1832, ils n'ont cessé d'observer et d'étudier le choléra,
ils ont tout vu et ils maintiennent néanmoins, avec la
plus profonde conviction, l'origine spontanée du mal,
l'absence de contagion et l'inutilité des quarantaines!

Il est une dernière question qui nous intéresse au
point de vue de la pathogénie, et que M. Lefebvre a
traitée avec sa lucidité de vues habituelle. C'est celle de
la *réceptivité*. Il groupe sous trois chefs les conditions
qui favorisent chez l'individu la réceptivité spéciale pour

le germe morbide. Ce sont « *les causes débilitantes, les*
» *écarts de régime et les refroidissements* ». Mais il ne
nous indique pas comment elles agissent. Je crois pouvoir fournir une explication nette de cette difficulté.

On doit admettre que si les virgules se développent
dans l'intestin, ce ne peut être qu'après avoir subi incomplètement l'action du suc gastrique. Il est certain
que les acides de l'estomac les détruisent. Koch accorde
la plus grande importance à la prédisposition ainsi comprise et l'on reconnaîtra qu'elle s'allie parfaitement avec
les données cliniques. Or, toutes les causes qui favorisent la réceptivité, d'après M. Lefebvre, tendent également à produire des troubles gastriques, des catarrhes gastro-intestinaux qui modifient profondément les
sécrétions normales des muqueuses digestives, y déter-
minent la stase alimentaire et y provoquent des fermentations dans lesquelles se développent des acides faibles,
organiques, tels que l'acide butyrique, lactique, acétique, etc., beaucoup moins toxiques pour ces microbes
que le suc gastrique normal. Tous les médecins savent
que les alcooliques sont spécialement exposés en temps
d'épidémie; or le catarrhe chronique de l'estomac, dont
ils sont atteints, altère à ce point les fonctions sécrétoires, qu'elles sont pour ainsi dire nulles, et parfois
même remplacées par des sécrétions de mucus alcalin.

Il est clair, pour moi, que les troubles gastriques, la
diminution ou la suspension des sécrétions chlorhydro-
pepsiques constituent le plus grand danger qui puisse,
en temps de choléra, menacer l'individu, en le rendant
apte à contracter la maladie.

Il me reste à examiner encore quelque points de la

doctrine nouvelle du choléra sur lesquels la découverte de Koch a jeté une certaine lumière.

La découverte du microbe cholérigène dissipe bien des mystères qui ont pendant longtemps entouré l'origine et le mode de propagation de la maladie ; elle rend encore compte d'une manière suffisante des lésions anatomiques qu'elle engendre et de sa *physiologie pathologique.*

Les théories les plus diverses ont été formulées à ce sujet. Pour les organiciens tels que Delpech, Foy et Broussais, le grand sympathique, la moelle et les intestins étaient le siège d'altérations, de nature inflammatoire, tandis que Rochoux et Gull admettaient une altération du sang ou des organes digestifs, qui retentissait ensuite sur le système nerveux et sur toutes les fonctions. Snow, se rapprochant davantage des idées modernes, croyait à l'existence d'un poison spécifique contenu dans les matières vomies ou évacuées par l'anus ; Farr invoquait résolument l'existence d'une fermentation due à un principe zymotique d'origine organique. Nous arrivons ainsi aux idées modernes du parasitisme déjà entrevu par Hassall et Pacini, dès 1854, et défendues depuis par Budd, Thomé, Klob, Hallier et tant d'autres.

Les dernières conquêtes de la microbiologie, l'existence incontestée de microbes pathogènes, tels que ceux du charbon et de la tuberculose avaient rendu absolument probable celle d'un microbe cholérigène. Les méthodes modernes devaient bientôt nous faire connaître l'organisme figuré, dont la raison scientifique, comme l'a dit M. Marey, affirme l'existence.

Les observations de Koch, auxquelles se rallièrent les membres de la mission française, avaient établi que, chez les cholériques, les intestins sont les seuls organes où l'on puisse trouver des parasites. Là aussi devait-on chercher à découvrir l'espèce pathogène et les lésions primitives de la maladie. Or, les virgules spécifiques y ont été trouvées un grand nombre de fois et elles existent même dans la profondeur des tissus des parois intestinales. Supposons donc que quelques uns de ces microbes aient pénétré accidentellement dans ce canal. Aussitôt qu'ils se seront reproduits en assez grande quantité, et qu'ils se seront introduits dans l'épaisseur des tissus et dans le canal des glandes, ils détermineront directement par leur présence ou par l'intermédiaire du produit toxique qu'ils sécrètent une *irritation* plus ou moins intense de l'intestin et une *suractivité glandulaire* manifestée par des évacuations diarrhéiques. Lorsqu'ils sont arrivés à l'apogée de leur croissance, un ensemble de phénomènes généraux apparaissent et l'accès cholérique éclate.

A quoi sont dus les phénomènes locaux et généraux qui caractérisent la maladie, si l'on admet l'action pathogène des virgules? Les cas de choléra sec, sans évacuations, dûment constatés doivent nous faire rejeter la théorie de *l'irritation mécanique pure* défendue par Pacini et d'autres auteurs. D'autre part, la mort rapide survenant dans des cas, où la muqueuse intestinale présente à l'autopsie des lésions très peu profondes et où le contenu intestinal est formé d'une culture presque pure de virgules, nous conduisent à croire que le syndrôme cholérique est dû à l'absorption d'un poison puissant dont les effets s'étendent à toute l'économie et qui altère principalement le sang. Il est bien démontré aujourd'hui que les microbes ne se bornent pas à assi-

miler les substances nécessaires à leur accroissement ;
ils produisent aussi certains corps toxiques, des ptomaïnes, des ferments, que l'on a même pu isoler dans
certaines fermentations d'origine putride.

Nous possédons aujourd'hui des faits expérimentaux qui confirment cette hypothèse et qui ne peuvent guère être révoqués en
doute. M. Nicati a provoqué chez des chiens des phénomènes toxiques très marqués, par l'injection dans les veines (voir p. 91), de
liquides de cultures du microbe en virgule filtrés. Des expériences
du même genre, chez les cobayes, m'ont donné des résultats très
nets : ces animaux ont présenté des signes d'un empoisonnement
rappelant les phénomènes généraux caractéristiques du choléra
asiatique (voir p. 86).

Quelques expériences de laboratoire semblent justifier l'hypothèse que le sang des cholériques est altéré par
l'absorption d'une substance produite par les virgules :
Koch, dans une de ses cultures, dont la gélatine contenait un assez grand nombre de globules rouges et de virgules, a constaté une altération profonde des hématies
qui lui paraissait produite par l'action des virgules.
« Il semblait, dit-il (*), que la plaque renfermât dans son
» épaisseur une poussière rougeâtre, car par transpa-
» rence on apercevait encore l'impression laissée par les
» globules du sang. Dans cette couche de granulations
» rougeâtres, les virgules apparaissaient à l'œil nu
» comme des trous incolores. A l'aide du microscope,
» on constate que les virgules ont désorganisé les glo-
» bules rouges dans un périmètre assez considérable,
» bien au-delà des limites dans lesquelles la gélatine
» avait été liquéfiée. Cette observation prouve que les
» virgules exercent une action dissolvante sur les élé-

(*) *Loc. cit. Conferenz*, etc.

» ments morphologiques du sang et probablement aussi
» sur d'autres cellules. »

Les expériences de Richards (*) qui a vu des porcs
nourris avec des déjections fraîches de cholériques mou-
rir avec des phénomènes convulsifs au bout d'un espace
de temps qui varie entre quinze minutes à deux heures
et demie, parlent également en faveur de la présence
d'un toxique puissant dans les liquides intestinaux des
cholériques. La mort de ces animaux a été évidemment
produite par un empoisonnement et non par une infection cholérique provoquée artificiellement, puisque le
contenu de leurs intestins a pu être avalé par un autre
porc sans qu'il ait eu à en souffrir. Mais cette expérience
contraste avec les résultats négatifs d'essais du même
genre.

J'ai fait, il y a peu de temps, quelques essais pour
connaître les modifications que les virgules pourraient,
d'après les observations de Koch, exercer sur les globules
rouges du sang. D'après divers auteurs, ces corpuscules
présentent un aspect caractéristique chez les cholériques;
il était donc intéressant de voir si l'addition d'un liquide
de culture des virgules était capable de le reproduire.
M. le professeur Robin, entre autres, a signalé une
déformation particulière de ces organites, qui consiste,
d'après Hayem, en un ramollissement de leur plasma,
manifesté par l'absence de la déformation crénelée, par
le défaut d'agglutination en piles, et par une déformation
irrégulière qui semble produite par leur compression
réciproque. A ces caractères assez frappants, M. Nicati en
a ajouté un autre plus important : la dissolution de l'hémoglobuline. Voici comment il opère pour la rendre mani-

(*) *Ibid. Loc. cit.*

feste : « Quand on traite, dit-il (*), une goutte de sang par
» le violet d'aniline, le sérum albumineux se colore et les
» globules restent généralement incolores ; mais quand
» auparavant on a fixé les globules par l'acide osmique en
» solution au centième, le sérum peut rester incolore et
» toujours les globules sont fortement colorés. Or, dans
» le choléra, pendant la période algide, on trouve toujours
» un certain nombre de globules dépouillés d'hémoglo-
» bine, ce sont de vrais squelettes de globules, à peine re-
» connaissables à une enveloppe irrégulièrement plissée.
» Parfois ils sont rendus plus manifestes par la présence
» à la périphérie de petits points, qu'on pouvait prendre
» pour des microcoques, mais que la réaction ci-dessus
» indiquée nous apprend être des gouttelettes d'hémo-
» globine restées adhérentes. » Pour M. Nicati, ces
altérations sont d'ordre asphyctique et s'observent aussi
quand on empêche l'oxygénation du sang artériel par
la ligature ou la compression du vaisseau. Chez les cholériques, elles reconnaîtraient pour cause la soustraction
de l'oxygène par les virgules qui sont extrêmement avides
de ce gaz. Ce même observateur a signalé récemment
un fait nouveau ; outre la dissolution de l'hémoglobuline
des globules rouges du sang des cholériques à l'état
d'algidité, il a reconnu la présence de *parcelles de cette
substance dans les globules blancs*, dont le nombre pro-
portionnel est augmenté, comme on le sait.

Cette théorie a été l'objet de quelques objections.

M. Livon (**), entre autres, n'admet pas que les altérations des globules rouges soient d'origine asphyctique.
Pour lui, le choléra consiste dans une *lésion hématique*

(*) *Semaine médicale*, 9 oct. 1884, n° 41.
(**) *Marseille médical*, 30 oct. 1884.

primitive, (à laquelle les microorganismes, et en particulier, les virgules sont tout à fait étrangers). Il admet,
cependant, avec Nicati, que l'altération consiste dans le
ramollissement du globule, d'où résultent des déforma-
tions réciproques par pression, l'agglutination des masses
globulaires, d'autant plus abondantes que la période est
avancée. Mais, en outre, dans les cas très graves, la
fibrine se coagule en un réticulum que la coloration au
violet de gentiane rend très apparent. Ces altérations
ont été retrouvées dans tous les cas, et cet auteur pense
qu'elles sont pathognomoniques du choléra. Il déclare
qu'il n'a jamais constaté cette déformation globulaire
dans l'asphyxie. Le sang du cholérique présente, d'après
M. Livon, à l'analyse spectrale les deux bandes d'absorption de l'oxy-hémoglobine et non la bande unique
du sang désoxygéné. Ce n'est donc pas un sang asphyctique, mais un sang malade.

On voit que ces faits fort intéressants, mais qui manquent encore du contrôle expérimental, apportent, à tout
prendre, une confirmation nouvelle aux idées de Koch.
Ils s'expliquent parfaitement dans l'hypothèse où les
virgules produiraient un ferment soluble dont l'absorption par l'organisme amène l'empoisonnement du sang.

La vérification de cette hypothèse, en l'absence de
l'analyse chimique qui permettra d'isoler cette matière
toxique, pouvait-elle se faire par voie indirecte ?

Il ne manque pas d'expériences tendant à établir que
le sang des cholériques injecté dans les veines d'un animal peut agir comme un toxique puissant. Magendie,
en 1832 déjà, était parvenu à tuer des chiens de cette
manière. De même, Legros et Goujon, avaient provoqué,

en injectant d'assez fortes doses de sang ou de selles filtrées, dans les veines de ces animaux, une intoxication presqu'immédiate et souvent mortelle. Mais les résultats obtenus par les divers expérimentateurs dans toutes ces expériences ne concordent pas, et tout semble prouver que si le sang des cholériques jouit parfois de propriétés toxiques, le poison n'y existe pas constamment ou y disparaît rapidement. Malheureusement, on n'a pas suffisamment démontré qu'il s'agit d'un poison propre au choléra, et que les accidents causés par les injections intra-veineuses sont de nature cholérique. La nature même de cette matière toxique reste inconnue, malgré les expériences de Baudrimont (*) qui avait cherché à établir en 1866, que le sang des cholériques contient un principe analogue à la *diastase* qui serait également renfermé dans les déjections. Legros et Goujon (**) admettaient aussi que tous les symptômes du choléra s'expliquent par la présence de la diastase dans le sang.

L'épidémie actuelle a permis de reprendre ces importantes recherches, et la question encore douteuse me paraît avoir fait un pas en avant.

M. Livon (***) croit avoir déterminé des accidents de nature cholérique en injectant du sang de cholérique, en petite quantité, à divers animaux. De tous les sangs avec lesquels il a expérimenté 28 fois, il résulte que deux seulement, recueillis au début de la période algide, l'un sur le cadavre, l'autre sur le vivant, et un troisième sur

---

(*) Journ. de l'anat. et de la physiol. de Robin, vol. IV, 1867, p. 300. ROBIN, *Indications historiques concernant les expériences tentées dans le but de découvrir le mode de transmission du choléra.*
(**) Ibid. *Recherches expérimentales sur le choléra*, p. 584, vol. III, 1866.
(***) Loc. cit., *Marseille médical*, 30 oct. 1884, p. 582.

un sujet mort en période algide, ont donné des résultats positifs. Deux lapins sont morts au bout de douze à dix-huit heures et ont présenté des lésions anatomo-pathologiques assez semblables à celles du choléra. Toutes les autres expériences faites avec du sang pris à la *période algide prolongée* ou à la période de réaction, ont eu des résultats absolument négatifs. Il est donc probable que le sang perd assez rapidement sa virulence et l'on doit noter que sa plus grande toxicité correspond avec la période la plus caractéristique de l'attaque.

Quoique ces expériences paraissent plus démonstratives, on doit avant d'admettre leurs résultats comme définitifs, instituer des expériences de contrôle avec du sang emprunté à d'autres malades et bien établir qu'il ne s'agit pas *d'accidents septiques*.

L'analyse chimique des produits de la fermentation occasionnée par les virgules dans les milieux de culture et l'étude de leur action toxique sur les animaux jetteront un grand jour sur cette question. Je compte, dès que mes recherches m'en donneront le temps, m'en occuper. Je me bornerai, pour le moment, à résumer rapidement quelques expériences préliminaires que j'ai faites dans ce but, et dont les résultats constants m'ont beaucoup frappé. Quand on place une goutte de sang frais, extrait du doigt par une piqûre d'aiguille, sur un porte-objet disposé en chambre humide et placé sur la platine chauffante de Ranvier, maintenue à 37° à l'aide du thermo-siphon de d'Arsonval, on observe, après y avoir ajouté une quantité infinitésimale d'un liquide de culture des virgules, une série de transformations très intéressantes : les organismes s'y multiplient parfaitement, et dès la première heure on voit se produire la déformation des globules, décrite par M. Nicati. Les hématies se transforment en masses irrégulières, se gonflent et pâlissent. Elles se fusionnent en plaques, et quand on appuie sur le porte-objet, on les voit diffluer et se désagréger avec la plus grande facilité. J'ai pu constater d'autres altérations plus caractéristiques des globules rouges et des leucocytes, sur lesquelles je me réserve de revenir dans la suite, après de nouvelles expériences. Des expériences de contrôle m'ont démontré que ces modifications des éléments sanguins ne sont pas dues à des phénomènes cadavériques.

Le micro-spectroscope indique nettement dans ces préparations la désoxygénation, même quand la cellule, où le sang est renfermé, communique par un tube bouché au moyen d'une bourre d'ouate avec l'air et qu'il s'y renouvelle constamment. Sans doute, les virgules aérobies, si avides d'oxygène, ont dépouillé les globules rouges de ce gaz.

En se plaçant dans l'hypothèse de Koch, à laquelle se sont ralliés aussi les expérimentateurs français, MM. Strauss et Roux, et en admettant avec eux que l'action pathogène des virgules est liée à la formation d'un produit toxique, on arrive à se rendre compte avec la plus grande vraisemblance de l'évolution des processus cholériques. Le poison produit ses effets de deux façons ; il détermine une altération des cellules épithéliales, leur mortification, et par suite la desquamation plus ou moins complète de la muqueuse de l'intestin grêle et de ses villosités. Dans les cas graves, cette destruction va jusqu'aux couches profondes de la sous-muqueuse de l'intestin. En même temps, il est absorbé et passe dans le sang ; il provoque des altérations profondes de ses éléments, qui retentissent sur tout l'organisme et s'étendent aux tissus les plus éloignés et spécialement au système nerveux. De là ces phénomènes généraux caractéristiques d'*algidité, de cyanose,* qui reflètent si bien une intoxication générale, une toxicémie profonde. Les sécrétions intestinales profuses, la deshydratation des tissus et du sang, son épaississement, etc., sont des phénomènes accessoires, qui peuvent manquer, dans les cas de choléra sec, par exemple, et dans lesquels on trouve néanmoins les altérations propres des tissus. Lorsque des évacuations profuses existent, ces troubles s'expliquent par l'action du toxique exercée sur le système nerveux ganglionnaire et vaso-moteur, et par la stase du sang dans les capillaires.

Lorsque la mort survient rapidement, c'est-à-dire quand le poison a été absorbé à très hautes doses, on ne trouve que des lésions superficielles de la muqueuse, quelques traces à peine d'entérite, due à l'action irritante des produits toxiques, et pas d'hémorragies capillaires ; dans ces cas aussi, le contenu intestinal est formé d'une culture à peu près pure de virgules.

Quand l'organisme résiste à l'intoxication, les lésions intestinales s'accentuent et s'aggravent : la mortification des couches intestinales apparaît sous forme de membranes diphtéritiques ; des ruptures de vaisseaux et des hémorragies interstitielles se produisent. Dans les cas prolongés, avec des lésions réactionnelles de nature inflammatoire, les liquides intestinaux sont mêlés de sang décomposé, de pus, et d'éléments de tissus désagrégés et en putréfaction. Les virgules ont disparu devant l'in-

vasion des espèces propres à ce genre de décomposition.
On voit alors prendre naissance des produits toxiques
de nature septique, dont l'absorption provoque des phénomènes bien différents de ceux dus au poison cholérique. La scène change et les symptômes typhoïdes de la
période de réaction font apparition. Les lésions rénales
très marquées qu'on constate dans la période algide
viennent encore ajouter à cette intoxication les effets de
la stase urinaire et de l'urinémie, qui doivent jouer un
grand rôle dans la production des phénomènes nerveux
de cette période de l'attaque.

Les lésions du rein cholérique qui ont été étudiées récemment
par Strauss et Roux (*) et par Klebs (**), sont des plus constantes
et existent, d'après ce dernier auteur, dans tous les cas. Elles sont
caractéristiques, jusqu'à un certain point, de la maladie et consistent dans une altération profonde des épithéliums qui sécrètent les
principes essentiels de l'urine, c'est-à-dire des épithéliums des
tubes contournés et de ceux de la partie large de la branche
ascendante des anses de Henle. Leurs noyaux, sur les coupes colorées au violet de gentiane, ont ou bien complètement disparu,
ou bien ne contiennent plus de trace de substance chromatique.
Ces cellules présentent, en un mot, les modifications caractéristiques de la *nécrose de coagulation* de Weigert. La substance
cellulaire est fortement tuméfiée, un peu trouble, et quand le
processus pathologique est arrivé à son acmé, elle remplit la
lumière des canalicules.

« Il est probable, dit Klebs, que dans le choléra asiatique il se
produit une substance qui attaque le protoplasme cellulaire et que
cette substance, formée peut-être par l'activité des spirilles cholériques dans l'intestin, est résorbée : si cette substance est diluée,
arrivant en contact avec les tissus elle y produit un état atro-

(*) *Recherches anatomiques et expérimentales sur le choléra, observé
en 1883, en Egypte, par MM. Strauss, Roux, Nocard et Thuillier.*
Archives de Physiologie. 15 mai 1884, n° 4, p. 394 à 409.
(**) *Recherches anatomiques et expérimentales sur le bacille-virgule
du choléra asiatique, par MM. Klebs, Ceci et Van Ermengem.* Notice du
D⟨r⟩ Firket, communiquée à la Soc. méd. chir. de Liège. V. Annales de
cette Société. Novembre 1884.

phique (rate, foie, tissu cutané, etc.); concentrée, elle détermine directement la nécrose, comme dans les veines.

» Une partie des symptômes nerveux graves que présentent les malades doit être attribuée à l'urémie, comme les cliniciens l'ont d'ailleurs soutenu si souvent, et comme nous l'avons entendu proclamer au lit du malade par le professeur Maragliano.

» Les thromboses artérielles, qui peuvent parfois conduire à la nécrose, peuvent s'expliquer par l'action du poison sur les parois vasculaires, de même que la dessiccation de la conjonctive oculaire, du péricarde, de la peau, etc. Tandis que l'on rapportait ordinairement toutes ces altérations au refroidissement résultant des évacuations intestinales, il convient de les considérer comme le résultat d'un affaiblissement de l'activité vitale des cellules. L'argument le plus important que l'on puisse invoquer à l'appui de cette opinion, c'est que toutes ces altérations ont été observées dans les cas de choléra sec, lesquels se sont montrés surtout à Gênes. »

« Il est impossible, disent d'autre part les expérimentateurs de la mission française en Égypte (*), de ne pas être frappé de l'unité des lésions anatomiques provoquées dans les divers organes par l'agent cholérique, lésions qui partout, sur l'intestin, sur le rein, sur la muqueuse du bassin et de la vessie, sur les séreuses, se traduisent par la mortification rapide et l'exfoliation des revêtements épithéliaux ou endothéliaux.

» L'ischémie artérielle développée dans le stade algide peut tout au plus jouer le rôle de cause adjuvante dans la production des lésions, et le rôle essentiel doit être revendiqué pour l'altération du liquide sanguin lui-même, de quelque nature qu'on se la représente. Nous n'en voulons pour preuve que l'analogie manifeste des lésions rénales dans le choléra avec les lésions de cet organe dans les autres maladies infectieuses où l'ischémie artérielle et l'algidité font défaut. »

(*) *Loc. cit.*, p. 409.

CHAPITRE DEUXIÈME.

CONSÉQUENCES PRATIQUES DE LA DÉCOUVERTE DU MICROBE CHOLÉRIGÈNE DE KOCH.

Tout ce qui tend à jeter quelque lumière sur le mystère qui enveloppe l'origine et la nature des maladies épidémiques, dont la connaissance « importe à la fois, comme le dit M. Besnier (*), à la vie des hommes et à l'intérêt des nations », sera reçu avec intérêt par le public médical. Mais l'immense retentissement de la découverte de Koch, ne s'explique pas seulement par l'importance des problèmes scientifiques qu'elle résoud. Chacun pressent les services éminents qu'elle doit rendre à la prophylaxie du fléau. Seuls, quelques sceptiques se demandent encore à quoi une pareille découverte pourra servir. On a dit de même de la découverte mémorable du bacille de la tuberculose, « qu'elle n'a rien fait et qu'elle ne pouvait rien faire. » (Jaccoud.)

A ceux qui croient que l'étude du microbe de Koch ne constitue qu'une inutile question d'histoire naturelle, et qui ne soupçonnent même pas sa valeur pratique pour le diagnostic, je demanderais volontiers « ... s'il faut » mépriser toutes les notions scientifiques dont les con- » séquences pratiques ne sont pas encore tirées? Un » homme de science a-t-il le droit de dire : ce que je ne » sais pas aujourd'hui, on ne le saura pas demain? Des

(*) *Bull. Acad. méd. de Paris*, 1884, p. 1013.

» *praticiens* à courte vue, ajoute le même auteur, ont
» commencé ainsi par mépriser d'autres bacilles que les
» virgules de Koch, et cependant la médecine antisep-
» tique, la chirurgie antiseptique, l'obstétrique antisep-
» tique sont le grand progrès de ce siècle (*) ! »

Les médecins qui croient à l'exactitude des travaux de
Koch sur le microbe cholérigène, et qui voudront bien
accorder quelque valeur aux recherches de contrôle exposées dans ce travail, n'auront pas de peine, je crois,
à reconnaître dès maintenant les résultats pratiques de
cette découverte. Avec un grand maître de la science
médicale moderne, Virchow, ils penseront qu'on peut
désormais envisager avec un esprit plus serein les dangers menaçants d'une épidémie de choléra, à cause des
armes nouvelles que cette découverte met entre nos
mains pour la combattre.

Dès aujourd'hui, en effet, cette découverte est suscep-
tible d'une double application pratique : en permettant
de préciser le diagnostic en face des premiers cas qui
envahissent une localité, elle met l'autorité à même de
prendre à temps les mesures de préservation, propres à
circonscrire le mal et à l'étouffer sur place ; en éclairant
le médecin sur la question du diagnostic, la recherche
du bacille permettra d'instituer un traitement approprié
dès le stade initial, c'est-à-dire à un moment où il y a
les meilleures chances d'enrayer la maladie.

  « La précision et la sûreté du diagnostic, dit très bien
» l'*Instruction médicale sur le choléra*, publiée par la
» *Société médicale de Lyon* (**), acquièrent en temps

(*) VERRIEST. V. *Revue des sc. médicales de Louvain*, mai 1884.
(**) V. *Lyon médical*, n° 35, 31 août 1884.

» de choléra, une importance bien plus grande qu'en
» temps ordinaire. Si, en effet, l'on prend pour le cho-
» léra une manifestation morbide étrangère à la maladie,
» on sèmera la terreur et l'on encouragera pour ainsi
» dire toutes les conséquences déplorables de cette der-
» nière ; si l'inverse a lieu, et si le choléra est mé-
» connu, le résultat pourra être plus fâcheux encore, car
» toute règle prophylactique, commandée par l'existence
» d'un cas contagieux, sera alors négligée. Enfin, en
» temps d'épidémie, les inhumations sont rapides et pré-
» maturées, et tous les auteurs citent des empoisonne-
» ments criminels ou autres pris pour le choléra, et qui
» sont restés mal élucidés ou impunis par ce fait qu'on a
» fait disparaître et même soumis à la destruction par
» les caustiques le corps du délit, le cadavre du prétendu
» cholérique. »

Que de malheurs, que de deuils et de ruines, auraient
pu être évités si la nature des premiers cas isolés, qui,
à Toulon, ont signalé l'épidémie dont les ravages s'étendent toujours, avaient été reconnue quinze jours plus
tôt ! Alors que des hygiénistes experts entre tous, hési-
taient à se déclarer sur le caractère grave, contagieux de
la maladie, le contage allait se disséminant au loin et
formait de nombreux foyers d'infection. Les légions
innombrables et désormais invincibles des virgules cholériques, après avoir multiplié à Toulon, prenaient domicile à Marseille et de là gagnaient les régions méridionales de la France, l'Italie et l'Espagne. Si l'on avait fait
appel quinze jours plus tôt aux lumières de Koch, au
lieu de perdre un temps précieux à échanger des dépê-
ches chiffrées, qui sait si l'épidémie localisée dans la
marine, à Toulon, n'aurait pas pu être étouffée sur place ?

En Allemagne, les médecins, les praticiens eux-
mêmes, ont mis le plus grand empressement à accepter
la nouvelle découverte. Se souvenant des services que
la recherche du bacille de la tuberculose rend tous les
jours pour le diagnostic, ils saluèrent de leurs meilleures espérances la découverte du microbe en virgule.
Peut-être même s'exagérèrent-ils la facilité de cette recherche, en admettant que l'examen microscopique rendrait
les mêmes services pour reconnaître le choléra.

Mais on ne tarda pas à savoir par Koch lui-même,
dans sa conférence à l'Office sanitaire de Berlin, que la
recherche microscopique des virgules, au point de vue
du diagnostic, n'avait pas une aussi grande valeur. On
sût, dès lors, que la forme en *coma* ne leur appartient pas
exclusivement et n'est pas suffisamment caractéristique,
que leur apparition dans les selles est très fugace, et que
dans les cas, où ces microbes y sont rares, le microscope
ne permet pas de former un jugement sûr quant à leur
présence. Mais Koch affirma sans hésitation que l'examen
bactérioscopique supplée, dans tous les cas, à l'insuffisance assez fréquente de l'examen microscopique. *Les
procédés de culture, peu compliqués en fait, mettent,
d'après lui, aux mains des praticiens tout ce qui est
nécessaire pour établir le diagnostic du choléra dans les
cas douteux en vingt-quatre à trente-six heures !*

On a beaucoup discuté pour savoir si ces méthodes
pourraient être mises en pratique, en temps utile, par un
nombre suffisant de médecins au courant de la technique
des cultures. On a même objecté les difficultés grandes
de ces recherches, les erreurs très préjudiciables que des
expérimentateurs peu exercés pourraient commettre et

les installations coûteuses nécessaires pour cette étude. Koch a fait justice de ces objections, en déclarant que le *diagnostic du choléra par la recherche du microbe offrait moins de difficultés que celui de la tuberculose par la méthode de coloration du bacille*. Le Gouvernement allemand est entré si bien dans ses vues, qu'il a fait instituer au laboratoire de Koch des cours pratiques, dans lesquels les médecins (*), préposés au service de santé militaire et civil, seront initiés à cette recherche. L'opinion publique a ratifié cette décision et met dès aujourd'hui la plus grande confiance dans ses résultats ; dans leur réunion annuelle du **27** septembre dernier, les médecins fonctionnaires du service de santé de l'Empire ont émis le vœu de voir instituer des cours du même genre à leur usage.

En Belgique, et c'est avec un sentiment profond de tristesse que je dois le constater, il serait impossible d'appliquer avec le même promptitude et le même espoir de succès une des notions scientifiques les plus fécondes du moment. Le personnel nombreux, spécialisé, discipliné, armé de pouvoirs, auquel Koch apprend en ce moment à reconnaître le choléra et à se servir des meilleures armes pour le combattre, n'existe pas chez nous. L'instruction, le dévouement de nos médecins sont hors de doute et de conteste, mais l'absence d'un enseignement spécial dans nos Universités, laisse la plupart d'entre eux étrangers aux progrès récents de la microbiologie. L'exemple d'une nation puissamment organisée

---

(*) Les cours de l'Office sanitaire commencés le 15 septembre 1884, ont pris fin le 18 janvier 1885. Onze séries de cours d'une durée de dix jours chacun ont eu lieu ; 126 médecins de toutes les provinces de l'Empire et 20 médecins étrangers, venus d'*Autriche*, de *Russie*, d'*Angleterre*, d'*Italie*, d'*Espagne*, de *Suède*, du *Luxembourg*, de l'*Amérique du Nord* et de l'*Australie* y ont pris part.

en tout ce qui regarde l'hygiène publique et capable de
trouver, s'il le faut, des centaines de médecins instruits
dans les méthodes nouvelles de la bactériologie, doit
nous engager à faire un triste retour sur nous mêmes.
Qu'il fasse enfin comprendre aux autorités supérieures et
aux corps constitués l'urgence des réformes que réclament depuis longtemps nos hygiénistes les mieux placés
pour juger les causes de notre infériorité !

Il importe, néanmoins, d'après moi, d'examiner jusqu'à quel point des mesures du même genre pourraient
être utilement prises dans notre pays. — Mes confrères
qui s'intéressent aux choses de la microbiologie et
aux applications cliniques de la microscopie, savent ce
qu'il faut en penser. Je ne me dissimule aucunement
combien la technique des cultures et l'étude des microorganismes est peu répandue parmi nous ; néanmoins,
j'ai l'espoir que nous pourrions mettre en pratique, en
temps utile, une des plus précieuses acquisitions que la
médecine et l'hygiène aient faites depuis longtemps,
et je souhaite que les autorités responsables de la santé
publique sachent faire tous les efforts et les sacrifices
nécessaires pour en faire bénéficier notre pays.

Ayant acquis quelque habitude des méthodes d'analyse bactérioscopique employées par Koch, après les
avoir pratiquées pendant assez de temps, je puis me
prononcer en connaissance de cause sur les difficultés
de la recherche du microbe du choléra en vue du
diagnostic. Or, j'avance sans crainte, que tout médecin
qui n'a pas complètement perdu l'habitude du maniement du microscope, peut être initié en quelque temps à
entreprendre ce travail.

On ne doit donc pas absolument abandonner l'idée

d'utiliser chez nous, en présence de l'épidémie qui menace de franchir nos frontières, ces recherches qui permettent d'établir rapidement la nature des premiers cas douteux de choléra.

Convaincu de l'extrême importance de ces recherches, je ne crains pas d'affirmer qu'il est urgent pour notre pays de suivre l'exemple donné par une grande nation voisine et de faire tous les efforts nécessaires pour préparer, de cette manière, au combat les forces vives dont nous pouvons disposer.

Je proposerais à cet effet de désigner, à bref délai, pour chacune de nos provinces, un médecin ayant la connaissance nécessaire du microscope et des notions générales sur la recherche et la culture des microorganismes. Il serait utile de l'adjoindre aux Commissions médicales *à titre consultatif* pendant toute la période de temps où nous serions sous le coup de l'invasion du choléra. Il existe dans nos corps enseignants et parmi les membres de nos sociétés savantes, un nombre de micrographes plus que suffisant préparés pour entreprendre ces recherches.

Il ne serait pas difficile d'approprier à Bruxelles l'une ou l'autre dépendance d'une institution officielle, de préférence à l'École vétérinaire de l'État, de manière à pouvoir y installer les instruments et les appareils nécessaires pour les travaux de bactérioscopie. Ces médecins pourraient y passer le temps requis pour acquérir les connaissances voulues et s'initier pratiquement au diagnostic du choléra par l'examen microscopique et la culture des virgules.

Je possède dans mon laboratoire tous les éléments nécessaires pour ces travaux. Je mets à la disposition du Gouvernement des séries de préparations microscopiques nombreuses des organismes du choléra et d'autres microbes pathogènes. Les reproductions photographiques que j'en ai faites constitueraient des moyens de comparaison très instructifs. J'offre aussi, pour atteindre le but, des cultures du microbe cholérigène dans des milieux variés. Enfin les connaissances spéciales que j'ai acquises dans l'étude bactérioscopique du microbe du choléra appartiendraient entièrement aux confrères qui auraient à les utiliser.

Je crois, Monsieur le Ministre, que votre département en prenant sous sa haute protection le projet que j'ai l'honneur de lui soumettre, recevrait l'approbation bien méritée de ceux qui s'intéressent à la santé publique.

La découverte de Koch n'eût-elle fourni à la médecine clinique qu'un moyen de diagnostic précieux, elle ne mériterait pas moins de prendre rang parmi ses meilleures acquisitions. Mais l'hygiène, la plus utile entre toutes les sciences sociales, est en droit d'en attendre bien d'autres ; tous ses adeptes reconnaissent l'incertitude qui règne encore aujourd'hui dans l'application des mesures sanitaires publiques et privées destinées à combattre les ravages des maladies contagieuses. Les épidémiologistes de toutes les écoles admettent que le meilleur guide pour l'adoption d'une prophylaxie réellement efficace est la connaissance exacte de la nature des contages, de leur condition d'existence, de transmission. L'emploi des moyens de désinfection ne repose-t-il pas nécessairement sur l'action destructive que certains agents physiques et certaines substances chimiques exercent sur les microbes pathogènes ?

Des enseignements précieux pour la prophylaxie découlent de l'étude des propriétés biologiques du microbe cholérigène. Désormais la doctrine de l'importation et l'utilité des quarantaines, etc., se trouvent démontrées scientifiquement. Les bases d'une prophylaxie publique conforme aux faits sont jetées, et le moment semble venu de les utiliser pour établir une prophylaxie unifiée et internationale réellement efficace. Koch a fort bien fait ressortir l'importance de la découverte du principe contagieux du choléra, lorsqu'il disait en commençant sa conférence :

« Toutes les mesures sanitaires doivent s'appuyer » sur une base scientifique aussi solide et aussi incon- » testable que possible. Il ne s'agit pas seulement » d'institutions très coûteuses, mais encore du salut » de milliers d'hommes. Or, cette base scientifique fait » défaut quand il s'agit de la plupart des maladies » épidémiques et en particulier du choléra. Il n'est donc » pas surprenant que les idées qui ont été émises au » sujet des mesures à prendre contre ce fléau soient » très différentes. Les uns prétendent que le choléra est » une maladie spécifique provenant des Indes ; d'autres » contestent cette manière de voir et disent que le choléra » peut naître spontanément aussi dans d'autres pays et » qu'il ne dépend pas d'une cause spécifique. Celui-ci » admet que le choléra ne peut être importé que par les » maladies et leurs effets, celui-là croit qu'il se propage » aussi par les hommes en bonne santé, par des mar- » chandises ou par de simples courants d'air. Il est » clair que pour pouvoir combattre sérieusement le cho- « léra, il faut d'abord être d'accord sur les principes » essentiels de son étiologie. »

Il serait désirable que tous les médecins qui admettent que les preuves données jusqu'ici du pouvoir spécifique du bacille-virgule sont suffisantes, et que le grand public lui-même se pénètrent, en présence de l'ennemi qui menace de franchir nos frontières, des notions nouvelles pour la prophylaxie du choléra qui résultent des propriétés biologiques de ce microbe. Ces données ont été formulées avec précision et sous une forme claire et plus ou moins *populaire* dans les *Instructions* que le Gouvernement prussien a fait publier cette année (Annexe A). J'appelle sur elles toute l'attention qu'elles méritent, et je crois qu'il serait extrêmement utile d'en favoriser la diffusion parmi nous, en les traduisant sous une forme appropriée aux habitudes et aux usages de notre pays.

La plupart des Etats qui composent l'Empire allemand ont édicté des règlements analogues et la grande Chancellerie tient la main à ce qu'ils soient strictement observés. Les nombreux fonctionnaires sanitaires de l'Empire, nommés après un examen qui constate leurs connaissances spéciales, veillent partout à l'exécution de ces mesures. Dans les moindres villes et même dans les villages, on attend l'ennemi, et tout est depuis longtemps préparé pour le combattre efficacement.

Notre Gouvernement n'a pas tardé, à l'approche du fléau, de mettre à l'étude les mesures prophylactiques les plus convenables pour entraver sa propagation. Le Conseil supérieur d'Hygiène publique et l'Académie de médecine, l'an dernier déjà, ont adopté des Instructions, qui sont entre les mains de tous les fonctionnaires. Récemment encore l'Académie a consacré plusieurs séances très fructueuses à l'examen des mesures complémentaires que ses membres auraient à proposer à ce sujet ; dans des travaux remarquables plusieurs d'entre eux ont indiqué des réformes ou des améliorations des plus utiles. La ville de Bruxelles elle-même, grâce à son organisation sanitaire modèle, à son Bureau d'Hygiène, que l'Académie de Paris (*) savait si bien apprécier, en déclarant récemment, « qu'il serait nécessaire d'établir » dans les villes importantes un bureau d'hygiène ana- » logue à celui de Bruxelles », n'a rien négligé pour mettre en œuvre les moyens les plus utiles de préserva- tion.

Je me garderai donc d'ajouter quoi que ce soit aux mesures générales qui ont été prises et de discuter leur efficacité. Je ne me sens d'ailleurs ni la compétence ni l'autorité nécessaires pour intervenir dans un débat qui touche aux plus graves et aux plus difficiles questions de l'hygiène et de la salubrité publiques. Me bornant uniquement au rôle modeste que m'assignent des recher- ches très spéciales, je me permettrai seulement de sou- mettre aux hygiénistes quelques données nouvelles pour la désinfection des produits cholériques et la pré- servation individuelle qui me sont suggérées par l'étude du microbe cholérigène. Pour mieux en faire saisir le côté innovateur, je les ai notées en regard des paragraphes des Instructions publiées récemment par le Gouvernement (Annexe B).

Les modifications qu'elles y apportent résultent surtout de mes recherches au sujet de l'action exercée par les principaux antiseptiques sur le germe cholérique et de l'examen comparatif que j'ai fait de ces Instructions avec celles promulguées par divers pays et notamment

(*) *C. R. Acad. méd. de Paris.*

14

par l'État prussien (Annexe A). Les Instructions de
ce dernier pays, basées sur la découverte du microbe
de Koch, forment un ensemble de prescriptions scientifiques des plus rationnelles. Quelque opinion que
l'on se fasse sur leur valeur, on conviendra « qu'elles
» sont peu gênantes pour les particuliers et qu'elles ne
» sauraient en tout cas être mises en parallèle avec les
» risques à courir et les désastres à redouter en cas
» d'épidémie confirmée (*). »

Quant aux mesures de salubrité publique qui me
paraissent les plus utiles en temps de choléra, je crois,
en résumé, pouvoir conseiller les suivantes :

A. Organisation de postes de surveillance aux zones
des frontières.

B. Déclaration obligatoire par les logeurs, hôteliers,
pères de familles, médecins, etc., de tous les cas
suspects.

C. Institution, dans chaque quartier, de comités de
salubrité et de postes médicaux chargés de l'inspection
de l'état sanitaire, de la mise à exécution des mesures
de prophylaxie et de désinfection dans les maisons où
des cas de choléra se sont produits.

D. Institution de *désinfecteurs publics* chargés de la
désinfection à domicile partout où un cas de choléra
a été constaté.

E. Installation de baraquements et d'hôpitaux volants
pour les malades pauvres et tous ceux qui consentiront
à être traités hors de chez eux.

F. Prohibition de l'importation de fruits, légumes, etc.,
provenant de contrées infectées par le choléra.

(*) Lereboullet. *Gaz. hebdomadaire*, p. 522, août 1884.

G. Surveillance rigoureuse des établissements de blanchissage de linge, laiteries, etc.

Mais il peut paraître prématuré de baser tout un système prophylactique sur des découvertes qui ne sont pas encore définitivement admises. Les recherches de contrôle dont les résultats sont connus jusqu'ici et qui les confirment, peuvent sembler encore trop peu nombreuses et l'on est en droit d'exiger qu'elles soient reprises bien des fois et par des expérimentateurs différents avant de leur accorder toute la valeur des faits acquis. J'ai longtemps partagé ces hésitations, et si je pense aujourd'hui que la connaissance des propriétés biologiques du microbe de Koch peut servir dès maintenant de guide dans l'adoption des mesures sanitaires dirigées contre le choléra, c'est que ma conviction au sujet de l'utilité extrême de ces connaissances nouvelles s'est faite.

Il manquait, en effet, jusqu'ici une hypothèse logique et une base rationnelle à tout notre système de défense contre ce fléau. Or, aux théories hasardées, à l'incohérence et à l'incertitude des doctrines pathogéniques, la découverte du microbe est venue substituer la réalité des faits expérimentaux faciles à contrôler. A ce titre déjà, l'existence du microbe cholérigène pouvait dès aujourd'hui être utilement admise pour la pratique de la police sanitaire. D'autre part, les mesures dictées par la connaissance de ses propriétés ne constituent qu'un minimum en fait de prophylaxie : cette considération émise par Virchow (*), doit définitivement nous engager *à considérer le microbe en virgule comme le seul objectif des*

(*) *Conferenz zur Erörterung d. Cholerafrage.* Discussion du 1er jour, *loc. cit.*

mesures préventives à prendre. Avec Virchow, je n'hésite donc pas à dire qu'il faut se conduire comme s'il était la *cause unique et nécessaire du choléra*, et diriger contre lui tous les moyens capables de l'anéantir.

*
* *

1. — Étude de l'action que les parasiticides les plus usités exercent sur la vitalité du microbe cholérigène.

La désinfection des produits cholériques, qui constitue le chapitre le plus important de la prophylaxie de ce redoutable fléau, a été l'objet de nombreuses recherches et de longues discussions; mais, malgré les nombreux travaux des hygiénistes, le plus grand désaccord règne encore sur le choix des moyens les plus propres pour annihiler les propriétés contagieuses des matières évacuées par les malades.

Il devait en être ainsi aussi longtemps que l'agent même de la contagion nous était inconnu, et qu'une base scientifique servant à établir l'efficacité des diverses substances germicides faisait défaut. La découverte du microbe cholérigène est heureusement venue mettre un terme à cette indécision; l'étude de ses propriétés biologiques est faite et nous a appris à connaître son mode de multiplication, ses conditions d'existence hors de l'organisme humain, et ses voies de transmission du malade à l'individu sain. Des expériences de laboratoire permettent de le reproduire, de le cultiver et de plier ainsi le corps même du délit à toutes les exigences de nos recherches. Il reste maintenant à étudier la résistance qu'il offre aux agents destructeurs de la vie chez les microorganismes, et à établir ainsi sur une base solide le choix des moyens les plus sûrs pour le rendre inerte.

Pour décider du choix de l'agent parasiticide le mieux approprié pour combattre les effets dangereux des matières cholériques, il faut donc soumettre le microbe cholérigène lui-même, dans des conditions variées, à l'action directe des substances germicides et déterminer par des expériences positives et nombreuses leur degré de puissance.

Bien des circonstances doivent entrer en ligne de compte quand on veut connaître exactement l'action des parasiticides sur les microorganismes pathogènes.

Rien ne permet jusqu'ici de conclure des vertus antiseptiques d'un corps chimique quelconque sur une espèce pathogène donnée à l'utilité de son emploi contre d'autres. Dans chaque cas particulier et pour chaque microbe, il faut établir le degré de résistance offert par le microorganisme mis à l'étude aux agents germicides, et soumettre chaque espèce pathogène à toute la série de corps auxquels on a reconnu jusqu'ici une action nuisible sur la vitalité de ces êtres.

On doit, en outre, chercher à savoir si l'espèce étudiée produit des spores, des germes résistants, ou si elle ne se multiplie que par scissiparité, et quelles sont les doses nécessaires, non-seulement pour arrêter *son développement* mais encore pour *la tuer* sûrement dans ces deux états, dont la résistance vitale est si différente. Il va sans dire, lorsqu'il s'agit de la désinfection de matières aussi dangereuses que les selles des cholériques, qu'on ne peut se contenter des agents qui s'opposent à la multiplication des microorganismes dans les divers milieux infectés par leur présence. On doit nécessairement et avant tout chercher à les rendre inactives en tuant les microbes qu'elles contiennent.

Il faut encore à étudier les effets des germicides dans les différents milieux où le germe morbide peut exister et dont la composition très variable nuit souvent à l'action antiseptique. On s'efforcera donc de réunir les conditions rencontrées dans la pratique, soit qu'il existe dans l'air à l'état de germe ou de spore, soit qu'il se reproduise dans des produits pathologiques riches ou pauvres en matières albuminoïdes, en sels minéraux divers, etc.

Enfin, pour terminer cette étude, on examinera avec soin la manière de faire un usage pratique et économique des parasiticides dans chaque cas particulier, et l'on donnera la préférence aux agents désinfectants les plus sûrs, les moins dangereux à manier et dont le prix de revient est peu élevé.

Comme on le voit, ces conditions multiples qui doivent être remplies pour la recherche d'un bon désinfectant, ne peuvent être réalisées qu'au moyen de nombreux essais, qui exigent de longues investigations et des expériences de laboratoire multipliées. Cette étude expérimentale du pouvoir germicide des divers corps chimiques présente, en outre, de grandes difficultés. Pour s'en faire une idée exacte, il faut connaître les conditions variées dans lesquelles il faut se placer pour éviter les chances d'erreurs très graves, qui résulteraient d'une généralisation non justifiée par les faits et de l'application peu raisonnée des résultats du laboratoire à la pratique en grand.

L'étude de la question du choix du meilleur désinfectant pour neutraliser l'action nocive des produits cholériques m'a occupé pendant de longues semaines (*); mais en l'absence de l'aide et des ressources que donnent les laboratoires officiels, je n'ai pu jusqu'ici entreprendre qu'un nombre d'expériences très restreint. J'ose croire cependant que leurs résultats ne paraîtront pas dénués d'intérêt. Ces recherches préliminaires ne tarderont pas à être reprises par des expérimentateurs plus favorisés et leurs expériences complèteront les lacunes nombreuses qu'on peut y rencontrer.

Avant d'exposer ici les principaux résultats de mes observations, je rappellerai d'abord quelques faits empruntés à l'étude biologique du microbe du choléra, qui peuvent servir de guide dans l'appréciation de son degré de résistance aux germicides habituellement employés.

On peut considérer comme un fait acquis que le bacille-virgule ne produit pas de spores. Dès lors, il était très vraisemblable qu'il n'opposerait pas une résistance très grande aux parasiticides, dont l'efficacité a déjà été démontrée pour d'autres espèces, pour le *Bacillus anthracis,* par exemple. Or, on sait par les recherches de Koch, de Toussaint, d'Onimus, de Falck, de Perroncito, de Ratimoff, etc., qu'à l'état adulte, cet organisme est très facilement détruit par des doses de substances anti-parasitaires qui sont sans action sur ses spores. Il était donc à prévoir que le microbe de Koch qui ne se reproduit que par scissiparité, constitue un organisme peu résistant.

(*) Les résultats de ces expériences, qui m'ont surtout occupé pendant le mois d'octobre et de novembre derniers, ont été communiqués, sous forme de conclusions, au *Bureau de l'Académie de médecine de Bruxelles,* le 18 janvier dernier.

D'autre part, les travaux de Koch et mes propres recherches ont établi que la dessiccation le tue rapidement et qu'il ne peut végéter dans des milieux à réaction à peine acide ou privés complètement d'oxygène. Tous ces faits empruntés à son histoire naturelle peuvent être utilement mis à contribution pour entraver son développement et facilitent, avec le concours des agents toxiques proprement dits, sa destruction.

On peut diviser les moyens dont nous disposons pour tuer le microbe du choléra en deux groupes :

Ce sont d'abord des **agents physiques** capables de détruire sa vitalité, tels que *la dessiccation à l'air libre, la chaleur sèche et les vapeurs d'eau bouillante.*

Dans une seconde classe, on peut ranger les **agents chimiques** qui agissent sur ces infiniment petits comme des toxiques, de même que certains poisons tuent les êtres supérieurs. On peut les diviser en parasiticides *liquides,* — qu'on emploie à l'état de dissolution, — et en parasiticides *gazeux.*

Pour l'étude de ces différents moyens de désinfection, j'ai eu recours aux méthodes expérimentales employées au laboratoire de l'Office sanitaire impérial de Berlin, et que Koch nous a fait connaître dans un remarquable travail, publié dans les Mémoires de cet Institut (*Mittheilungen aus d. Gesundheitsamte.* Vol. I, 1882. *Ueber Desinfection,* p. 234). Les cultures pures du microbe cholérigène m'ont fourni des matériaux abondants pour l'essai des différents agents germicides. Enfin, la méthode d'inoculation du choléra à certains animaux que MM. Nicati et Rietsch, de Marseille, ont les premiers employés,

m'a permis, dans quelques cas, de donner la preuve
directe de la virulence ou de l'absence de pouvoir infectant des produits de culture soumis à l'action modifica-
trice de diverses substances.

PREMIÈRE CLASSE.

1. Dessiccation. — On ne peut plus contester que
la dessiccation à l'air libre ne constitue un moyen des
plus simples et des plus économiques pour rendre inactif
et détruire complètement le germe cholérique. Partout
où il peut être mis en pratique, c'est-à-dire partout où la
matière contagionnante existe en petite quantité, étendue en surface et en couches minces, de manière à arriver
rapidement à siccité, on pourra y recourir. Mais il va
sans dire que ce moyen de désinfection ne trouve son
emploi que *dans les cas où l'on peut soustraire les objets
souillés au contact de tout autre objet pouvant leur
servir de véhicule.* Il faut, en un mot, qu'ils puissent être
mis **hors d'usage** jusqu'à ce que leur dessiccation
soit absolument complète et sans qu'il y ait le moindre
danger de contamination pour les personnes ou pour
d'autres objets.

Ces circonstances limitent considérablement l'emploi
de ce mode de désinfection, et l'on comprend que les
Instructions sanitaires de l'Empire allemand ne recom-
mandent d'y recourir qu'à titre exceptionnel pour les
objets facilement altérables qui ne peuvent être soumis
à une désinfection suffisante par d'autres moyens, comme
le sont, par exemple, *les lits de plume, les divans,
les matelas, les banquettes des chemins de fer,* etc.
Ces Instructions exigent que ces objets soient mis hors

d'usage pendant six jours et exposés à l'air dans un endroit sec et chaud, à *l'abri de la pluie.*

Elles proposent aussi la même mesure pour les locaux qui auraient été occupés par des cholériques ; « quand » cela sera possible, on les évacuera et aérera pendant » six jours, afin de les sécher complètement. Dans cer- » tains cas on pourra activer la dessiccation par le » chauffage. »

D'autre part, la dessiccation ouvre un vaste champ à la prophylaxie privée. Puisque les eaux contaminées constituent un des véhicules habituels du contage cholérique, il doit être dangereux de s'en servir pour le lavage des ustensiles de cuisine, de tous les vases destinés à contenir nos aliments, d'autant plus que ces objets, après avoir été souillés, servent de récipients à des substances alimentaires, du lait, du bouillon, des fruits ou des légumes, qui fournissent aux germes cholériques des milieux nourriciers très favorables pour leur multiplication si rapide. On ne saurait donc recommander avec trop d'insistance, en temps d'épidémie, de *sécher la vaisselle au four*, avec le plus grand soin, et pour plus de sûreté, il faudrait la relaver dans de l'eau bouillante.

Je n'ai pas besoin de rappeler ici les expériences positives qui démontrent combien les virgules sont hostiles à la dessiccation. Ce fait n'a rien de surprenant étant donnée la faible résistance que la plupart les microorganismes de la classe des Schizomycètes , à l'état adulte, offrent à la sécheresse. On savait depuis longtemps qu'il en est ainsi pour presque tous les microbes qui ne produisent pas de spores, les microcoques et les bactéries, ainsi que pour les bacilles, en dehors de la période de sporulation. On a observé depuis longtemps que le sang d'un animal atteint de fièvre charbonneuse perd sa virulence en quelques heures lorsqu'il a été exposé à l'air libre et desséché.

Expérience I. — J'ai répété un grand nombre de fois, par les états hygrométriques les plus différents, les expériences de Koch. Pour cela, on dépose sur des lames de verre une goutte d'un liquide ou d'un produit de culture quelconque, où grouillent par milliards des bactéries caractéristiques du choléra. On laisse sécher cette petite quantité de liquide à l'air libre ou sous une cloche, en plaçant la préparation au-dessus d'un cristallisoir contenant de l'acide sulfurique anhydre ou du chlorure de calcium sec. Toujours, après quelques heures, on constate, dans ces conditions, que les germes déposés sur ces lames de verre ont complètement cessé de vivre. En effet, si l'on verse sur la poussière, qui reste après l'évaporation du liquide de culture, de la gélatine nutritive, du bouillon de poule ou du sérum fluide, bien stérilisés, on n'y voit pas se développer d'organismes et il n'y apparaît, en tout cas, jamais de virgules cholériques. Ces expériences répétées avec des cultures variées et de différents âges, *prouvent clairement que dans les conditions expérimentales où on les a cultivés jusqu'ici, ces organismes sont irrémédiablement tués par la dessiccation.*

Expérience II. — La dessiccation peut être singulièrement retardée par la nature du milieu, lorsque, par exemple, il est gélatineux ou de nature colloïde, mucilagineuse; aussi ai-je tenu à me placer dans des conditions expérimentales permettant de connaître le temps nécessaire pour obtenir le même résultat dans ces cas.

De la gélatine nutritive et de l'Agar-Agar ensemencés et étendus en couche de 2 à 3 mm. d'épaisseur, sur des lames de verre ont été employés à cet effet. Exposées à l'air libre, à la température d'une chambre habitée (15° en moyenne) et dans un air assez sec, j'ai constaté que ces plaques étaient stérilisées au bout de deux à trois jours.

Dans une chambre non chauffée (5°-12°), où régnait une *humidité très notable*, la dessiccation des plaques a été très lente ; néanmoins, à partir du sixième jour, aucune d'elles n'a plus fourni d'organismes vivants. Pour m'assurer de la mort des virgules qui avaient été semées sur ces plaques, j'ai procédé d'une manière un peu différente de celle employée plus haut. La pellicule de gélatine ou d'Agar-Agar durcie et raccornie par la dessiccation a été détachée avec précaution au moyen d'un couteau stérilisé et un fragment a été mis dans du bouillon stérilisé et placé à l'étuve à 57°. Lorsque des cultures sur plaques faites avec de la gélatine nutritive à laquelle j'avais ajouté quelques gouttes de ce bouillon, âgé de trois ou quatre jours, ne contenaient pas de colonies de virgules, j'ai conclu de cette expérience que les virgules avaient péri.

Expérience III. — Afin de me rapprocher encore davantage des conditions rencontrées dans la pratique, j'ai imbibé des fragments de flanelle, de toile et un morceau d'un tapis de laine, stérilisés à l'étuve à vapeur, de gélatine nutritive contenant 0,5 % de substance mucilagineuse, d'Agar-Agar, ensemencée avec une culture au bouillon. Ces conditions réalisent, en effet, très approximativement celles qu'on rencontre dans la pratique, lorsque des liquides diarrhéiques, *muqueux*, par exemple, ont été répandus sur des literies, des vêtements, des tapis, etc. J'ai placé ces objets, *lors d'un premier essai*, dans une caisse d'emballage en bois, mal jointe ; *dans un second essai*, ils ont été exposés librement à l'air, mais protégés par un couvercle en carton. La température ambiante était de 16° à 18° et l'air sec. Au bout de un, deux, trois et quatre jours, des fragments de ces tissus ont été enlevés avec des ciseaux flambés, mis dans du bouillon et placés à l'étuve à 37°. Les ballons ensemencés avec des fragments datant de vingt-quatre à quarante-huit heures ont donné des préparations où les virgules typiques étaient parfaitement reconnaissables et existaient en grande abondance. Mais, à partir du quatrième jour, ces tissus ont été trouvés absolument secs. Les ballons qui furent ensemencés à partir de ce moment, restèrent stériles dans quelques cas, la plupart furent infectés de microbes divers. L'essai bactérioscopique de ces derniers liquides n'a pas fourni, dans des cultures sur plaques, de colonies caractéristiques de virgules.

Dans un troisième essai, des fragments de tissu du même genre ont été mis simplement dans une chambre, dont les murs montraient des traces évidentes d'humidité, et où aucun feu n'avait été allumé depuis longtemps. La température moyenne n'y a pas, pendant toute la durée de l'expérience, dépassé 15°. La dessiccation des objets n'était pas complète après douze jours. Néanmoins, les essais de culture ne donnèrent pas de virgules ; mais leur disparition pourrait être due, dans ce cas, à la décomposition putride évidente, dont la matière nutritive était devenue le siège. J'examinerai plus loin l'influence de la putréfaction sur le développement de ces organismes.

Expérience IV. — Un fragment de papier buvard de

15 cent. carrés plié en quatre doubles a été imbibé de bouillon de culture et placé au centre d'un paquet formé avec une chemise de toile roulée en une masse peu volumineuse et ficelée. Le papier imbibé était enveloppé dans un petit sac de papier stérilisé à l'étuve et le tout a été abandonné dans une chambre constamment chauffée, pendant le jour, entre 15° à 25° et où l'air était sec. En ouvrant le paquet dix jours plus tard, j'ai trouvé que le papier conservait encore des traces d'humidité. Un fragment mis dans du bouillon et placé à l'étuve a promptement altéré ce liquide et les préparations microscopiques d'une goutte de cette culture contenaient d'énormes quantités de virgules.

Je regrette de n'avoir pas pu prendre, dans le cours de ces essais, l'état hygrométrique exact de l'air; les résultats de mes expériences eussent gagné en précision. Elles me paraissent cependant suffisamment probantes pour justifier une application très pratique de ce moyen de désinfection, lorsqu'il s'agit, par exemple, d'objets poreux souillés par des matières cholériques et qui ne peuvent pas être stérilisés par l'étuve à vapeur. Mais pour que ce procédé donne toute sécurité, il me paraît nécessaire de les mettre hors d'usage *huit jours au moins, dans un endroit sec, bien aéré et chauffé, en hiver du moins, vers* 20° à 25°. Je ne crois pas, cependant, qu'il y ait lieu de recourir à ce moyen dans la généralité des cas. On doit plutôt le considérer comme une mesure complémentaire applicable surtout à l'assainissement des chambres des malades, et destiné à assurer la destruction des virgules qui se seraient infiltrées avec les liquides contagieux dans les fissures des meubles et des parquets, des murs, etc., où

les fumigations diverses ne peuvent guère les atteindre.
Il serait utile de combiner ces deux moyens.

Dans les cas prévus par les Instructions sanitaires
prussiennes, la mise hors d'usage des appartements et
des objets contaminés me semble donc offrir des garanties
suffisantes pour l'adoption de ce moyen de stérilisation.

2. Chaleur sèche. — La chaleur d'une étuve à
air portée à 140° tue tous les microorganismes ; ce fait
expérimental admis par tous les microbiologistes, est
parfaitement démontré par l'usage journalier qu'on fait
dans les laboratoires de ce procédé de stérilisation.

Des recherches récentes ont cependant beaucoup contribué à diminuer la confiance trop grande que les hygiénistes avaient placée dans ce moyen. *Ici encore il y a
loin des essais entrepris sur une petite échelle, dans le
laboratoire, à leur application à la pratique en grand.*
D'après Koch (*), la désinfection par l'air sec et chaud
présente, en pratique, de tels inconvénients et tant
d'inexactitude dans ses résultats qu'il faut complètement
renoncer à son emploi. Les expériences qu'il a faites avec
Wolffhügel démontrent que pour atteindre le degré de
chaleur voulu, de plus de 110°, les objets à désinfecter
doivent être exposés à l'étuve pendant très longtemps,
de telle sorte que ce moyen de désinfection devient fort
coûteux. De plus, on n'est pas assuré d'obtenir la destruction complète des germes, même en poussant la
température à un degré où les objets à désinfecter peuvent être notablement endommagés.

Ces résultats d'expériences nombreuses et positives ont

(*) *Mitt. aus d. Kais. Gesundheitsamte.* Vol. I, 1881. *Untersuchungen
ü. d. Desinfection mit heisser Luft,* p. 321.

été reçus avec beaucoup d'incrédulité en France, et elles sont encore loin aujourd'hui d'avoir ébranlé la confiance que beaucoup d'hygiénistes placent dans la désinfection par l'étuve. Cependant, M. Vallin (*) a fait récemment, à la Maternité de Paris, des expériences qui l'ont conduit à des résultats identiques. En présence des faits faciles à vérifier, cités par cet auteur, on doit admettre que l'air sec et chaud pénètre difficilement au centre des matelas, des oreillers, des ballots de couvertures, des habits roulés en paquets, etc., ces corps conduisant mal le calorique, et que la désinfection par ce moyen est loin d'être aussi sûre qu'on se plaît généralement à le croire. Voici, entre autres, une expérience très probante de Wollfhügel, qu'il est facile de répéter : il a placé dans une étuve, où la température avait été maintenue pendant quatre heures entre 140° et 148°, un paquet formé d'une pièce de flanelle roulée, dont les plis contenaient des thermomètres à maxima. Ces thermomètres marquaient à la fin de l'expérience : au centre même, 34,5°, et à partir du centre, après 4 doubles d'étoffe 43,0,

      8 doubles   —   52,7,
   12 doubles   —   66,5.

De plus, des fragments de pommes de terre séchées, sur lesquelles avaient végété un microcoque très caractéristique, le *M. prodigiosus*, et qui avait été placés à côté de ces thermomètres n'étaient pas stérilisés et les microorganismes se sont parfaitement reproduits dans de nouveaux milieux.

Il n'est guère douteux que les virgules cholériques, soumises aux mêmes conditions, n'eussent conservé leur virulence, et l'on en peut conclure que la stérilisation

(*) *Revue d'hygiène*, août 1884.

des vêtements empaquetés, des ballots de marchandises, des matelas de laines épais, etc., souillés par des déjections, n'est rien moins que certaine quand elle s'opère à l'étuve. Malgré la faible résistance que présente l'organisme spécifique du choléra, et bien qu'il soit démontré qu'une température avoisinant 60° le tue sûrement, il y a donc lieu pour les objets volumineux de recourir, dans la pratique, à d'autres moyens de désinfection.

Les expériences de Koch et de Vallin me paraissant avoir suffisamment établi l'insuffisance de la stérilisation par l'air sec, je n'ai pas cru nécessaire de les répéter pour les virgules cholériques. Il m'aurait été difficile d'ailleurs, de les réaliser dans de bonnes conditions, n'ayant pas d'étuve spacieuse à ma disposition. Un essai fait en petit et dont le résultat est d'autant plus probant, démontre cependant nettement à quel danger on s'expose, même quand il s'agit de microbes aussi peu résistants, en se fiant à l'action destructive de la chaleur sèche des étuves à désinfection.

Expérience V. — Un morceau de papier buvard stérilisé, de 4 à 5 cent. carrés, replié plusieurs fois et sur lequel j'avais versé du bouillon de culture de virgules de manière à l'imbiber parfaitement, a été mis, avec un thermomètre à maxima, au centre d'un paquet formé par l'enroulement d'un fragment de couverture de laine faisant 18 tours. Ce rouleau haut de 25 c. et ayant un diamètre de 22 c., fut placé dans une petite étuve, de capacité double environ, chauffée pendant deux heures à 110°. Après avoir enlevé ensuite un fragment de ce papier buvard, qui était encore légèrement moite, je l'ai semé dans du bouillon stérile ; le thermomètre à maxima mar-.

quait 55°. Quatre jours après l'ensemencement, des virgules fourmillaient dans le liquide de culture.

3. Chaleur humide. — L'eau bouillante exerce une action destructive très énergique sur la vitalité des microorganismes et sur leurs germes. Koch (*) affirme que les spores du *Bacillus anthracis périssent au bout de deux minutes quand on les plonge dans l'eau bouillante*, tandis qu'elles ne sont tuées, à la chaleur sèche de 140°, qu'*après trois heures.*

Le procédé le plus simple pour utiliser l'action de l'eau portée à 100° consisterait donc à plonger les objets souillés dans des récipients où de l'eau serait maintenue en ébullition. Mais en pratique on se heurte ici encore à diverses circonstances qui diminuent considérablement l'efficacité de ce moyen de désinfection. La chaleur se distribue très inégalement dans un volume quelque peu considérable d'eau et on court le risque de ne pas atteindre dans toutes les couches du liquide le degré de température voulu. D'autre part, au point de vue économique, il faut une dépense assez grande de combustible pour élever et maintenir le liquide à 100°. Ces raisons ont engagé Koch à chercher une méthode plus sûre et moins coûteuse présentant tous les avantages de la chaleur humide, et il est parvenu à la trouver dans l'emploi des *vapeurs d'eau à 100° sans cesse renouvelées.* Des expériences très précises et très nombreuses, faites à l'Office sanitaire de Berlin par Koch, Gaffky et Loeffler, ont établi les nombreux avantages de la vapeur d'eau. Employée sous une pression peu considérable, elle pénètre les corps

(*) *Mitth. a. d. Gesundheitsamte*, vol. I. — *Versuche ü. die Verwerthbarkeit heisser Wasserdämpfe zu Desinfectionszwecken*, p. 321.

poreux les plus divers, les vêtements de laine les plus
épais, et opère sûrement la destruction des germes les
plus résistants en moins d'*une demi-heure*. En outre, ce
moyen de désinfection a l'avantage de ne pas détériorer
les tissus, même après un séjour très prolongé dans les
vapeurs. Mais il exige, pour donner des résultats complets, l'emploi d'appareils spéciaux, d'ailleurs fort simples, et combinés de manière que la vapeur à 100° y
circule librement et s'y renouvelle sans cesse.

L'Office sanitaire de Berlin recommande exclusivement l'usage de cette méthode de désinfection pour les
objets volumineux, tels que les literies, les vêtements, etc., qui ont servi aux cholériques et qu'on
soumettait jusqu'ici à l'étuve sèche. Les Instructions allemandes indiquent, en outre, quelques appareils simples pour la mettre en pratique. « Les objets légers
» et faciles à pénétrer devront rester au moins une heure
» soumis à l'action de la vapeur d'eau; les objets plus
» volumineux et d'une pénétration moins facile devront
» y rester deux heures, sans compter le temps qui serait
» écoulé depuis l'entrée du courant de vapeur jusqu'au
» moment où la température a atteint 100 degrés. La
» vapeur doit être produite de préférence par une chau-
» dière à vapeur, et conduite dans le local de la désin-
» fection par un tuyau passant dessous; elle s'échappe par
» une ouverture de même diamètre que celui du tuyau
» de conduite et pratiquée dans la partie supérieure du
» local. Où il n'y a pas de chaudière à vapeur, on pourra
» se servir d'une grande chaudière à lessive, sur laquelle
» on renversera un tonneau en bois, dont le fond du
» bas est enlevé, et celui du haut percé d'une ouverture
» pour l'échappement de la vapeur et pourvu d'un ther-

» momètre. Les objets à désinfecter sont placés dans le
» tonneau et maintenus au moyen de cordes, de
» claies, etc. »

Cet appareil très pratique pourra être improvisé partout et me paraît appelé à rendre de grands services.

Mais en l'absence d'une installation de ce genre, on pourra recourir sans danger au lessivage des vêtements, literies, etc. des cholériques, si l'on prend soin de laisser séjourner ces objets pendant vingt-quatre heures au moins dans un liquide désinfectant, comme la solution d'acide phénique à 5 %, où on les aura souvent remués. Un lessivage dans de l'eau bouillante, additionnée d'un savon très alcalin, complètera sûrement leur désinfection.

DEUXIÈME CLASSE.

I. Désinfectants gazeux. — Les principaux, parmi ceux qui ont été conseillés, sont les vapeurs de chlore, de brome et d'anhydride sulfureux. L'emploi des atmosphères gazeuses pour détruire les germes contagieux présente, à première vue, de nombreux avantages : elles sont d'un usage facile et économique, et leur efficacité, en raison même de l'état physique du principe germicide, paraît devoir être très grande. On s'imaginerait difficilement un moyen plus pratique pour désinfecter à peu de frais de grands espaces, tels que les locaux, les chambres, qui ont été habitées par des cholériques. Mais il importe d'examiner si les substances gazeuses agissent avec l'énergie qu'on est généralement disposé à leur accorder. Ici encore, la voie expérimentale va nous fournir des données sûres.

1. Brome. — Les vapeurs bromées ont été vantées récemment en Allemagne comme un moyen de désinfection très efficace. Jusqu'ici elles n'ont guère été employées en Belgique et en France, et je ne m'y arrêterai que pour rappeler les recherches très étendues et très exactes dont elles ont été l'objet à l'Office sanitaire de Berlin. Les expériences de Fischer et de Proskauer (*) ont parfaitement démontré qu'elles sont loin de répondre aux espérances qu'on avait fondées sur elles, et qu'elles produisent une détérioration rapide des pièces de vêtements qui y sont exposées, quand on les emploie en quantité suffisante pour atteindre le but.

2. Chlore. — Une nombreuse série d'expériences faites par les mêmes auteurs ont mis en lumière l'action destructive puissante que l'air humide saturé de chlore exerce sur les microorganismes pathogènes les plus résistants. Les indications de la désinfection par le chlore ont été parfaitement établies par leurs recherches, et j'admets avec eux qu'elle ne peut convenir pour désinfecter les vêtements, les literies, etc. et tous les tissus, en général, à cause des dégats que l'action chimique de ce gaz occasionnerait infailliblement. Ainsi limité, son usage se borne à la désinfection des chambres de malades, salles d'hôpital, etc., et peut avoir son utilité, en temps d'épidémie, lorsqu'il s'agit de rendre habitables, au bout de peu de temps, des locaux infectés.

Quant à l'efficacité des vapeurs chlorées dégagées par le chlorure de chaux qu'on verse avec la plus grande prodigalité sur nos places publiques, dans les impasses

---

(*) *Mitth. A. d. Gesundheitsamte.* Vol. II, 1884. — *Ueber d. Desinfection mit Chlor u. Brom*, p. 228.

et dans la bouche des égouts, partout enfin où l'arrosage à grande eau et le balayage rendraient des services autrement grands, je crois qu'on est à peu près d'accord pour les considérer comme un inutile gaspillage. Des expériences directes démontrent, d'ailleurs, comme on le verra plus loin, combien les mélanges, connus sous le nom de chlorure de chaux, liqueur de Labarraque, etc., sont illusoires.

Expérience VI. — J'ai fait quelques essais qui prouvent que le chlore est un toxique puissant pour les virgules cholériques. Dans divers essais, j'ai exposé pendant une heure, puis pendant trois, six et douze heures des plaques de verre de 10 c. carrés environ, sous une cloche de verre ayant près de dix litres de capacité, dont l'atmosphère était humide et presque saturée de chlore. La gélatine nutritive ensemencée et étendue en couche mince sur ces plaques a été complètement stérilisée après trois heures et n'a pas présenté la moindre trace de végétations.

Trois tubes de gélatine contenant une culture au 4ᵉ jour et bouchés à l'ouate ont été exposés dans les mêmes conditions sous une cloche ayant 8 litres de capacité. Après douze heures de séjour dans l'atmosphère chlorée, six tubes ont été inoculés avec la gélatine liquéfiée des premiers et sont restés stériles. La même expérience faite avec des cultures sur pommes de terre a donné des résultats analogues.

Expérience VII. — Dans un second essai, fait sur une plus grande échelle, j'ai exposé huit plaques préparées de la même façon, pendant six heures, dans une chambre assez vaste, et dans laquelle j'avais dégagé du chlore en grande quantité, de manière à y établir une proportion de ce gaz au moins égale au 1/3 du volume d'air. L'air de cette chambre avait été saturé d'humidité par d'abondantes aspersions d'eau sur le plancher et les murs. Deux de ces plaques placées sous un meuble, à 15 centimètres du sol, la face ensemencée en dessous, ont présenté, après les avoir soustraites à cette atmosphère et placées en chambre humide, sous cloche, quelques colonies de virgules. Quatre autres plaques avaient été disposées dans les coins de la chambre, de manière à ce que leur surface chargée de gélatine fût tournée tantôt du côté des murs, tantôt vers l'espace libre. Trois ont donné lieu à un développement d'organismes cholériques. La gélatine nutritive sur les deux dernières plaques, qui avaient été mises sous le plancher et recouvertes de planches mal jointes, s'est transformée en trente-six heures en un liquide puriforme, fourmillant de virgules.

Je crois pouvoir conclure de ces expériences, peu nombreuses, à la vérité, mais suffisamment probantes, quand on les rapproche des résultats obtenus par Proskauer, que le chlore ne tue sûrement les microoganismes, même ceux qui ne produisent pas de spores, que dans le cas où la matière infectante est étendue en couches minces, placée au contact de l'atmosphère chlorée dans des espaces clos de faible capacité, dans lesquels ce gaz peut se diffuser également, et quand les objets à désinfecter subissent son action pendant plus de trois heures.

3. Soufre. — Les vapeurs que dégage le soufre en combustion ont été très recommandées dans ces derniers temps pour l'assainissement des grands espaces, tels que les chambres des malades, etc. Des expériences récentes, citées par M. Dujardin-Beaumetz, auraient démontré leur utilité pour la désinfection des objets souillés par les déjections cholériques, puisqu'il suffit de laisser en contact avec ces vapeurs pendant vingt-quatre heures des cultures de virgules en tubes, bouchés avec de l'ouate, pour obtenir leur stérilisation.

Je ne suis pas aussi convaincu de l'efficacité de ce moyen, et voici quelques essais qui justifient mes doutes :

Expérience VIII. — Dans de petits blocs de verre excavés, dont on se sert dans les laboratoires pour cultiver les microbes pathogènes (v. Koch. *Etiologie der Tuberculose,* — *Mittheilungen a. d. Gesundheitsamte,* vol. II), j'ai versé de la gélatine nutritive inoculée avec une culture pure (8ᵉ jour) des virgules. Trois de ces godets ouverts ont été mis sous une cloche de dix litres de capacité, où j'avais brûlé environ dix grammes de soufre. Après quarante-huit heures de séjour dans cette atmosphère très chargée de vapeurs sulfureuses, j'ai retiré ces blocs, qui ne présentaient aucune trace de végétations. Mais leur contenu, après avoir été exposé au contact de l'air humide, sous une cloche de verre, s'est transformé, en trois à quatre jours, en un liquide puriforme exhalant l'odeur caractéristique des cultures des virgules et dans lequel des organismes pullulaient d'une manière étonnante.

Expérience IX. — La même expérience faite avec un morceau de feutre très épais sur lequel j'avais versé une certaine quantité d'une culture dans du sérum fluide a donné des résultats aussi peu complets. Un fragment de ce tissu placé dans du bouillon a donné en trente-six heures une culture de virgules. Cet essai a été répété depuis dans des conditions plus rapprochées de celles qu'on rencontre dans la pratique. L'atmosphère d'une chambre a été presque saturée de vapeurs soufrées; dans les coins et sous les meubles, j'avais placé des morceaux d'un tapis de laine, des fragments pliés en plusieurs doubles d'une couverture et des étoffes diverses roulées en paquet. A l'intérieur de chacun de ces paquets, se trouvait un morceau de papier buvard replié quatre fois sur lui-même et entouré d'un fragment de tissu de laine stérilisé, de manière à protéger le papier qui avait été imbibé avec un liquide de culture contre toute contamination. Même après vingt-quatre heures de séjour dans le milieu soufré, je n'ai pas obtenu une stérilisation complète du papier.

Je crois, avec Wolffhügel (*), qu'on ne peut pas compter sur les fumigations soufrées pour désinfecter des corps volumineux, des ballots de marchandises, des tapisseries ou des tentures, moins encore les matelas et les objets de couchage que l'on croit être contaminés. Il est beaucoup plus sûr de recourir aux vapeurs d'eau surchauffée dans ces cas.

Quant à la désinfection des chambres, dont les parquets, les murs, les meubles, etc. pourraient avoir été souillés par des déjections, il importe d'examiner de près jusqu'à quel point les vapeurs d'un gaz toxique pour les bactéries du choléra, parviennent en pratique à l'accomplir. Il ne peut être question, quand il s'agit du contage cholérique, de purifier un air chargé de miasmes ou d'émanations. Le contage, les observations les plus positives le démontrent à satiété, ne se conserve

(*) *Mittheilungen*, etc. Vol. I, 1881, p. 188.

pas dans l'air. Dès lors, il ne saurait être d'aucune utilité de chercher à détruire par des vapeurs toxiques un miasme cholérigène dont tout démontre la non existence. Les fumigations chlorées, bromées ou sulfureuses pourraient, tout au plus, être dirigées contre d'autres microbes dont les spores infinitésimales se répandent dans l'atmosphère et y gardent leur virulence. Mais les recherches des expérimentateurs, cités plus haut, mettent fortement en doute l'action de ces gaz sur les germes résistants qui flottent à l'état de poussière sèche dans les endroits habités.

En fait de choléra, on doit donc chercher uniquement à dénaturer les matières infectantes provenant des malades, selles ou vomissements, qui auraient été répandues dans les interstices des planchers et des meubles, dans le sous-sol, dans les pores des tissus épais formant les tapis, etc. Il n'y a pas de doute que les virgules puissent s'y conserver et s'y multiplier plus ou moins longtemps en s'y conservant à l'état d'humidité. Or, j'ai établi tantôt par des expériences positives auxquelles viennent se joindre encore celles de Wolffhügel et de Koch, combien la désinfection par les gaz, dans ces circonstances, offre peu de garanties.

Je suis donc amené à croire que l'emploi des fumigations pourrait être fort restreint en pratique, et qu'il ne faut surtout pas leur accorder une efficacité qu'elles ne méritent point. Je recommanderais plutôt, là où la chose peut être faite, de recourir pour la désinfection des parquets et des murs, à d'abondants lavages avec des solutions désinfectantes sûres. Enfin, au lieu de s'exposer aux dangers et à la fausse sécurité qui résulteraient de ces fumigations, il y a lieu, d'après moi, de défendre l'entrée des chambres où des cholériques ont séjourné, jusqu'à ce qu'elles aient été débarrassées de tout germe par un aérage suffisant et une dessiccation complète. Une huitaine de jours de mise hors d'usage doit suffire à cet effet, si l'on prend soin par les temps humides de chauffer la place et d'y activer la circulation de l'air en ouvrant les fenêtres. On conviendra que ce moyen de désinfection est très rationnel, étant admise l'exactitude des faits observés concernant les propriétés biologiques des virgules, et qu'il a certes l'avantage d'être des plus économiques.

4. Fumigations phéniquées. — Il me paraît à peine nécessaire de faire ressortir l'inefficacité absolue de ce moyen suranné de désinfection. On l'a généralement abandonné partout, et personne n'a jamais pu en démontrer l'utilité.

5. Atmosphères ozonisées, vapeurs hypoazotiques, etc. — Aussi inefficaces que les pulvérisations phéniquées, quand l'air n'en renferme que de faibles quantités, elles deviennent dangereuses dans un état de concentration probablement insuffisant pour stériliser sûrement les grands espaces.

II. Désinfectants liquides. — Les désinfectants employés en solution constituent les auxiliaires les plus puissants de la prophylaxie publique et privée du choléra. Leur étude doit être faite avec le plus grand soin, et il est urgent que leur action sur les germes propres à l'affection cholérique fasse l'objet de recherches expérimentales très complètes, qui seules peuvent nous édifier sur leur valeur réelle.

Avant d'exposer les quelques expériences que j'ai faites au sujet des principaux d'entre eux, je crois utile de revenir encore sur certains faits empruntés à l'étude biologique des virgules cholérigènes et que l'on a trop souvent perdu de vue dans l'appréciation des moyens désinfectants les mieux appropriés pour les détruire. On ne doit pas comparer la résistance présentée par ces organismes à l'action de divers antiseptiques avec celle qu'offrent d'autres espèces, telles que le bacille de la fièvre charbonneuse, pris généralement comme type des agents pathogènes. Puisqu'ils ne produisent pas de spores, on peut sans crainte de commettre une grave erreur, les mettre sur la même ligne que le *Bacillus anthracis* adulte, hors de la période de sporulation. Or, on sait par des expériences nombreuses, entre autres par les recherches récentes de Perroncito (*) et de Ratimoff (**), que ces microbes sont facilement tués par des substances aussi peu actives que l'*alcool absolu, le vinaigre, l'éther*, etc. On ne doit donc pas nécessairement faire choix des toxiques les plus puissants, du sublimé, par exemple, pour neutraliser la virulence des produits cholériques. D'autre part, il ne faut pas perdre de vue que l'action de certains bactéricides est singulièrement entravée par la composition même des matières dans lesquelles les germes morbides existent, par la présence de substances protéiques, colloïdes, comme celles qui peuvent être contenues en grande abondance dans les évacuations diarrhéiques.

Guidé par ces considérations, il convient d'étudier l'action de chaque substance douée de vertus anti-

(*) *Archives italiennes de Biologie*. Liv. III, 1883.
(**) *Archives de Physiologie*, 1884, et *Bull. de thérapeutique*, 5e liv., 30 oct. 1884.

septiques, en particulier, et de l'essayer sur des produits dont la composition se rapproche autant que possible de ceux évacués par les malades atteints de choléra.

Les recherches que j'ai faites apportent dès maintenant, je crois, quelques éléments utiles pour l'examen de cette grave question de prophylaxie. Mais avant de m'en occuper, je tiens à rappeler les résultats des recherches de Koch. Cet auteur, comme je l'ai déjà dit (p. 40 et 41), n'a étudié jusqu'ici l'action des germicides qu'à des doses insuffisantes pour tuer les virgules. Il a constaté que mélangés en certaines quantités à des liquides de culture, ces germicides empêchent la multiplication des microbes. Mais il a soin d'ajouter qué ces doses seraient absolument insuffisantes pour les détruire dans un milieu où ils se seraient déjà développés. Tous les auteurs qui se sont livrés à des essais de désinfection sur des produits de culture s'accordent, d'ailleurs, pour reconnaître qu'il existe une grande différence entre le fait de mettre un milieu de culture stérile à l'abri des effets de la multiplication des bactéries et celui d'empêcher leur pullulation dans un milieu déjà infecté. Il faut, pour produire ce dernier résultat, des doses beaucoup plus considérables que pour préserver des milieux non contaminés.

Mais il ne peut être question, quand il s'agit de matières cholériques, de se contenter de liquides désinfectants qui n'auraient d'autre action que d'arrêter le développement de l'agent contagieux, du microbe cholérigène. Si, pour l'antisepsie chirurgicale, il peut suffire de mettre les plaies, jusqu'à guérison, à l'abri de la pullulation des microorganismes en rendant les liquides exsudés impropres à leur multiplication, des mesures autrement radicales sont nécessaires pour combattre la dissémination des germes de maladies infectieuses, telles que le choléra. En effet, à quoi servirait-il d'arrêter la vie des bacilles-virgules dans les selles des cholériques qu'on jettera plus tard dans les latrines, dans les égouts ou sur le sol? Leur multiplication, après avoir subi un moment d'arrêt, reprendra de plus belle dans ces nouveaux milieux, et le contage y retrouvera toutes ses propriétés nocives, centuplées encore par la pullulation si rapide de l'agent pathogène. En supposant même qu'on parvienne à rendre ces milieux impropres à la multiplication du microbe au moyen de matières désinfectantes qui y seraient versées en quantité suffisante pour empêcher sa reproduction, le danger n'en persiste pas moins puisque les microorganismes peuvent *s'y conserver vivants* et être transportés ensuite par les infiltrations ou par toute autre voie dans des milieux qui leur permettront de se reproduire.

La désinfection, en matière de choléra, ne saurait donc être trop énergique et exige toujours l'emploi des moyens les plus actifs, *capables d'opérer une destruction complète de la vitalité des germes cholériques.*

J'ai cherché, dans mes expériences, à déterminer avant tout, la dose nécessaire pour tuer les virgules cholériques dans divers milieux où elles végètent. Je considère que ce résultat est atteint quand les produits de culture auxquels j'avais ajouté des liquides désinfectants en proportions variées, ne peuvent plus, lorsqu'on s'en sert pour ensemencer un milieu approprié, de se reproduire. J'ai, dans tous les cas, pris comme témoins de ces expériences d'autres cultures non additionnées de substances germicides, et dans quelques cas, j'ai eu recours,

pour constater que la destruction des germes cholériques était complète, à l'inoculation des cultures ainsi
dénaturées aux cobayes.

Les recherches qui ont été faites jusqu'ici dans les
laboratoires pour établir expérimentalement l'action destructive exercée par diverses substances sur des cultures
de microbes pathogènes, ont souvent abouti à des résultats peu concordants. On s'est basé sur ce désaccord
entre les expériences pour mettre en doute la valeur pratique de ce moyen d'étude. Mais un examen attentif des
principaux travaux publiés sur ce sujet montre clairement pourquoi, en opérant sur les mêmes produits
de culture avec les mêmes agents, les expérimentateurs
sont loin d'être arrivés à un dosage équivalent de substance germicide. Les conditions expérimentales dans
lesquelles ils se sont placés ont beaucoup varié et ainsi
s'expliquent ces résultats différents : les uns ont fait
leurs essais sur des cultures impures, contenant des
microbes dont la résistance était très variée ; d'autres
n'ont tenu aucun compte de la composition chimique
des liquides de culture et des réactions qui ont pu s'y
produire et diminuer l'activité des solutions désinfectantes. D'autres encore n'indiquent pas les proportions
dans lesquelles les mélanges ont eu lieu, et paraissent
avoir opéré indifféremment avec des liquides de concentration variable. Enfin un autre élément de la question a
été trop souvent perdu de vue ; le temps nécessaire pour
que l'agent germicide puisse exercer toute son action n'a
pas été déterminé, et on n'a pas toujours réalisé les conditions les plus favorables pour amener le développement
des organismes dans les liquides additionnés de substance
antiseptique, etc. Les résultats d'essais faits dans des

conditions aussi diverses et compliquées encore par toutes les causes d'erreurs dues à l'emploi de cultures dans des liquides, cessent évidemment d'être comparables.

En thèse générale, il me paraît que pour pouvoir utilement appliquer les résultats d'expériences de ce genre à la pratique, il faut se placer dans les conditions qui se rapprochent le plus de celles qu'on rencontre hors du laboratoire, et qui sont en même temps les mieux appropriées pour permettre à l'agent mis à l'étude de développer la plénitude de ses effets. Je crois que pour ces essais il ne faut recourir *ni à des doses trop minimes de la solution germicide, ni à des quantités trop peu considérables du liquide de culture.* L'emploi de quantités très petites, une goutte, par exemple, de tel liquide désinfectant, additonnée à des quantités massives de produits de culture, me paraît aussi éloigné des conditions habituelles de la pratique, que le mélange de beaucoup de matière antiseptique à une très faible quantité de matière infectante. Aussi, dans mes essais, j'ai toujours ajouté un volume de liquide germicide à quatre ou cinq volumes de liquide de culture. Je crois que des mélanges capables, dans ces proportions, de produire la stérilisation du milieu en peu de temps, sont bien ceux indiqués par la pratique, lorsqu'il s'agit de désinfecter les selles des cholériques.

Je considère donc qu'un désinfectant qui *en une demi-heure détruit tous les microbes cholériques dans n'importe quel liquide, qu'il soit pauvre ou riche en matières coagulables, remplit les conditions requises pour son emploi dans la pratique.*

1. Sublimé corrosif et acide phénique. —
Depuis les recherches de Koch (*), le sublimé corrosif a
été reconnu comme un toxique des plus puissants pour
les bactéries et leurs spores. Des expériences positives démontrent qu'en solution au millième et même
au cinq millième, il tue sûrement, après un contact très
court de quelques minutes, les spores très résistantes du
Bacillus anthracis. A la dose de 1 : 330,000, il peut
arrêter le développement de ce microbe pathogène et
même à celle de 1 : 1,600,000.

L'acide phénique a une action bien moins puissante.
Les spores du même microbe doivent séjourner pendant
48 heures dans une solution à 5 % avant d'être tuées.
La solution à 3 % ne produit leur destruction qu'en sept
jours. Enfin son action retardatrice sur le développement
de ces organismes, quand ils sont dans la phase végétative, ne se manifeste qu'à la dose de 1 : 850 à 1250.

Ces chiffres établissent un contraste si évident entre
le pouvoir bactéricide de ces deux agents, que s'il s'agissait, dans les déjections des cholériques, de détruire un
organisme quelque peu résistant, il faudrait sans hésitation rejeter l'acide phénique. Mais tel n'est pas le cas,
les virgules ne peuvent être comparées, au point de vue de
leur vitalité, qu'aux bactéries qui ne sont pas arrivées
à la période de sporulation. Or, nous savons par les
expériences de Koch que le *Bacillus anthracis* adulte
périt rapidement dans des solutions d'acide phénique
à 5 %. *Une solution à 2 % même suffit pour le tuer en
deux minutes.* Il n'y a donc pas lieu de rejeter *a priori*
l'emploi de ces solutions comme moyen de désinfection.

(*) *Mitth. aus dem Kais. Gesundheitsamte.* Vol. I, 1884, p. 234 et suiv.

Mais on ne doit pas perdre de vue que le degré de concentration auquel ces solutions antiseptiques sont efficaces, est indiqué par des expériences de laboratoire, établies de manière à n'entraver en rien l'action de la substance germicide. Dans la pratique, on rencontre des circonstances bien moins favorables. Koch insiste sur le but de ses expériences, et il a soin de faire remarquer qu'elles devaient servir, avant tout, à *l'orienter provisoirement sur la valeur relative des désinfectants les plus usités*. Leur valeur absolue ne peut être appréciée qu'en se plaçant dans des conditions pareilles à celles où on les emploie dans la pratique. Or, quand on étudie l'efficacité du sublimé au point de vue clinique, on doit reconnaître qu'elle est loin d'atteindre les chiffres théoriques assignés par l'expérimentation.

Mais, avant de passer à ce sujet, j'exposerai d'abord les résultats très nets de quelques expériences qui démontrent l'extrême toxicité du sublimé pour les germes cholériques et l'action destructive très énergique de l'acide phénique sur leurs cultures.

Expérience X. — Le sublimé corrosif produit la stérilisation des bouillons de culture à des doses réellement infinitésimales. J'ai fait successivement des solutions de plus en plus concentrées de ce sel dans du bouillon; un volume de ces solutions mercurielles a été ajouté à cinq volumes de liquide infecté par des microbes cholériques, de manière à obtenir des mélanges titrés au 10,000ᵉ, au 20,000ᵉ, et ainsi de suite jusqu'au 100,000ᵉ. Or, ces liquides de culture inoculés à de la gélatine nutritive, n'ont plus donné de produits féconds, lorsque la substance germicide atteignait une proportion de 1 : 60,000; un gramme de sublimé suffit donc pour tuer les milliards de bactéries contenues dans 60 litres de bouillon de poule. Ce résultat a été obtenu en quelques minutes avec des solutions ayant une concentration plus élevée, et en une demi-heure, avec la solution la moins active. Les solutions plus faibles, même après 24 heures d'action, ont encore donné des produits inoculables.

Trois essais du même genre ont donné des résultats à peu près identiques.

Malgré la petitesse de la dose de substance antiseptique qui s'est montrée active dans ces conditions, on doit reconnaitre qu'il y a encore eu perte, car le composé mercurique a dû être, en partie, précipité par les sels, les alcalis et même par les substances organiques contenues dans le bouillon, et former des combinaisons insolubles beaucoup moins actives.

Expérience XI. — J'ai fait ensuite une nouvelle série d'essais en ajoutant à un volume considérable de liquide antiseptique des quantités beaucoup moindres du liquide de culture. Dans une première série de 10 ballons, j'ai employé la dissolution de sublimé dans la proportion de cent volumes à un volume de liquide de culture (une goutte de bouillon ajoutée à 5 c.c. de solution désinfectante). Les résultats de ces expériences se rapprochent sensiblement des précédents, la stérilisation complète a été obtenue même au 100,000^e.

Expérience XII. — Une culture dans du bouillon, au 4e jour, stérilisée par du sublimé à la dose de 1 : 60,000 a été inoculée à deux cobayes. Cinq gouttes de ce liquide ont été injectées dans le duodénum et, en guise de contrôle, la même quantité de bouillon non stérilisé a été inoculée à deux autres de ces animaux. Les premiers ont survécu (*), tandis que les derniers ont succombé en trente-six à quarante-huit heures après avoir présenté des phénomènes caractéristiques d'algidité, etc.

Expérience XIII. — L'acide phénique, comme on devait s'y attendre, s'est montré bien moins énergique. Des expériences du même genre m'ont appris qu'à la dose de 1 pour 600 à 700, ses solutions tuent encore les virgules dans le bouillon de poule concentré, en moins d'une demi-heure.

Les essais que j'ai cités jusqu'ici, se rapportent à des liquides peu riches en matières coagulables, tels que le bouillon de poule. Il en est tout autrement quand on cherche à connaître les effets des solutions de sublimé dans des liquides albumineux qui, comme le sérum sanguin ou la gélatine peptonisée, donnent des précipités abondants par l'addition du sel mercuriel.

Expérience XIV. — Le sérum fluide n'est stérilisé que par des solutions beaucoup plus fortes que celles qui suffisent pour tuer ces microbes dans du bouillon. D'après trois séries d'expériences, il a fallu atteindre la proportion de 1 : 1,000 à 800 avant d'y tuer toutes les virgules en une demi-heure.

Expérience XV. — L'acide phénique s'est montré proportionnellement plus énergique. Il dénature complètement les cultures au sérum et leur enlève tout pouvoir infectant à la dose de 1 : 400.

On voit donc que l'acide phénique agit, *dans des conditions qui peuvent se rencontrer fréquemment dans la pratique,* à des doses qui ne sont pas beaucoup supé-

(*) Un de ces cobayes est mort de tuberculose généralisée, huit jours après l'inoculation, sans avoir présenté de phénomènes cholériformes.

rieures à celles qu'il faut employer pour obtenir des résultats certains avec le sublimé. Quoique les évacuations des cholériques puissent ne renfermer que de très faibles proportions de substances protéiques, elles sont loin d'être toujours pauvres en matières coagulables ; dès lors rien ne justifie plus la préférence donnée au sublimé comme désinfectant. (Voir les analyses de Becquerel, Demortain et de Zimmermann). Les selles liquides du début de l'accès renferment de grandes quantités de substances muqueuses et albuminoïdes, et doivent précipiter en grumeaux par l'addition de solutions quelque peu concentrées de sublimé.

On s'explique parfaitement pourquoi l'action de ce sel est beaucoup moins puissante dans ces conditions, et il est clair que cet affaiblissement de son pouvoir bactéricide est dû à la coagulation de certaines matières qui englobent les microorganismes et les protègent contre l'action destructive du principe germicide. Les faits observés par Koch s'accordent bien avec ceux que j'ai constatés : quand on mélange une solution de sublimé à du sang frais, qu'on a laissé se putréfier librement à l'air, il faut, d'après les expériences de cet auteur, aller jusqu'à une proportion de 1 : 400 avant d'y arrêter la pullulation des organismes. Le Dr Mikulicz (*) est arrivé récemment à des résultats analogues. Il a constaté que l'acide phénique, dans les mêmes conditions, se montre suffisant à un degré de dissolution égal à 1 : 500, mais qu'il ne prévient sûrement la putréfaction du sang que dans les mélanges à 1 : 200.

Dans les conditions indiquées, en présence de matières

(*) *Wiener med. Wochenschrift,* 27 sept. 1884.

albuminoïdes ou muqueuses, l'acide phénique agit donc à des *doses à peu près égales* à celles du sublimé, tandis qu'en leur absence, il est 500 à 1000 fois moins actif.

Ces mêmes raisons ont conduit les Drs Schill et Fischer (*) à rejeter pour la désinfection des crachats de phtisiques, les solutions de sublimé et à recommander à leur place l'acide phénique. Une solution à 2 pour mille de sublimé ne détruit pas même, après 24 heures de contact, les spores du bacille de la tuberculose, quand on ajoute à parties égales le liquide désinfectant à la matière d'expuition ; des animaux inoculés avec ce mélange ont succombé à la maladie. L'acide phénique, au contraire, en solution à 5 °/₀, stérilise sûrement ces crachats au bout de 24 heures.

Pour la stérilisation des selles des cholériques, des conditions moins favorables encore pourront se rencontrer, surtout lorsque les matières évacuées renferment des particules solides et que les mélanges ne sont pas effectués avec soin. Il conviendrait donc, pour se donner toutes les garanties, d'employer des doses plus fortes que celles qui sont indiquées par les expériences de laboratoire. Pour le sublimé, il faudrait atteindre au moins la proportion de 2 : 1000, et, pour l'acide phénique, s'arrêter à celle de 5 à 10 : 1000. En supposant qu'on prescrive de mêler la solution désinfectante aux matières cholériques *dans la proportion d'un volume de la première pour quatre de liquides évacués*, on devra donc recourir à des solutions de sublimé contenant 10 grammes de sel par litre. A cet état de concentration, l'usage

(*) *Mitth.*, vol. II, p. 121. — *U. die Desinfection des Auswurfs der Phthisiker.*

des solutions mercurielles offrirait de grands inconvénients.

Pratiquement le sublimé n'est donc pas l'antiseptique puissant, le germicide par excellence, que l'on croit. On doit, en outre, remarquer qu'étant facilement réductible il peut encore contracter d'autres combinaisons chimiques qui affaiblissent son action. En solution étendue, par exemple, il sera rapidement décomposé par les sulfures, les alcalis, et même par les matières organiques; les sels ammoniacaux les transforment en un corps inactif. Or, ce sont bien là *des conditions d'affaiblissement qui se trouvent réunies à un haut degré dans les matières fécales. L'acide phénique, au contraire, n'est guère modifié par ces matières et n'y contracte pas de combinaisons inertes.*

Mais il est d'autres considérations, qui règlent l'usage des germicides et qui justifient peu la préférence donnée au sublimé.

La toxicité très grande de ce sel, l'absence de coloration, d'odeur et de goût de ses solutions, exposent à des accidents, à des empoisonnements graves, surtout aux doses actives nécessaires pour assurer son efficacité. On peut remédier en partie à ces inconvénients, en colorant le liquide antiseptique et en lui donnant une odeur pénétrante au moyen de la nitro-benzine, par exemple. Mais de toute manière, il me semble préférable de recourir à l'acide phénique, qui n'est pas plus cher à la dose utile et dont l'odeur bien caractéristique est connue par l'usage.

Une dernière considération engage encore à ne pas recommander le sublimé comme désinfectant des produits cholériques en général. On lui a fait le reproche d'être *volatil* et l'on a dit que ses solutions pourraient provoquer des intoxications mercurielles par inhalation de leurs vapeurs, « *qu'il était capable d'empoisonner les malades par ses émanations* (*). » Ainsi formulé, ce reproche manque de fondement. Mais il n'en est pas moins vrai que le chlorure mercurique pourrait produire, dans certains cas, des intoxications, par une voie détournée à laquelle on ne me paraît pas avoir songé. Lorsque, dans un vase qui a contenu une solution de sublimé, le liquide s'est évaporé, et qu'on n'a pas pris le soin de le rincer, le sublimé cristallise en fins cristaux, qui peuvent facilement entrer en suspension dans l'atmosphère et être inhalés.

En somme, je crois que les solutions de sublimé pourront être utiles dans *certains cas particuliers*, et je pense qu'il n'y a aucun danger à recommander leur emploi à la dose de deux pour mille aux personnes soigneuses et conscientes de leur toxicité. Autant je considère qu'il serait peu prudent d'en abandonner l'usage au public, surtout aux doses fortes, autant je crois qu'on s'en servirait avantageusement dans les services hospitaliers, dans les administrations, etc. Mais on doit toujours réserver son emploi aux cas indiqués, et *plus particulièrement pour la désinfection des mains, de la figure, des menus objets, pour le lavage des ustensiles de toilette, des parquets, etc.* On ne s'en servira pas pour désinfecter les évacuations des cholériques, les pièces de literies, etc., partout, en un mot, où les matières infectantes sont en grande quantité et dans un état qui exigerait l'emploi de solu-

(*) *Bull. Acad. de méd. de Belgique*, n° 7 et 8, 1884, p. 950.

tions concentrées. Je redoute peu, en dernière analyse, le danger des intoxications auxquelles il exposerait, dans ces conditions, et je crois que le meilleur moyen de se rassurer à ce point de vue, serait de s'en rapporter à l'expérience des cliniciens, qui l'emploient avec la plus grande prodigalité depuis plusieurs années déjà.

2. Sulfate de cuivre. — Ce sel, recommandé par le Comité consultatif d'Hygiène de France, a été très employé pendant la dernière épidémie. Les instructions de ce Comité l'ont désigné de préférence à d'autres parasiticides, tels que le sublimé et l'acide phénique, dont l'efficacité semblait cependant ne pas devoir être mise en doute.

Quelques expériences que j'ai faites reconnaissent au sulfate de cuivre une action stérilisante assez énergique sur les cultures du microbe cholérique.

Expérience XVI. — Des solutions de 1 : 600 tuent toutes les virgules contenues dans du bouillon en moins d'une demi-heure.

Trois séries d'essais ont donné des résultats à peu près concordants et à des doses variant dans la proportion de 1 : 500 à 1 : 750. Des doses plus faibles de 1 : 1000 stérilisent ce même liquide en trois à quatre heures.

Expérience XVII. — La présence de matières coagulables entrave considérablement l'action destructive du sulfate de cuivre. Des cultures au sérum n'ont été sûrement stérilisées qu'après avoir été additionnées de la solution de manière à contenir une proportion de 1 : 200 à 250 de sel cuprique, et encore, dans les deux essais qui ont été faits, les résultats n'ont pas été les mêmes. Un liquide de culture auquel j'avais ajouté du sulfate de cuivre dans la proportion de 1 : 200, a servi à inoculer six tubes de gélatine et trois ballons contenant du bouillon stérile ; dans un de ces tubes, quelques colonies, de forme anormale, se sont développées et ont pu être inoculées à de nouveaux milieux, dans lesquels elles ont donné des végétations vigoureuses. Dans deux ballons, des virgules nombreuses ont apparu après vingt-quatre heures d'incubation à 37°. Des cultures sur plaques faites avec cinq gouttes de sérum provenant d'une culture additionnée de sulfate dans la même proportion ont été ajoutées à 20 cc. de gélatine nutritive liquéfiée à une douce chaleur ; toutes ont donné des colonies caractéristiques.

Sans vouloir condamner absolument l'emploi des solutions de sulfate de cuivre à 50 pour 1,000, qui ont été recommandées pour la stérilisation des selles des cholériques, je crois que ce moyen de désinfection ne mérite pas d'être placé au-dessus de l'acide phénique employé à la même dose. Le sulfate de cuivre me paraît d'un usage moins sûr à cause des dépôts abondants qu'il produit dans les liquides albumineux ; il a, en outre, l'inconvénient de tacher les linges (Ferrand). Son principal avantage sur l'acide phénique consiste dans sa toxicité faible ou même nulle.

3. Chlorure et sulfate de zinc. — L'action de ces sels sur les microorganismes cholériques, du premier surtout qui est très employé depuis quelque temps pour la désinfection des produits pathologiques, était importante à étudier expérimentalement.

Mes essais ne leur attribuent qu'une action parasiticide médiocre et il me paraît qu'ils doivent surtout leurs vertus à leur acidité très marquée.

Expérience XVIII. — Le chlorure de zinc (chimiquement pur) a produit une stérilisation complète, en une demi-heure, de 20 cc. de bouillon de culture, quand il y était ajouté dans la proportion de 1 : 500. Une goutte de ce bouillon dénaturé a été ajoutée à 20 cc. de glatine nutritive liquéfiée. Cette gélatine répartie sur trois plaques de verre n'a pas montré de colonies caractéristiques de virgules. Dans un autre essai, un mélange dans la proportion de 1 : 500 a donné quelques colonies typiques.

Expérience XIX. — Le sulfate de zinc pur essayé dans les mêmes conditions n'a produit une stérilisation complète qu'à la dose de 1 : 300. (Un seul essai.)

La présence de matières coagulables dans les liquides à stériliser doit entraver notablement l'action germicide assez faible de ces corps. Je n'ai pas eu l'occasion de faire des expériences pour m'en assurer directement.

4. Acides minéraux : acide sulfurique et chlorhydrique. — Tous les acides, en général, rendent les milieux de culture impropres au développement des virgules, lorsqu'ils y existent en certaines proportions. Les acides minéraux devaient, selon toute vraisemblance, exercer sur leur vitalité une action très énergique et l'on pouvait supposer que, même à faibles doses, ils détruiraient complètement ces microbes, comme ils le font pour la bactérie adulte du charbon. Voici quelques expériences qui montrent le degré d'activité de ces acides.

Expérience XX. — De l'acide sulfurique concentré de la pharmacopée a été ajouté à du bouillon de culture (4e jour) en quantité suffisante pour que le mélange contienne une proportion d'acide libre de 1 : 1000, 1500, 2000, etc., jusqu'à 4000. Une goutte de ces bouillons ajoutée, après une demi-heure de mélange, à 10 cc. de gélatine liquéfiée a servi à préparer des cultures sur plaques qui ont été mises sous cloche. Des colonies typiques de virgules sont apparues sur toutes les plaques, excepté sur celles qui avaient été préparées avec des mélanges à 1 : 1500 et 1 : 1000.

Six heures plus tard, la même quantité de gélatine additionnée d'une goutte de liquide puisée dans chaque matras a servi à préparer dix cultures sur plaques; toutes sont restées stériles, excepté celles à 1 : 3500 et à 1 : 4000.

Expérience XXI. — La même expérience, faite avec de l'acide chlorhydrique concentré, a donné des résultats très peu différents. Il m'a même paru que cet acide était plus actif que l'acide sulfurique. Dans un essai, la stérilisation du bouillon a été obtenue à la dose de 1 : 2000 en une demi-heure.

Expérience XXII. — J'ai cherché à savoir à quelle dose l'acide chlorhydrique devait être ajouté à du bouillon stérile pour le rendre impropre au développement des microbes cholériques.

Une série d'essais m'a démontré qu'il suffit, le plus souvent, d'ajouter *une goutte d'une solution à 1 : 100 d'acide dans de l'eau distillée, à 10 cc. de gélatine liquéfiée pour empêcher que les virgules ne s'y multiplient.* Si l'on ensemence un nouveau tube avec cette gélatine acide et qu'on coule son contenu sur des plaques, on voit des colonies y apparaître rapidement, ce qui prouve que les organismes n'ont pas été tuées par l'acidité du premier milieu.

Il était intéressant de comparer l'action de l'acide chlorhydrique avec celle du suc gastrique, qui, d'après Koch, est capable de détruire, de digérer rapidement les microbes du choléra. On sait que, d'après Buchholtz (*), le suc gastrique arrête le développement du *Bacillus anthracis* en dissolution à 1 : 1500. Falck (**), d'autre part, a trouvé que l'acide chlorhydrique libre tue ces organismes à la dose de 1,1 : 1000. J'ai fait, pour m'assurer directement de l'action du suc gastrique sur la vitalité du microbe cholérique, l'expérience suivante :

Expérience XXIII. — Du bouillon retiré par la sonde stomacale chez un sujet bien portant, un quart d'heure après avoir été ingéré, a été ajouté à une culture dans du bouillon contenant d'innombrables virgules. Les mélanges ont été faits dans la proportion de un volume (10 grammes) de liquide et de sucs digestifs à cinq volumes (50 grammes) de liquide de culture. Dix petits matras (flacons d'Erlenmeyer) ont été préparés ainsi et examinés de quart en quart d'heure. Pour y rechercher les virgules, j'ai eu recours à l'analyse microscopique et à la culture sur plaques. Cinq gouttes de bouillon mêlé de suc gastrique, prises dans chaque ballon, ont été ajoutées à dix grammes de gélatine liquéfiée qui fut ensuite répartie sur trois plaques. Des colonies assez nombreuses de bacilles-virgules ont pu être constatées sur les plaques préparées avec le liquide acide contenant des microorganismes qui avaient subi l'action du suc gastrique pendant moins de deux à trois quarts d'heure. A côté de ces colonies caractéristiques, il en existait diverses autres

(*) *Antiseptica u. Bakterien.* Archiv f. experim. Path. u Pharm. Vol. IV, p. 72.

(**) *Ueber das Verhalten von Infectionstoffen im Verdauungscanal.* Archives de Virchow. Vol. 95.

sur ces plaques, mais en petit nombre, les unes de forme arrondie, finement ponctuées et ne liquéfiant pas la gélatine, d'autres liquéfiant ce milieu. Les premières contenaient un bacille assez volumineux, muni de spores qui a été retrouvé dans toutes ces cultures. Après une heure, tous les microbes cholériques étaient absolument tués dans ces mélanges de bouillon de culture et de sucs chlorhydro-pepsiques. Un dosage a donné, dans ces mélanges, environ 0,9 % d'acide libre.

Dans un autre essai, 30 cc. de liquide extrait par la sonde, ont été soigneusement *stérilisés* par une ébullition répétée trois jours de suite et prolongée pendant trente minutes dans l'étuve à vapeur de Koch. A ce liquide, j'ai ajouté 10 cc. de bouillon d'une culture pure d'organismes cholériques; une goutte de ce mélange prise de dix en dix minutes a servi à ensemencer une série de matras contenant du bouillon stérile et placés à l'étuve. Le liquide nutritif est resté transparent dans presque tous ces récipients, les seuls qui aient, après quatre jours d'incubation, présenté un trouble manifeste dû, comme le microscope a permis de s'en assurer, à la présence d'innombrables virgules, avaient été ensemencés avec des mélanges, dans lesquels les microbes cholériques avaient subi l'action du suc gastrique pendant moins de trente minutes.

Dans un dernier essai, j'ai inoculé deux cobayes, par la voie duodénale, au moyen d'un mélange à parties égales de bouillon acidifié par du suc gastrique et d'une culture de virgules dans le même liquide. Le premier animal a reçu huit gouttes de ce mélange effectué depuis *une heure environ;* le second dix gouttes. Deux autres cobayes, aussi semblables que possible aux premiers, ont servi de témoins et ont été inoculés chacun avec une quantité correspondante de bouillon de culture non mélangé de sucs acides. *Ces derniers sont morts, après avoir présenté les symptômes typiques et les lésions habituelles : algidité, dévoiement, etc. au bout de vingt-quatre heures. Les autres ont survécu et sont revenus complètement à la santé ;* l'un d'eux a été sacrifié dix jours après l'inoculation ; à l'autopsie, je n'ai pas trouvé de trace d'une affection intestinale quelconque.

L'action des acides organiques, étudiée de la même manière sur des bouillons de culture, s'est montrée très inférieure à celle des acides minéraux forts.

Expérience XXIV. — L'acide acétique cristallisable est le plus énergique de la série des acides que j'ai essayés ; il tue les virgules, dans le bouillon alcalinisé, à la dose de 1 : 300 en une demi-heure. A des doses moindres, son addition est sans effet sur la vitalité des microorganismes dont il n'empêche pas la reproduction, quand on les transporte dans des milieux nutritifs alcalins.

L'acide tartrique et citrique agissent de la même manière, mais à doses un peu plus élevées. Il en faut, d'après deux séries d'essais, environ 1 : 200 pour obtenir le même résultat.

Je n'ai pas calculé, dans ces expériences, la quantité d'acide rendu inactif par la neutralisation du bouillon alcalinisé, la combinaison de l'acide avec les carbonates, etc. Il est évident que cette combinaison constitue une perte assez notable et dont on devrait tenir compte dans des expériences plus précises.

On a recommandé l'emploi des acides minéraux énergiques, tels que l'acide sulfurique, pour la désinfection des selles typhiques ou cholériques. Les dilutions au vingtième ou même au centième, indiquées par Dougall, Vallin, etc. conviendraient parfaitement pour neutraliser les évacuations de ces malades, si l'on était certain que ces doses n'altèrent pas les tuyaux et les conduites de métal avec lesquels ces matières viendraient en contact. D'autre part, le maniement des acides concentrés expose à des inconvénients très graves qui, malgré la modicité du prix de revient, rendent l'usage de ces solutions très difficile en pratique. En outre, on ne pourrait guère s'en servir pour désinfecter les vêtements, les literies qui seraient promptement altérées par des solutions quelque peu concentrées.

5. Chlorure de chaux et sulfate de fer. — Le chlorure de chaux sec, les mélanges d'hypochlorites connus sous le nom de liqueur de Labarraque, d'eau de Javelle, et le sulfate de fer jouissent encore actuellement d'une vogue que les expériences de laboratoire bien faites ne peuvent tarder à leur enlever.

Quelques essais ont suffi pour me convaincre que ces substances ne pouvaient avoir qu'une efficacité des plus douteuses pour désinfecter les produits cholériques.

Expérience XXV. — J'ai pu ajouter des quantités notables d'un produit commercial connu sous le nom de chlorure de chaux liquide (hypochlorite de soude) à du bouillon de culture, avant d'obtenir la stérilisation complète de ce liquide. Des mélanges dans la proportion de 1 : 30 ont seuls donné des produits stériles.

Le chlorure de chaux sec n'est guère plus actif, lorsqu'on l'ajoute à une culture dans du bouillon. On ne voit donc pas de quelle utilité il peut être de répandre dans la bouche des égouts, sur les pierres d'évier ou les tas d'immondices en putréfaction une petite quantité de cette matière, dont l'action désodorante elle-même n'est pas très marquée.

Le sulfate de fer dont les propriétés antiseptiques ont pendant longtemps inspiré la plus grande confiance, particulièrement pour la désinfection des matières cholériques, est aujourd'hui à peu près complètement détrôné. Koch n'a pas hésité à lui contester tout pouvoir germicide et s'est élevé vivement contre son emploi, en temps d'épidémie, pour la désinfection des latrines, puisqu'il y arrêterait les fermentations putrides dont les produits tuent les virgules. (Voir p. 41 et 42.)

Expérience XXVI. — Dans deux essais, j'ai pu constater l'action germicide très faible du sel ferreux sur les microbes cholérigènes. Ajouté dans des proportions variant entre 1 : 20 et 1 : 30 à des cultures dans du bouillon, j'ai obtenu une stérilisation complète en une demi-heure. Mais, avant de pouvoir affirmer que le sulfate de fer a agi par lui-même, il faudrait s'assurer que l'excès d'acide que le sel impur du commerce contient toujours, n'a pas suffi pour tuer ces microbes.

Mélangées à des produits riches en substances coagulables, à des selles diarrhéiques, ces solutions agiront certainement avec moins d'énergie encore. Dans plusieurs expériences, des *solutions saturées de sulfate de fer ajoutées à parties égales* à une culture dans du sérum fluide n'ont pas produit une stérilisation complète.

Je citerai encore ici quelques essais faits dans le but d'étudier l'action de substances faiblement antiseptiques sur la vitalité du microbe cholérigène. Quoique ces agents ne puissent pas être rangés, au point de vue de leur usage pratique, à côté des précédents, leur étude offre cependant un grand intérêt.

6. Acides salicylique, borique et thymique. — Ces corps qui sont peu solubles dans les liquides de culture, possèdent une action germicide incontestable. J'ai pu reconnaître, à la suite de quelques essais calqués sur ceux qui m'avaient servi pour l'étude d'autres substances chimiques, que l'acide thymique tue les virgules en une demi-heure, quand on additionne un bouillon de culture avec une solution saturée, de manière que le mélange contienne une proportion de thymol de 1 : 400. Les acides salicylique et borique paraissent moins énergiques et ne stérilisent qu'à la dose de 1 : 300.

D'autres corps tels que la *naphtaline*, la *résorcine*, etc. qui pourraient servir à la *désinfection des milieux internes* et qui pourraient être administrés à des doses suffisamment actives pour stériliser le contenu intestinal des malades sans leur nuire, devraient être étudiés de la même façon. Ces expériences « in vitro » ouvrent de nouveaux horizons à la thérapeutique et l'on peut espérer qu'un jour elles nous mettront sur la voie d'un traitement spécifique réellement efficace du mal indien.

7. Laudanum, chloroforme, etc. — A ce point de vue, un essai fait avec le laudanum, le remède le plus universellement employé contre le choléra, montre que ce médicament n'est pas sans jouir d'une action

toxique assez marquée sur les organismes cholériques.
Il tue à la dose de 1 : 100 en quelques minutes. Il reste
à déterminer quelle est la substance chimique réellement
efficace dans le produit pharmaceutique si complexe
connu sous ce nom.

L'éther et le chloroforme ont une action plus faible et
ne stérilisent qu'à la proportion de 1 : 30 à 40.

8. Alcool, vin, bière, etc. — L'alcool absolu lui-
même ne détruit les microbes cholériques que dans des
mélanges équivalant à 1 : 10.

Les vins riches en alcool (6 à 8 %) et le vinaigre de
table produisent encore ce résultat, mais à doses élevées ; lorsqu'on ajoute à du bouillon de culture un
quart de son volume de ces liquides, on n'obtient plus,
après une demi-heure à deux heures, de produits inoculables dans de la gélatine en tube.

Enfin, certaines bières indigènes qui doivent leur
acidité à l'acide acétique, ajoutées en partie égale à du
bouillon stérilisent complètement dans le même espace
de temps. Les bières étrangères plus alcoolisées et plus
riches en principes extractifs, astringents, etc., comme
les bières allemandes et anglaises, constituent aussi des
milieux impropres au développement des virgules. Quelques essais institués dans ce but, m'ont prouvé que les
bacilles-virgules y périssent plus vite que dans l'eau
commune et qu'ils y disparaissent, en général, en six à
huit heures. L'eau distillée les conserve rarement plus de
douze heures. Dans de l'eau salée, à 2 : 500, ils gardent
plus longtemps leur vitalité ; j'ai pu inoculer des tubes
quatre, *cinq et huit jours* après avoir ensemencé de
l'eau salée avec quelques gouttes d'une culture pure.

Ces recherches destinées à faire connaître la durée de la persistance des organismes vivants dans des liquides alimentaires, tels que la bière, le vin, et même les eaux potables, pauvres en matière organique, présentent un grand intérêt au point de vue de la conservation et de la transmission du contage cholérique. Elles méritent d'être signalées à l'attention très sérieuse des hygiénistes. Si la bière, par exemple, constituait un milieu de culture, sa contamination deviendrait une source de dangers par suite du lavage des tonneaux avec des eaux polluées et son usage, en temps d'épidémie, serait d'autant plus à redouter qu'il s'agit d'une boisson prise froide. Mais les résultats acquis tendent à prouver que nos boissons les plus habituelles ne véhiculent que très exceptionnellement le germe de la maladie et peuvent être prises sans crainte. Il en est tout autrement d'autres liquides, tels que le lait, le bouillon et certains potages, qui fournissent des milieux de culture complets aux germes cholériques.

9. Action des fermentations putrides sur la vitalité des virgules. — J'ai cherché, par quelques expériences décisives, à m'assurer de l'influence que la présence des organismes saprogènes, des microbes habituels des fermentations putrides pourraient exercer, d'après Koch, sur la vitalité des virgules. Dans sa conférence, le micrologue allemand s'est exprimé avec réserve sur ce point qui a une grande importance pratique. On sait que les bactéries de la putréfaction se substituent rapidement aux générations innombrables des virgules, quand ces dernières se sont multipliées pendant vingt-quatre à quarante-huit heures sur des linges humides ; les microbes cholériques disparaissent également en peu de temps dans les liquides intestinaux, même lorsqu'ils y existaient à l'état de culture presque pure, du moment où la putréfaction y fait apparition. On pouvait donc supposer que ces microbes ne se développeraient pas, s'ils étaient semés de prime-abord dans un liquide décomposé. Koch reconnaît que pour trancher cette question il faut de nouvelles expériences.

J'ai institué quelques essais dont les résultats s'accordent en partie avec cette hypothèse.

Expérience XXVII. — Vingt c.c. de matières fécales anciennes, recueillies dans une fosse dégageant une forte odeur ammoniacale, ont été mis dans six flacons d'Erlenmeyer. Les microbes habituels de la décomposition putride y fourmillaient. J'ai ajouté à chacun de ces liquides 5 c.c. d'une culture pure de virgules au cinquième jour dans du sérum fluide. Trois flacons ont été placés à l'étuve à 37° et trois autres exposés à une température moyenne de 20°. Le premier, le deuxième et le troisième jour après le mélange, le liquide a été examiné au microscope et les virgules n'ont pas pu y être retrouvées. Pour m'assurer qu'elles y avaient complètement disparu, j'ai procédé ensuite à des cultures sur plaques des liquides contenus dans chaque matras : une goutte délayée dans 10 c.c. de gélatine nutritive liquéfiée a servi à préparer trois dilutions qui ont fourni chacune trois cultures. Je ne suis pas parvenu à retrouver dans aucune d'elles une seule colonie caractéristique des bacilles-virgules.

Cette expérience prouve que les virgules meurent rapidement, en quelques heures, dans les produits de vidanges anciennes, à odeur ammoniacale.

Il n'était pas sans intérêt de chercher à savoir si la

mort des virgules étaient simplement due à ce qu'elles avaient succombé dans la lutte pour l'existence avec des organismes plus vigoureux et mieux adaptés au milieu, ou si elles avaient été tuées par les produits toxiques résultant des fermentations dont ces liquides décomposés étaient le siège. L'expérience suivante me paraît démontrer que la plus grande part, dans la rapide disparition des microbes cholérigènes, est attribuable aux composés chimiques divers, phénols, sulfhydrates d'ammoniaque, amines, qui résultent de la décomposition des albuminoïdes et qui jouissent tous d'un pouvoir germicide développé.

Expérience XXVIII. — J'ai débarrassé de tout germe par filtration au moyen d'une bougie de Chamberland neuve, 20 c.c. de produits de vidange, et j'y ai ajouté une certaine quantité (5 c.c.) de bouillon contenant d'innombrables virgules. Six matras ainsi préparés ont été mis à l'étuve à 37° et examinés au microscope de jour en jour. Deux étaient infectés, probablement par une stérilisation incomplète, mais dans les préparations du liquide qu'ils contenaient je n'ai pas retrouvé de virgules. Les quatre autres ne se sont pas troublés après dix jours d'incubation.

Dans un autre essai, j'ai stérilisé au préalable les liquides filtrés par trois ébullitions répétées trois jours de suite dans l'appareil à vapeur de Koch. Ensemencés avec du bouillon de culture, ils ne se sont pas altérés après avoir demeuré huit jours à l'étuve. Il ne résultait pas nécessairement de ces expériences que les virgules étaient tuées, car ces liquides pouvaient ne constituer qu'un milieu impropre à leur développement par la présence de substances nuisibles à leur multiplication. Pour m'assurer de leur destruction, j'ai eu recours à la culture sur plaques. En délayant une petite quantité de liquide dans une quantité considérable d'une substance nutritive très favorable à leur végétation, les virgules auraient dû, si elles avaient conservé leur vitalité, se développer en colonies typiques. Or, ces plaques n'ont jamais présenté de traces de végétations.

Je crois être en droit de conclure de ces expériences que les matières de vidanges à réaction franchement ammoniacale contiennent des substances toxiques pour les microbes cholériques, et entre autres des corps fixes qui les tuent rapidement.

Il est acquis, d'autre part, que les virgules se multiplient admirablement dans les matières diarrhéiques évacuées par les cholériques et étendues sur des linges humides. Mais, ces matières ne sont pas le siège d'une fermentation putride bien manifeste; il était important de voir comment les microbes cholériques se comporteraient dans des substances en voie de décomposition évidente.

Expérience XXIX. — J'ai fait, dans ce but, une série d'essais du même genre que les précédents, en mélangeant du bouillon de culture avec des matières fécales fraîches, provenant de sujets sains et qui avaient une odeur repoussante mais non ammoniacale. D'autres liquides décomposés, tels que de l'urine croupie à l'air, du sang putréfié, une infusion de foin alcalinée ont servi pour les mêmes essais. Je suis toujours parvenu au moyen de la méthode bactérioscopique, de la culture sur plaques, à découvrir dans ces cultures, vingt-quatre et même quarante-huit heures après que le mélange avait été fait, des colonies caractéristiques de l'espèce cholérique. Mais, il m'a paru que les microbes du choléra n'y avaient pas abondamment proliféré; le plus souvent même l'examen microscopique laissait des doutes sur leur présence. *Deux fois des mélanges anciens de six à huit jours ont encore fourni des cultures pures de ce microbe.*

Ces expériences me paraissent démontrer que les virgules disparaissent beaucoup moins rapidement dans les liquides bactérifères, qui ont subi des décompositions diverses, que dans ceux qui contiennent les produits ultimes de la fermentation des matières albuminoïdes. Il devait en être ainsi puisque, dans des expériences d'un autre genre, des virgules ont pu être retrouvées dix jours après l'inoculation dans les évacuations des animaux inoculés avec des cultures de ces organismes. Si les produits de la décomposition putride exerçaient une action très énergique sur la vitalité des microbes cholériques, on comprendrait difficilement comment ils peuvent se retrouver à l'état de culture presque pure dans le tube intestinal.

M. Livon (*) croit aussi avoir reconnu, dix jours après leur ingestion, des microbes incurvés, identiques aux bacilles-virgules, dans les selles d'un lapin qui avait avalé des matières cholériques ; mais on ne peut pas affirmer que cet expérimentateur y a retrouvé les organismes spécifiques du choléra, puisqu'il ne les a pas isolés par la culture. Ceci (**) serait parvenu, par des cultures successives, à en découvrir dans des selles de cholériques très anciennes. Récemment le même auteur (***) a fait quelques expériences qui lui ont donné des résultats analogues à ceux qui sont exposés plus haut.

(*) *Marseille médical,* 30 oct. 1884.
(**) *Annal. de la Soc. medico-chir. de Liége.* Thèse IX, nov. 1884.
(***) *Ibid.* Févr. 1884, p. 68-69.

Il a constaté que « les bacilles-cholériques se développent sans
» modification appréciable dans des milieux de culture, tels que
» le bouillon et l'Agar-Agar nutritive, lorsque ces milieux ont déjà
» subi une putréfaction par le fait du développement de divers
» schistomycètes, mais à condition que le milieu ait été ultérieu-
» rement stérilisé par uné ébullition prolongée (6 heures). »

Il admet aussi que les principes fixes développés sous l'influence
de la putréfaction, ne s'opposent pas à la végétation et au développement des bacilles cholériques.

Il me paraît inutile d'insister sur l'importance de
ces recherches qui auraient encore besoin d'être multipliées et approfondies. Si mes observations sont exactes,
il y a lieu d'admettre avec Koch que la *désinfection
des latrines, si difficile d'ailleurs à réaliser, est loin
d'être aussi nécessaire qu'on le croit généralement.* Le
contage du choléra semble ne pas devoir rencontrer dans
les matières fécales qui y ont séjourné pendant un certain
temps, un milieu nourricier favorable, et il est bien plus
probable qu'il y périt rapidement. Dès lors la désinfection des fosses d'aisance ne doit plus être la principale
préoccupation des hygiénistes et ils doivent être engagés
à faire meilleur emploi des matières désinfectantes qu'on
y répand le plus souvent en pure perte.

A l'époque où ces expériences étaient encore en cours d'exécution, les savants expérimentateurs du laboratoire du Pharo,
MM. Nicati et Rietsch, publièrent dans la *Revue scientifique*
(n° du 22 novembre 1884) une note importante sur « *la vitalité du
microbe du choléra* ». C'est un plaisir et un devoir pour moi d'en
reproduire ici les principaux passages afin qu'on puisse comparer
les résultats de leurs recherches avec ceux que j'ai obtenus. Les
doses actives des divers germicides qu'ils ont étudiés, concordent,
en général, avec celles dont j'ai pu constater l'efficacité. S'ils
sont arrivés le plus souvent à une proportion moindre de substance
germicide nécessaire pour tuer les virgules, cette différence

s'explique parfaitement par la méthode qu'ils ont adoptée pour leurs essais (*).

Les expérimentateurs marseillais se sont servis, pour leurs essais, de cultures dans du bouillon, dont ils ont ajouté une goutte seulement à la solution désinfectante. Ils exposent, comme suit, les résultats de leurs recherches :

« I. — Avec une tige de platine nous avons étalé une mince couche de culture pure (bouillon) sur une série de lames de verre qui restaient ensuite suspendues à l'air, la face mouillée tournée en bas. Au bout d'une demi-heure, trois quarts d'heure, une heure, etc., nous avons redressé successivement ces lames pour les couvrir d'une couche de gélatine nutritive liquéfiée. Ces lames étaient ensuite placées dans une chambre humide à une température moyenne de 25°. Sur les lames où les virgules étaient encore vivantes, il se développait des colonies caractéristiques, composées elles-mêmes de virgules. Dans ces conditions, nous n'avons plus observé aucune colonie sur les lames qui étaient restées exposées une heure un quart à l'air. L'état hygrométrique a été compris dans nos expériences entre 66 et 82; la température entre 17 et 20°.

» II. — *Action de l'acide sulfureux.* — Cette expérience a été faite, ainsi que les suivantes, en ajoutant à 10 centimètres cubes environ de liquide désinfectant 4 à 5 gouttes de gélatine liquéfiée, très riche en virgules, et en prélevant, au bout de 5, 10, 15 minutes, etc., 6 à 8 gouttes du mélange pour les semer dans de la gélatine nutritive sur lames ou dans des godets de verre munis de couvercles. Si au bout de six jours la gélatine maintenue en chambre humide à une température moyenne de 15° ne montrait aucun développement de virgules, nous en conclurions que les bacilles ensemencés étaient morts. Souvent même l'expérience a été prolongée plus de six jours. Il est bien entendu que des témoins étaient toujours établis dans les mêmes conditions.

» Nous avons ainsi constaté que l'eau saturée d'acide sulfureux jusqu'à refus, puis étendue de 9 volumes d'eau distillée, ne tue le bacille-virgule qu'au bout de 15 minutes; l'eau contenant son volume d'acide sulfureux n'a pas paru agir du tout.

(*) Un autre expérimentateur, M. le Dr Babes, s'est aussi occupé de l'action de quelques parasiticides sur les virgules; mais il s'est borné aux doses qui arrêtent leur développement sans les tuer. J'ai reproduit les chiffres qu'il a obtenus dans le tableau comparatif placé à la fin de ce volume (Annexe C).

» III.— L'acide sulfurique, à 66 degrés Baumé, étendu à 1/4000ᵉ avec de l'eau distillée, produit la mort en 40 minutes ; l'acide chlorhydrique fumant (1 gr. = 0,3697 HCl) à 1/2000ᵉ, en moins de 5 minutes ; à 1/3000ᵉ, son action, encore manifeste, est cependant déjà beaucoup plus lente. L'action de l'acide azotique monohydraté est comparable à celle de l'acide sulfurique.

» IV. — Les acides organiques sont notablement moins actifs. L'acide acétique à 2/1000ᵉ tue en 10 minutes ; l'acide tartrique de même ; à 1/1000ᵉ, ce dernier produit le même effet et en moins d'une heure.

» V. — Le phénol à 2,5/1000ᵉ stérilise en un quart d'heure, à 5/1000ᵉ en dix minutes.

» L'acide salicylique en solution saturée à 17° (soit environ 1/1000ᵉ) agit en 10 minutes ; à 1/2000ᵉ, son action est déjà plus lente. Le salicylate de soude, pour lequel nos expériences ne sont pas terminées, ne semble pas notablement moins énergique.

» VI. — Parmi les sels métalliques, nous signalerons comme stérilisant en 10 minutes :

Le sulfate de zinc à	5/1000
Le chlorure de zinc à	1/1000
Le sulfate de cuivre à	1/5000
Le bichlorure de mercure à	1/500000

» VII.— L'alcool ne tue rapidement qu'à 25 degrés centigrades.

» VIII.—Avec un vin plâtré (richesse alcoolique 9,30, sulfate de potasse 3ᵍʳ,C3 par litre), nous avons obtenu la stérilisation en 10 minutes ; avec le même vin étendu de 3 volumes d'eau, en moins d'une demi-heure ; avec une bière (bière Velten, de Marseille), en un quart d'heure.

» IX.— Nous avons constaté que le bacille-virgule, chauffé à 50 et même à 55°, peut encore se développer, tandis qu'une température de 60° le tue.

» X. — L'eau du vieux port de Marseille, dans lequel se déversent de nombreux égouts, a été filtrée, puis stérilisée en la portant plusieurs jours de suite, pendant deux heures chaque fois, à 100°. Un demi-litre à peu près de cette eau a été contaminé par quelques gouttes (3 à 4) de culture pure le 16 octobre. De temps en temps, nous avons retiré avec un tube capillaire quelques gouttes de cette eau pour la semer dans la gélatine , cette opération a été faite pour la dernière fois le 7 novembre, et elle a encore donné des colonies de virgules. Le contage cholérique peut donc se maintenir longtemps vivant dans certaines eaux impures. Cette expérience sera continuée.

» Nos observations nous ont montré que si ordinairement les selles des cholériques ne présentent plus de bacilles-virgules à la fin de la période algide, ni à l'observation directe, ni après maintien en chambre humide, il est cependant des cas, rares, il est vrai, où le microbe se retrouve encore au dixième jour de la maladie. Ces faits, rapprochés de notre expérience X, ne devront pas être perdus de vue dans les recherches sur la propagation de l'épidémie, ni dans la prophylaxie.

» M. Koch a indiqué la proportion de 10 % d'alcool, comme arrêtant le développement du bacille-virgule ; ce résultat, comparé à notre expérience VII, montre encore une fois la différence importante à établir entre *arrêt de développement et mort.* Si pour quelques autres antiseptiques M. Koch est arrivé à des proportions différentes des nôtres (1/2500ᵉ de sulfate de cuivre, 1/100000ᵉ de bichlorure de mercure pour l'arrêt de développement), cela doit tenir, croyons-nous, à un mode opératoire différent ; M. Koch faisait sans doute, comme dans son expérience sur l'iode, un mélange de 1 volume d'une solution désinfectante avec un ou plusieurs volumes de bouillon à virgules ; une partie du métal était précipitée par les alcalis du bouillon, une autre formait avec les substances azotées des combinaisons inactives ou beaucoup moins actives. Les pertes étaient évidemment moindres avec notre procédé. Mais ces différences montrent déjà avec quelle prudence il faut passer aux applications pratiques en pareil cas.

» Nos expériences (exp. I) vérifient une des assertions de M. Koch qui a peut-être rencontré le plus d'incrédulité : c'est que le contage cholérique est tué sûrement par la dessiccation.

» Si l'on se rend compte de la quantité d'acide sulfureux qu'il est possible d'obtenir dans l'air par la combustion du soufre et de la déperdition énorme de ce gaz, inévitable même dans les appartements les mieux calfeutrés, on reconnaitra (exp. II) qu'on n'arrivera qu'à une désinfection tout à fait illusoire en brûlant du soufre. Le même but sera atteint bien plus sûrement, cela a déjà été dit, en tenant les fenêtres ouvertes pendant plusieurs jours, ou en entretenant un feu de cheminée, suivant le temps et la saison.

» Les déjections des cholériques pourront être désinfectées par des solutions chargées de sulfate de cuivre, de chlorure de zinc, ou par de l'eau saturée de phénol ; le linge par les mêmes substances (sauf le chlorure de zinc) ou par l'ébullition avec l'eau, ou par la dessiccation ; les vêtements par ce dernier procédé. Les familles des malades cholériques se prêteront bien plus facilement à ces opérations, peu coûteuses, qu'à la destruction des effets par le feu.

» Les personnes qui sont en contact avec les cholériques, avec leurs déjections ou leur linge, devront éviter de porter les mains à la bouche, sur les aliments ou les ustensiles de ménage ; elles devront se laver les mains fréquemment, mais surtout avant de boire ou de manger, avec une solution de 5 à 10 grammes par litre de sulfate de cuivre, ou d'un gramme par litre de bichlorure de mercure.

» En dehors du contact direct, la propagation la plus fréquente a certainement lieu par l'eau. Celle-ci sera sûrement stérilisée pour l'usage interne, à l'aide des procédés depuis longtemps indiqués par M. Pasteur ; l'ébullition ou la filtration à travers la porcelaine. Dans les cas où ces moyens seraient inapplicables, on pourra obtenir le même résultat avec 2 grammes par litre d'acide tartrique *ajouté plusieurs heures à l'avance* et neutralisé au moment de l'emploi par une quantité correspondante de bicarbonate de soude, ou bien en additionnant l'eau de la moitié ou du tiers de son volume de vin, vingt-quatre heures avant de la boire. L'emploi des acides minéraux exigerait déjà des mains plus exercées.

» Si nous passons aux applications à la thérapeutique, le sublimé corrosif pourrait sembler tout d'abord indiqué ; mais, par suite des combinaisons que ce corps contracte avec les matières albuminoïdes, il est plus que probable qu'en pratique il sera impossible d'atteindre des doses efficaces. Si l'on compare nos expériences (exp. V) avec les fortes doses d'acide salicylique et de salicylate de soude qu'il a été possible d'administrer dans d'autres affections, il ne faut peut-être pas *à priori* renoncer à tout espoir de tirer quelque parti de ces agents : l'essai vaudrait la peine d'être tenté.

» La grande sensibilité du bacille-virgule pour les acides minéraux explique le rôle préservateur de l'estomac, rôle déjà indiqué par M. Koch ; cette action doit être beaucoup plus efficace sur les matières solides, pilules ou autres, que sur les liquides. »

2. — Désinfection des matières cholériques et moyens de préservation individuelle.

Il me reste maintenant à indiquer l'emploi pratique des divers moyens de désinfection que je viens d'étudier. Mais, pour mieux nous renseigner sur l'usage de ces mesures de préservation individuelle, il est bon d'être fixé sur les principes fondamentaux de la prophylaxie.

La théorie parasitaire nouvelle démontre que les évacuations cholériques, les selles surtout, contiennent seules le contage. Ni les urines, ni le sang, ni l'air expiré ne lui servent de véhicule. Puisque le liquide intestinal paraît constituer l'unique milieu de l'organisme où le microbe cholérigène puisse se reproduire, on doit admettre que la *seule porte d'entrée* du poison cholérigène est la voie alimentaire, la bouche. Ces déductions expérimentales viennent confirmer des faits que la clinique avait depuis longtemps mis hors de doute.

La contagion par l'air est donc extrêmement rare, car le germe ne saurait y exister longtemps à l'état actif et dangereux ; le choléra ne se propage ni par émanations, ni par miasmes.

Il entre donc dans l'organisme sain par la voie habituelle des *ingesta*, suivant qu'il est ingéré avec les aliments et les boissons, ou qu'il est déposé sur les muqueuses digestives par leur contact direct avec des objets contaminés, les mains souillées, etc. Exceptionnellement l'air l'apporte à l'état de poussière humide dans les voies digestives, par les fosses nasales ou la cavité buccale.

Arrivé dans le réservoir stomacal, le germe cholérique y séjourne plus ou moins longtemps, mais le plus souvent il y est promptement détruit par l'acidité des sucs gastriques. Si les fonctions sécrétoires de cet organe sont altérées ou que le suc gastrique n'a pas eu le temps de le rendre inerte, il passe dans l'intestin, s'y multiplie, suivant les circonstances, avec une grande rapidité et sort par l'anus pour se répandre de nouveau dans le milieu ambiant et souiller les divers ingesta. Il foisonne sur les linges humides (nombreux faits de contagion par cette voie constatés chez les blanchisseuses), dans les couches supérieures du sol ; il souille l'eau des puits, des canaux et des rivières (*fait de Snow ;* fait du régiment anglais atteint en marche, dans un lieu où l'épidémie n'existait pas, après avoir bu de l'eau puisée antérieurement dans un canal dérivé du Gange). Les eaux impures introduisent directement le germe dans les voies digestives, lorsqu'elles sont prises comme boisson, ou indirectement en servant aux usages domestiques, au lavage de la vaisselle et d'autres objets, à l'arrosage des légumes ou des fruits, etc. « Le cycle du choléra peut, » en conséquence, tenir dans une phrase et dans ces » trois mots : *ingesta, intestin, déjections,* et retour de » la série après multiplication par suite du passage dans » chaque organisme humain » pris individuellement (*). »

On peut tirer de ces faits les éléments d'une prophylaxie à la fois rationnelle et cadrant avec des notions cliniques bien établies. Toute la préservation individuelle doit consister à empêcher que le microbe qui constitue le contage, n'arrive vivant dans l'intestin. Pour cela, il faut le frapper dans son origine, *le tuer dans les*

(*) *Instruction médicale sur le choléra, par la Société médicale de Lyon.* V. *Lyon médical.* n° 34, 1884.

déjections mêmes des cholériques, ou faute de pouvoir réaliser ce moyen radical de prophylaxie, veiller à la pureté absolue des ingesta et à l'intégrité des voies digestives.

A. Stérilisation des excreta. — Tuer le microbe cholérigène dans les selles, telle est la mesure de désinfection la plus rationnelle et la plus préservatrice. Si tous les habitants d'un pays étaient également convaincus de son efficacité et savaient s'y conformer rigoureusement, on peut affirmer que l'épidémie n'étendrait ses ravages qu'à de rares cas isolés.

Ce moyen préventif est tellement radical qu'il devrait à l'approche d'une épidémie nous faire changer totalement nos habitudes. Supposez que les latrines communes soient immédiatement fermées, à la première menace d'une invasion de choléra, et que chacun prenne l'habitude d'effectuer la défécation dans des vases de faible capacité dans lesquels on ajouterait aux fèces une substance capable de détruire tous les germes contagieux ; pour plus de précaution, qu'on agisse de même avec les matières vomies et même avec les urines. Ces matières ainsi stérilisées pourront alors être jetées impunément dans les latrines, aller aux égouts ou se répandre sur le sol et l'on ne voit plus comment elles pourraient devenir le point de départ d'un foyer cholérique. Si ces précautions étaient prises dès le début d'une épidémie, en face de cas encore isolés, n'est-il pas hautement vraisemblable, comme l'expérience l'a souvent démontré, qu'elle s'éteindrait rapidement sans laisser de traces. Cette mesure devrait, pour qu'elle soit réellement efficace, être générale et applicable aux individus sains comme à ceux atteints de la maladie. En effet, la santé peut n'être qu'apparente, et les excreta déjà contaminés avant le développement des premiers symptômes de choléra confirmé.

Mais, pour des raisons économiques et sociales diverses, ces mesures ne paraissent guère applicables actuellement avec toute la rigueur nécessaire ; rien ne s'oppose cependant à ce que les gens de la classe aisée ne s'y conforment fidèlement, et se préservent ainsi, en préservant les autres, de la principale cause de propagation du fléau.

Il importe, avant tout, de savoir combien il est dangereux de jeter dans les latrines les selles des chobriques ou des malades atteints, en temps d'épidémie, d'une affection diarrhéique la plus légère en apparence. Toujours ces selles devront être complètement désinfectées avant d'y être déposées. Sous aucun prétexte, on ne les répandra sur le sol, dans des fosses creusées en terre, sur les fumiers, dans des eaux stagnantes ou même courantes quelconques.

Le moyen le plus sûr pour neutraliser les évacuations consiste à les recueillir dans des vases contenant une quantité équivalant au tiers ou au quart de leur capacité d'une solution désinfectante sûre. *Le meilleur désinfectant est l'acide phénique en solution à 5 %.* Les liquides ainsi dénaturés seront vidés au fur et à mesure dans des récipients plus spacieux, et après vingt-quatre heures, on pourra sans danger aucun les jeter dans les lieux d'aisance.

Quant aux literies, linges ou vêtements souillés par des déjections cholériques, il doit être strictement défendu de les *laver* à grande eau, sous la pompe, par exemple, ou dans des cours d'eaux quelconques, dans les ruisseaux, étangs, rivières, etc. Il faut toujours, avant de procéder au lavage, les désinfecter complètement. Pour cela, on les plongera dans une solution phéniquée à 5 %, et on les y remuera souvent. Après vingt-quatre heures de séjour dans le liquide désinfectant, on les passera à la lessive dans de l'eau bouillante et savonneuse.

B. Pureté des ingesta. — Les mesures de préservation individuelle qui consisteraient à n'ingérer que des aliments purs de tout germe cholérique, sont plus difficiles à réaliser. Mais ici encore quelques précautions fort simples peuvent nous mettre à peu près complètement à l'abri de la contagion.

Il faut, en temps d'épidémie, ne boire que de l'eau *stérilisée par l'ébullition* ou des eaux minérales de source authentique. A défaut de ces eaux, on peut faire usage d'eau vive, prise directement à la source. Les eaux de la ville amenées par canalisation peuvent être très légitimement suspectées de contamination, dans certains cas, et doivent être bouillies avant l'usage. Les eaux minérales artificielles, de Seltz, les siphons, etc. doivent être proscrits, car rien ne prouve qu'ils n'ont pas été préparés avec des eaux contaminées ou mis dans des récipients souillés par des eaux impures de lavage.

Le filtrage est un moyen insuffisant pour débarrasser une eau suspecte des germes qu'elle contient, les meilleurs filtres laissant passer les microbes et leurs germes. Si l'expérience venait à démontrer que le nouveau filtre en porcelaine dégourdie de Chamberland est d'un usage sûr dans la pratique, son emploi, en temps de choléra, pourrait rendre de grands services.

Une eau impure peut devenir une source de contamination en servant à d'autres usages qu'à la boisson. Elle a pu servir à la préparation du pain, par exemple ; or, l'expérience a démontré que l'intérieur d'un pain volumineux ou mal cuit n'atteint pas toujours 100°. Il faut donc ne manger que du pain découpé en tranches et grillé, ou de petits pains bien cuits.

Les eaux servant au lavage des ustensiles de cuisine peuvent infecter les liquides ou les matières alimentaires qu'on y met. Le danger est d'autant plus grand que le lait, le bouillon, par exemple, constituent d'excellents milieux de culture pour les virgules, et qu'en vingt-quatre heures elles peuvent y foisonner sans les avoir altérés en apparence. Il faut donc n'employer aux lavages que de l'eau bouillie, ou ce qui paraît plus simple, prendre le soin de laisser sécher la vaisselle sur le feu ou au four avant de l'employer. On doit en outre, s'abstenir de prendre des liquides non bouillis, surtout du lait ; les bières et les vins peuvent être bus froids. Dans les cas, où l'on a des raisons de suspecter la pureté des verres, des assiettes, etc., il faut les chauffer préalablement au four, ou leur faire subir un léger flambage.

Les légumes et les fruits, qui se mangent crus, sont souvent arrosés avec des eaux souillées par des produits de vidanges ; ils constituent une source d'infection d'autant plus grande que leurs surfaces fraîches et humides permettent aux virgules, qui y ont été déposées, de se reproduire en grande abondance. Il faut en cesser l'usage, en temps d'épidémie. Il est clair qu'il ne suffit pas de peler les fruits pour se mettre à l'abri des germes qui se trouvent à leur surface.

Enfin, il ne faut pas perdre de vue qu'à certaines périodes de l'année les insectes, les mouches, peuvent jouer un rôle dans le transport des germes du choléra, en déposant les microbes qu'ils puisent à diverses sources, sur les objets les plus variés et même dans des liquides, où ils peuvent se reproduire. On aura donc soin de conserver les matières alimentaires, telles que le lait, les potages, les pommes de terre, les légumes, etc. dans des vases fermés et de ne pas les consommer froids.

On n'oubliera pas, non plus, chaque fois que les mains ont été souillées par des matières suspectes, de les désinfecter à fond par un lavage avec une solution à l'acide phénique à 5 % ou au sublimé, à un pour mille, et l'on se gardera bien de les porter à la bouche et aux lèvres, etc., avant qu'elles n'aient subi la désinfection. Les lavages fréquents des mains, de l'orifice de la bouche et les soins les plus excessifs de propreté du corps constituent un des meilleurs moyens préservatifs.

C. Pureté des voies digestives. — Les précautions à prendre pour empêcher la réceptivité morbide, résultant des troubles digestifs, des catarrhes gastro-intestinaux, sont du ressort de l'hygiène générale et de la médecine. Je ne dois pas m'y arrêter.

Je viens d'exposer les précautions imposées aux personnes bien portantes, qui ne sont pas exposées à vivre en contact immédiat avec les cholériques. Il me reste maintenant à examiner encore celles qui sont commandées par le danger plus grand, créé par des rapports directs avec les malades eux-mêmes.

Il est bien admis que le *contact d'un cholérique*, si l'on ne touche pas à des parties du corps souillées par les excréments, n'a rien de dangereux, et que l'on peut impunément respirer son haleine, etc. On évitera donc uniquement de se salir les mains avec les selles ou les vomissements. On ne court pas de risques exceptionnels en demeurant dans leur chambre, en leur donnant des soins divers ou même en rinçant les vases qui servent aux malades, pourvu qu'on ait les plus grands soins de propreté pour soi-même, qu'on fasse de fréquentes ablutions avec la solution phéniquée ou celle au sublimé, et qu'on prenne toujours la précaution de ne pas porter les mains à la bouche, aux lèvres, à la moustache.

Il est inutile de faire des fumigations désinfectantes dans les chambres, de prendre des soins spéciaux pour les aérer, etc. Les émanations cholériques sont un mythe du passé et il n'existe pas de miasme capable de produire le choléra par l'air respiré, à moins de circonstances exceptionnelles.

Les *selles des cholériques et les matières vomies*, comme il a été dit plus haut, doivent toujours être recueillies dans des vases peu spacieux renfermant une solution parasiticide (acide phénique à 5 %) en *quantité suffisante*. Les selles ainsi rendues inoffensives par un contact prolongé avec la substance désinfectante, peuvent être jetées sans inconvénient dans les latrines.

Les *linges salis, habits, chemises, draps de lit, essuie-mains et mouchoirs* doivent être soigneusement désinfectés et sans retard, car les virgules s'y développent et y pullulent avec une effrayante rapidité. On les plon-

gera pendant vingt-quatre heures dans la solution phé-
niqnée à 5 °/₀.

La plus méticuleuse propreté, des soins de toilette
continuels, le lavage fréquent des mains, de la figure et
des lèvres, moustaches, nez ; le brossage des ongles et
même un rapide rinçage de la bouche avec une solution
au millième de sublimé, constituent les moyens les plus
efficaces pour se préserver des *contacts dangereux avec
des matières cholériques.*

Il faut éviter de prendre ses repas dans les chambres
des malades, les aliments pouvant être souillés de
diverses manières.

Les *bois de lit, le plancher, les tapis, les matelas, etc.,* salis par des évacuations, seront soigneusement
désinfectés. Le parquet et les bois de lit seront frottés le
plus tôt possible avec des linges largement mouillés avec
les solutions phéniquées, et on aura soin de les brûler
ensuite ou de les laisser pendant vingt-quatre heures dans
la même solution. Les matelas, les traversins et autres
objets volumineux seront désinfectés à l'étuve à vapeur.
En cas de nécessité absolue, on se contentera de les
mettre hors d'usage pendant un temps assez long et on
attendra qu'ils aient subi une dessiccation complète, dans
un air sec et chaud, à l'abri de l'humidité, pendant huit
jours au moins. La dessiccation peut d'ailleurs être
activée par le chauffage.

La chambre où un cholérique a séjourné devra être
mise hors d'usage pendant le même temps. Il peut
être utile, par un excès de précautions, d'y faire en
même temps des fumigations de chlore (*), avant d'y

(*) On obtient un dégagement de chlore très abondant en arrosant du
chlorure de chaux avec de l'acide chlorhydrique. (Voir pour les indica-

rentrer, ou des lavages avec des solutions au sublimé ou à l'acide phénique. Le badigeonnage du plafond, des murs avec un lait de chaux additionné de substances désinfectantes faibles, n'a aucune utilité. Il importe de mettre un terme à tout gaspillage de matières désinfectantes d'une activité douteuse et dont l'usage procure une sécurité trompeuse.

Quant à la désinfection des bateaux, des navires, des voitures, etc., qui ont servi à transporter des cholériques, si on ne peut pas les mettre hors d'usage pendant huit jours, il faudra, après les avoir vidés complètement et avoir désinfectés, comme il convient, tout leur contenu, promener sur toutes leurs surfaces un jet de vapeur d'eau surchauffée. Au besoin, on se contentera de les désinfecter par un lavage soigneux avec des solutions phéniquées.

La question de la *désinfection des latrines et des égouts* constitue encore maintenant un des problèmes les plus difficiles à résoudre au point de vue de la prophylaxie.

Les recherches de Koch nous ont cependant appris à ne plus redouter au même degré les dangers qui résulteraient de leur contamination par des matières cholériques. Il est bien certain que les virgules ne peuvent vivre et se développer dans les matières fécales en putréfaction avancée, où fourmillent les bactéries ordinaires des fermentations putrides ou ammoniacales.

Le mélange des matières fécales avec les évacuations des cholériques est surtout dangereux à cause du pas-

tions le travail de MM. Fischer et Proskauer, dans le IIe vol. des *Mitth. de l'Office sanitaire de Berlin*). On facilitera l'action de ce gaz en entretenant une évaporation abondante d'eau dans la place.

sage des organismes contagieux dans les eaux, leur véhicule le plus habituel et le plus redoutable. Il va sans dire que les fosses perdues ou mal étanches donnent lieu à des infiltrations, qui disséminent les germes et les transportent dans les puits voisins, et par suite du soulèvement de niveau des nappes d'eau souterraines, les amènent dans les couches supérieures du sol, où ils se conservent et se multiplient. La contamination des eaux potables des puits et des citernes, jusqu'à celle des canaux et des rivières se comprend et s'explique ainsi sans peine. De même, les produits de vidanges mêlés aux boues dans les égouts sont une source de dangers multiples et permanents.

La contamination des latrines et des égouts est donc surtout à redouter à cause de l'infiltration des liquides contagieux à travers leurs fissures dans le sol, où ils se mêlent aux eaux, etc. Il est parfaitement inutile, dès lors, de chercher à les déodoriser sous prétexte de combattre par ce moyen des effluves miasmatiques. Bien au contraire, les gaz odorants qui s'en exhalent résultent de fermentations très nuisibles à la vitalité des virgules. En empêchant la production de ces gaz, en y versant, par exemple, une quantité suffisante de sulfate de fer pour arrêter les fermentations putrides, loin de détruire les microbes cholériques, de faire de la désinfection, on rendra ces matières plus dangereuses. Il faudrait, pour neutraliser le principe contagieux disséminé dans une seule fosse et faire œuvre utile, employer des quantités énormes de matières germicides. Quant aux égouts, il est clair qu'il ne faut pas songer à les assainir par matières désinfectantes.

En fait, la désinfection radicale des fosses est très

difficilement réalisable en pratique, même au prix de sacrifices d'argent considérables et de grandes quantités de liquides désinfectants. En supposant qu'on parvienne à stériliser complètement les vidanges, il est douteux que cette désinfection puisse avoir une grande efficacité. Il faudrait non seulement débarrasser les fosses contaminées par des matières cholériques de tout germe vivant, mais encore le sol où elles se sont infiltrées, les égouts où ces matières sont allées se perdre, les eaux d'infiltration qui les ont recueillis. S'imagine-t-on les quantités colossales d'acide phénique qu'il faudrait pour arriver à ce résultat.

Le vrai remède à ce mal se trouve dans un système de « sewage » perfectionné, dans des canalisations d'égout parfaites, etc. Un progrès qui me paraît plus accessible et qui se rapporte à la construction des latrines, consisterait à y installer un système de désinfection des matières fécales en quelque sorte *automatique*. Les matières évacuées devraient se mêler dans la cuvette à une quantité suffisante d'une solution désinfectante immédiatement après l'évacuation, et iraient ensuite, après un contact d'assez longue durée et une sorte de pétrissage qui assurerait leur action, s'ajouter aux matières rendues inoffensives et qui séjournent dans la fosse. Il ne me paraît pas impossible que nos constructeurs puissent combiner un appareil de ce genre peu coûteux et d'un fonctionnement sûr s'adaptant à nos « closets ». Si un pareil système se généralisait ou pouvait être rendu obligatoire, il en résulterait, à mon sens, les plus grands bienfaits pour la prophylaxie, non seulement du choléra mais encore de la fièvre typhoïde et d'autre affections contagieuses.

Un mot de la *désinfection des cadavres*. J'avoue que je ne vois pas trop quel danger ils font courir aux vivants et l'extrême hâte qu'on met à s'en débarrasser ne me paraît guère justifiée. Il est entendu que les miasmes que l'on a supposé s'en dégager ne peuvent souiller l'air. Le seul danger de contagion qu'ils présentent résulte des liquides intestinaux qui peuvent s'en écouler. Or, nous savons que les bactéries de la décomposition, chez le vivant, se substituent rapidement dans ces matières, en deux à trois jours, aux virgules cholériques ; à plus forte raison, sur le cadavre, leur pullulation ne peut tarder d'étouffer complètement cette espèce redoutable.

Quant à la contamination par le cadavre du sol et consécutivement des eaux, elle est fort peu à craindre aussi, à cause des précautions prises généralement dans l'emplacement des cimetières loin des lieux habités, etc. En tout cas, dans notre pays, à la profondeur où on enfouit les morts, la multiplication de ces organismes n'est pas possible à cause de la température assez basse qui règne dans les couches profondes du sol. Les virgules, selon toute vraisemblance, ne doivent pas s'y conserver longtemps vivantes. Une précaution, bonne à prendre pour que les liquides cadavériques ne s'écoulent pas pendant le transport par les fissures d'un cercueil mal joint, consisterait à le remplir avec de la poussière de charbon ou de la sciure de bois arrosée d'acide phénique à 5 %. En tout cas, cette précaution protégerait mieux que les suaires imbibés de solutions désinfec-

tantes, dont l'utilité pour détruire des germes contenus
dans les cavités internes est nulle.

Je ne puis mieux terminer ces notes sommaires sur
les moyens prophylactiques que je crois les plus appropriés à la prévention du choléra, qu'en citant encore
une sage parole de Koch : « Si l'on admet, dit-il, les
» propriétés du microbe cholérique, de grandes écono-
» mies seront réalisées. On peut au moins, maintenant,
» assigner un but à l'épouvantable gaspillage des ma-
» tières désinfectantes, et l'on ne sera plus exposé comme
» dans d'autres épidémies, à jeter dans les latrines et sur
» les pierres d'évier des millions et des millions sans
» qu'il soit permis d'en espérer le moindre résultat (*)! »

*
* *

Arrivé au terme de cette étude, je crois avoir suffisamment établi les conclusions que je voudrais en tirer.
Dégagé de toute idée systématique hâtive et de toute
prétention, je pense que ce travail aura peut-être son
utilité en appelant l'attention des épidémiologistes sur
un des progrès les plus considérables qui se soient
accomplis dans l'étude du choléra.

J'ose espérer qu'ils accepteront ces recherches, malgré
les lacunes très importantes que je n'ai pas pu com-
bler, comme une contribution de quelque valeur à
l'élucidation de la question toujours brûlante du parasite cholérigène. Je les soumets avec confiance à leur
appréciation.

(*) *Conferenz*, etc. *Loc. cit.*

CONCLUSIONS (*)

1. *Il existe dans les liquides intestinaux des malades atteints de choléra (8 autopsies et 34 cas d'examen des selles) un organisme identique avec le bacille-virgule découvert par Koch.*

2. *Sa forme incurvée, ses groupements en S et en chaînes, produites par la juxtaposition de ses articles, et parfois sa configuration en filaments faiblement ondulés, fournissent un ensemble de caractères microscopiques qui le font reconnaître facilement des microorganismes pathogènes connus jusqu'ici.*

3. *Il est plus ou moins abondant dans les produits cholériques d'après la période de la maladie et l'époque où on les examine. Dans deux cas foudroyants, il existait dans le contenu intestinal à l'état de culture presque pure. Dans un cas de courte durée, où la malade avait succombé avec des phénomènes d'algidité très prononcés, les virgules ont été trouvées très rares dans le liquide intestinal. — Elles disparaissent dans les selles colorées de la période de réaction.*

4. *Il aurait été très important de les rechercher dans*

(*) Les conclusions principales de mes recherches sur le bacille-virgule du choléra asiatique ont été communiquées à la Société belge de microscopie, dans la séance du 2 octobre 1884, et sont reproduites dans le *Bull. des séances*, nᵒ XII, p. 22 à 224. Elles ont été présentées ensuite à l'Académie de médecine de Belgique le 26 novembre 1884.

les déjections des malades atteints de diarrhée dite pré-
monitoire ; mais mes investigations n'ont pas pu porter
sur ce point.

5. Dans le seul cas de choléra algide, où l'examen
microscopique n'avait pas permis de retrouver de nombreuses virgules, la mise en culture sur du linge mouillé,
placé dans une chambre humide, d'une petite quantité
de contenu intestinal, a donné, après 24 heures, un
nombre incalculable de virgules caractéristiques.

6. L'examen microscopique des déjections peut suffire
pour établir le diagnostic du choléra asiatique, lorsqu'on obtient des préparations où les diverses formes de
virgules prédominent.

7. La recherche bactérioscopique supplée à l'insuffisance de l'examen microscopique, dans les cas où les
virgules sont rares et même ne se retrouvent pas avec
certitude dans les préparations. L'aspect caractéristique
de leurs colonies, étudiées sous un faible grossissement
(120 diamètres), les fait reconnaître sûrement.

La valeur pratique de ces procédés de culture sur
porte-objet et dans la gélatine nutritive à 10 °/₀ est bien
démontrée par mes expériences. Des mélanges d'une
très petite quantité d'un produit de culture à des masses
assez considérables de sang putréfié, d'urine croupie à
l'air, de matières fécales, d'infusion de foin, etc.,
fournissent des préparations, où les colonies typiques de
virgules ont pu être retrouvées avec facilité au milieu
des végétations les plus variées.

8. L'étude des caractères morphologiques des virgules à leurs diverses périodes de développement, cultivées dans des milieux variés, et principalement dans le

bouillon de poule et le sérum fluide, montre qu'on doit les rapprocher des spirilles vrais.

9. Les circonstances de température et de milieu les plus diverses n'ont pas permis de découvrir chez elles l'existence d'une période de SPORULATION. *Leur défaut de résistance à la dessiccation prouve bien qu'elles ne produisent pas de germes résistants.*

10. Les cultures dans la gélatine cessent d'être inoculables six à sept semaines après avoir été ensemencées. Les cultures sur Agar-Agar contiennent encore des organismes vivants après huit à neuf semaines.

11. La température la plus favorable à leur développement paraît être celle de 25 à 37°. Sous 16° (entre 8 et 15°) elles se développent encore, mais péniblement.

12. Leurs phénomènes de croissance et de multiplication sont extrêmement actifs. En deux à trois jours, elles liquéfient complètement plusieurs centimètres cubes de sérum coagulé.

13. Les bacilles incurvés de la salive, signalés déjà par Miller (mars 1884) et que le Dr Lewis croit identiques aux virgules cholériques, ne se développent pas dans la gélatine à 10 °/₀.

14. Les cultures des organismes, auxquels MM. Finckler et Prior attribuent la production du choléra nostras, sont impures. Celle que j'ai examinée contient deux espèces de bacilles. Leur mode de végétation et l'aspect de leurs colonies dans la gélatine diffère de ceux des virgules du choléra asiatique. L'un d'eux communique aux milieux de culture une fluorescence vert-bleue très caractéristique, qui fait défaut dans les cultures pures des virgules.

15. *Les essais d'inoculation des produits de culture ont donné jusqu'ici des résultats très encourageants chez quelques espèces animales, telles que les chiens, les lapins et les cobayes. Trois cobayes sur quatre ont succombé en deux à trois jours à l'injection dans le duodénum d'une goutte d'une culture (4° jour) de virgules dans du sérum liquide d'après la méthode de MM. Nicati et Rietsch, de Marseille. Les phénomènes cadavériques ont été ceux du choléra, et les liquides intestinaux renfermaient de grandes quantités de virgules.*

16. *L'action pathogène de ces produits de culture est due vraisemblablement à une zymase, à un composé albuminoïde facilement destructible. Les globules de sang humain frais, placés en préparation sur la platine chauffante de Ranvier, et mis en contact avec une goutte d'une culture au sérum, présentent des altérations caractéristiques et comparables en tout avec celles décrites par MM. Nicati et Rietsch d'après leurs observations du sang des cholériques.*

17. *La découverte du bacille-virgule a la plus grande importance pour le diagnostic des accidents choUri-formes de nature douteuse qui se produisent au début des épidémies, et pour l'application de mesures prophylactiques d'autant plus efficaces, que ce diagnostic précoce permet de les instituer en temps opportun.*

18. *L'application au diagnostic du choléra vrai des procédés bactérioscopiques n'offre pas de grandes difficultés d'exécution au point de vue pratique, et il serait extrêmement désirable, en présence des menaces sérieuses d'invasion du choléra en Belgique, qu'un nombre suffisant de médecins, préposés au service sanitaire, y soient initiés dans le plus bref délai.*

19. *La connaissance des propriétés biologiques du microbe cholérique, de sa faible résistance à la dessiccation et de l'absence dans son évolution d'une période de sporulation fournit des données précieuses pour la prophylaxie. Elle assigne un terme à l'usage excessif des moyens de désinfection et nous met en possession de procédés plus simples et plus sûrs pour combattre ses effets.*

ANNEXE A.

Ordonnance (*) *de* **M.** *de Gossler*, *Ministre de l'instruction publique, des cultes et des affaires médicales à Berlin, concernant les mesures préventives contre le choléra.*

Après avoir rappelé une circulaire écrite le 5 juillet 1883 et une ordonnance en date du 19 juillet de la même année, le ministre déclare que la récente apparition du choléra en France l'oblige à rappeler ces prescriptions.

Il continue dans les termes suivants : « Pour agir contre une introduction du choléra, dans le cas où la maladie s'approcherait davantage de la frontière allemande, la circulation des chemins de fer sur la frontière devra être l'objet d'une attention spéciale dans les endroits où il arrive un nombre considérable de voyageurs venant de France.

Des médecins seront chargés de soumettre les voyageurs à une inspection dans les compartiments et devront interdire la continuation du voyage aux personnes atteintes, ou soupçonnées d'être atteintes du choléra. Il ne serait pas prudent de rassembler les voyageurs dans un même local afin de les soumettre à l'inspection médicale, d'autant plus que le médecin, outre les renseignements du personnel du train, est à même de recevoir des voyageurs, pendant sa visite dans les compartiments, des indications précieuses sur les symptômes de maladie qu'ils auraient pu apercevoir. J'attends de promptes propositions, de la part des autorités compétentes, sur les mesures à prendre immédiatement et qui leur paraîtraient les plus propres à atteindre le but proposé; j'attends particulièrement qu'elles m'indiquent quels sont les endroits où devra s'exercer la surveillance des relations avec

(*) Traduction de la *Gaz. hebdomadaire de méd. et chir.*, n° 31, 1er août 1884.

l'étranger (stations de contrôle des douanes?), en entravant aussi peu que possible les communications par chemin de fer.

Les mêmes précautions devront être prises dans les autres districts de la frontière où le danger d'une introduction du choléra viendrait à se produire. Si le choléra venait à faire son apparition dans le pays même, la surveillance de l'état sanitaire des voyageurs devra être exercée à toutes les stations importantes des districts menacés afin d'empêcher une plus grande extension de la maladie.

Ainsi que je l'ai déjà admis précédemment, il ne sera pas nécessaire de prendre des mesures de surveillance spéciales pour la navigation fluviale. Cependant, après les expériences qui ont été faites lors de la dernière apparition de l'épidémie sur la frontière de l'Est, relativement à l'introduction du choléra, principalement par les radeaux et les équipages des bateaux, je m'attends à ce que les autorités sanitaires, étant donnés les points de ressemblance qui existent entre la situation de cette époque et la situation actuelle, tourneront tout spécialement leur attention sur ce côté du commerce, et au besoin prendront immédiatement les mesures de contrôle qui seront commandées par les circonstances.

Si donc il y a lieu de prendre des mesures de précaution contre l'introduction du choléra, on devra ainsi que je l'ai déjà recommandé dans mon ordonnance du 19 juillet 1883, attacher la plus haute importance à ce que tout ce qui a rapport à la salubrité soit partout soumis à un examen approfondi, et à ce que tous les inconvénients sanitaires qui, ainsi que l'a démontré l'expérience, préparent le terrain au développement de la maladie et sans lesquels le choléra prend ordinairement un caractère beaucoup moins dangereux, soient écartés.

En même temps, il faut porter une attention toute particulière à l'état sanitaire général de la population pour empêcher que des indispositions insignifiantes en elles-mêmes, particulièrement celles des organes de la digestion, ne prédisposent au choléra.

Enfin, où cela paraîtra nécessaire, on veillera avec sollicitude à ce que les personnes qui viendraient à tomber malades reçoivent aussitôt le traitement médical et les secours appropriés.

Les expériences faites depuis la dernière épidémie et renouvelées à l'occasion de l'inondation du Rhin, ont démontré qu'on pouvait retirer, pour prendre ces mesures sanitaires, un avantage tout particulier du fonctionnement des commissions sanitaires instituées, conformément au règlement du 8 août 1835, dans le but de servir de conseil et d'appui aux autorités locales pour la préservation et la limitation des maladies contagieuses.

On s'occupera immédiatement de la formation de commissions sanitaires de ce genre partout où il n'en existe pas encore.

Les commissions sanitaires commenceront également à fonctionner le plus tôt possible dans les endroits où le danger d'une apparition du choléra n'est pas imminent.

Les devoirs des autorités sanitaires seront différents selon les conditions locales; c'est pourquoi je me borne à indiquer les points de vue généraux suivants :

1° Les *rues et places* des localités seront débarrassées de toutes substances corrompues ou susceptibles de se corrompre, l'écoulement, dans les ruisseaux, des eaux sales provenant des habitations ou des établissements industriels sera interdit autant que possible, et, dans les endroits où cet écoulement ne pourra être empêché d'une façon suffisante, les canaux de drainage seront fréquemment nettoyés, et au moyen de chasse d'eau chaque fois que cela se pourra.

Dans les cours et dans le voisinage des habitations à la campagne, principalement à proximité des puits, les *tas de fumier* devront être entretenus de manière à préserver d'une infection du sol.

On doit avoir soin que les eaux souillées soient promptement éloignées du voisinage des habitations et que leur écoulement n'ait pas lieu dans les puisards qui pourraient se trouver dans les maisons.

Tant que le choléra n'est pas dans la localité les *fosses d'aisance* doivent être vidées fréquemment, et par la même occasion, celles qui seraient mal construites ou détériorées devront être réparées. Pendant le règne de l'épidémie, il faut s'abstenir du curage, si cela est possible.

Dans la règle il est nécessaire de désinfecter les fosses des urinoires et des cabinets d'aisance des établissements ouverts au public (gares de chemins de fer, hôtels), dont il est à craindre que des personnes atteintes du choléra ne fassent usage.

Avant que le choléra ne menace d'un danger immédiat, il faut comme pour les fosses d'aisance, curer les *cours d'eau sales* (vieux fossés, canaux, etc.).

2º Partout où il y a des *conduites d'eau*, il faut, autant que possible, interdire l'usage des puits contenant de l'eau du sous-sol de la localité, et cela aussi bien pour la boisson que pour les usages domestiques.

Dans les endroits où il faudra faire usage de *puits*, on devra s'assurer que l'eau ne présente aucun danger pour la santé et qu'une contamination de l'eau n'est pas rendue possible par la construction ou la situation du puits (proximité de fosses à purin ou d'aisance).

3º Le *commerce des denrées alimentaires*, devra être l'objet d'une attention spéciale, et on devra conformément aux prescriptions de la loi du 14 mai 1879, soumettre ce commerce à la plus rigoureuse surveillance, afin d'empêcher la vente et la mise en vente de denrées alimentaires corrompues, ou autres pouvant nuire à la santé.

4º En ce qui concerne les *habitations*, elles devront généralement être tenues en état de propreté ; on devra surtout opérer régulièrement l'enlèvement des ordures. Autant que cela dépendra de la police, on devra s'opposer à un encombrement des locaux.

5º Dans le cas où le choléra menacerait directement un cercle administratif, on devra rappeler publiquement à l'observation des prescriptions de l'article 25 du règlement du 8 août 1835, concernant la déclaration des cas de choléra.

On devra considérer s'il y a lieu de supprimer les foires et les marchés périodiques, d'interdire les préparatifs qui auraient pour suite une dangereuse agglomération d'hommes.

On s'assurera que les hôpitaux existants, ainsi que le personnel médical, répondraient aux besoins dans le cas où l'épidémie viendrait à se déclarer, et on fera le nécessaire.

Je prendrai en considération les propositions qui pourront m'être faites pour l'envoi de médecins dans les cercles pauvres où la maladie viendrait à éclater.

Dans les grandes villes on devra installer des établissements publics de désinfection, dans lesquels la vapeur d'eau chaude pourra être employée comme désinfectant.

6° Pour empêcher l'extension de la maladie à l'intérieur d'un cercle, on interdira aux écoliers demeurant hors de la localité où se trouve l'école, de fréquenter cette dernière tant que le choléra régnera dans la localité. De même on interdira aux écoliers demeurant dans une localité contaminée de fréquenter une école située dans une localité encore indemne.

7° Dans les localités attaquées par le choléra, on observera les prescriptions suivantes :

En dehors de ses rapports ordinaires, la police locale devra opérer continuellement un groupement comparatif, d'après un modèle déterminé et ci-joint, des déclarations de cas de choléra et des constatations de décès cholériques.

Les premiers malades atteints du choléra devront être isolés dans leurs propres demeures ou transportés dans un hôpital.

Cette dernière mesure devra être appliquée particulièrement aux malades qui, chez eux, se trouvent dans des conditions défavorables.

Dans certains cas, il est prudent de laisser les malades dans leurs demeures et d'en éloigner les personnes bien portantes qui devront, de préférence, être logées dans des bâtiments disponibles situés sur des lieux dégagés et élevés, particulièrement dans les bâtiments qui se trouvent aux endroits que l'on sait avoir été épargnés par le fléau pendant les épidémies précédentes.

Les voitures publiques (fiacres, etc.) ne devront pas servir au transport des malades. Dans le cas où contrairement à cette interdiction une voiture publique aurait servi au transport de malades, elle devra être désinfectée avant d'être employée de nouveau.

Les cadavres de personnes mortes du choléra devront être éloignés des habitations aussitôt que possible, particulièrement lorsqu'il n'y a pas un local spécial pour exposer les corps.

On devra veiller à l'arrangement des maisons mortuaires, interdire l'exposition des corps avant les funérailles, réduire autant que possible le nombre des personnes accompagnant le convoi, et empêcher leur entrée dans la chambre mortuaire. Les délais prescrits en temps ordinaire pour l'enterrement seront raccourcis et l'enterrement se fera le plus rapidement possible.

Si dans le cours d'une épidémie, le manque de secours médicaux et de médicaments venait à se faire sentir, la police locale aurait à me faire les propositions nécessaires.

Également pendant le règne de la maladie, les commissions sanitaires devront continuer de fonctionner afin de découvrir les causes d'insalubrité.

Elles devront se tenir, personnellement et d'une manière efficace, au courant de l'état sanitaire des habitants. Dans les maisons où des cas de choléra viendront à se produire, les commissions sanitaires donneront les ordres et les instructions sanitaires nécessaires pour la désinfection des objets provenant du malade ou du mort, ou qui se trouvent dans son entourage. On devra porter une attention toute spéciale sur la désinfection de la literie et du linge du malade ou du mort. Il est préférable de brûler immédiatement les objets de peu de valeur. En aucun cas on ne devra permettre le rinçage aux puits ou aux endroits où l'on prend de l'eau des vases ou du linge qui ont été en contact avec une personne atteinte du choléra.

Ni les déjections des cholériques, ni aucun objet quelconque souillé de ces déjections (excepté ceux qui sont transportés dans un établissement de désinfection) ne devront être enlevés de la chambre du malade ou du mort avant d'avoir été désinfectés.

On interdira de boire ou de manger dans les locaux occupés par des cholériques.

Dans l'exécution de ces mesures on devra éviter autant que possible tout ce qui serait de nature à produire de l'excitation ou à semer l'inquiétude dans la population. D'un côté, la population doit être convaincue que les autorités chargées de prendre soin de la santé publique, font leur devoir en toute sincérité et avec un entier dévouement; mais, d'un autre côté, la population ne doit pas ignorer que ce que les autorités réclament et ordonnent n'a d'autre but que l'amélioration de l'état sanitaire public, et que *chacun, en observant les règles de la tempérance, en entretenant la propreté de son corps et de son entourage, et en réclamant promptement les secours d'un médecin, dans les cas de maladies, et particulièrement lorsqu'il s'agit des organes de la digestion, non seulement agit au mieux de ses intérêts, mais encore seconde de la façon la plus efficace les efforts des autorités, qui tous tendent au bien général.*

Berlin, 14 juillet 1884. »

Formule de déclaration. (Voir p. 293.)

1.	2.	3.	4.	5.	6.		7.	8.	9.	10.	11.
Localité.	Domicile (rue, n° étage).	Nombre d'habitants de la maison.	Le malade est-il nouvellement arrivé? D'où? Quand?	Nom de famille.	Sexe du malade		Âge.	État ou profession.	Date de la maladie.	Date du décès.	Observations.
					Masc.	Fém.					

Remarques :

8. Pour les enfants âgés de moins de 14 ans, indiquer l'état ou la profession des parents. Pour les personnes qui travaillent habituellement hors de leur domicile, indiquer l'endroit où elles passent leur journée : atelier, fabrique, usines, etc.

11. Indiquer, quand cela est possible, l'état des logements, des latrines, des eaux potables, etc.

Nombre de malades décédés antérieurement dans la même maison......

Date du décès.	Noms du décédé.
. . . .	. . . .
. . . .	. . . .
. . . .	. . . .
. . . .	(Date) (Signature)
	. . . .

Instructions pour opérer la désinfection.

1° « Où cela sera possible, les déjections des cholériques seront recueillies immédiatement dans un vase contenant une solution d'acide phénique composée d'une partie d'acide phénique à 100 pour 100 (*Acidum carbolatum depuratum*) dans 18 parties d'eau. La solution devra être fréquemment agitée. La quantité de solution à employer pour la désinfection des déjections doit former au moins la cinquième partie de ces dernières.

2° Le linge de corps et de lit souillé par ces déjections devra être plongé, pour être désinfecté, immédiatement dans une solution semblable à celle indiquée plus haut, et y être laissé 48 heures, après quoi il sera rincé à l'eau.

3° Les vêtements, ainsi que les couchages et autres objets qui ne pourraient pas être soumis à ce mode de désinfection seront traités par la vapeur d'eau chaude (voy. paragraphe 6).

4° Les meubles, parquets, etc., salis par les déjections des malades devront être frottés plusieurs fois et à fond avec des chiffons secs qui seront brulés ou plongés immédiatement dans la solution d'acide phénique et désinfectés comme il est dit au paragraphe 2. Toutes les personnes qui auront touché au malade ou à ses effets, et particulièrement celles qui auraient été atteintes par les déjections devront se nettoyer complètement et se laver soigneusement les mains dans la solution d'acide phénique avant de manger ou d'entrer en rapport avec d'autres personnes.

5° Pour la désinfection à la vapeur d'eau, les seuls appareils convenables sont ceux qui entretiennent, dans tout le local de la désinfection, un courant permanent de vapeur d'eau chaude à une température d'au moins 100 degrés. Les objets légers et faciles à pénétrer devront rester au moins une heure soumis à l'action de la vapeur d'eau ; les objets plus volumineux et d'une pénétrabilité moins facile devront y rester deux heures, sans compter le temps qui se serait écoulé depuis l'entrée du courant de vapeur jusqu'au moment où la température a atteint 100 degrés. La vapeur doit être produite de préférence par une chaudière à vapeur, et conduite dans le local de la désinfection par un tuyau passant dessous; elle s'échappe par une ouverture de même diamètre que celui du tuyau de conduite et pratiquée dans la partie supérieure du local.

Où il n'y a pas de chaudière à vapeur, on pourra se servir d'une grande chaudière à lessive, sur laquelle on renversera un tonneau en bois, dont le fond du bas est enlevé et celui du haut percé d'une ouverture rônde pour l'échappement de la vapeur et pourvue d'un thermomètre. Les objets à désinfecter sont placés dans le tonneau et on les empêche de tomber dans la chaudière, au moyen soit de cordons, soit de claies, etc. Le tonneau doit emboîter le plus exactement possible les bords de la chaudière.

6° Les objets qui ne peuvent être soumis à une désinfection suffisante, comme par exemple : les lits de plume, les divans, les matelas, les banquettes de chemins de fer, etc., doivent être mis hors d'usage et exposés pendant au moins six jours à l'air dans un endroit chaud et sec, à l'abri de la pluie. Il en est de même des locaux qui auront été occupés par des cholériques; quand cela sera possible, on les évacuera et aérera également pendant six jours afin de les sécher complètement. Dans certains cas on pourra chauffer pour activer le séchage.

Les objets de peu de valeur seront brûlés, lorsque cela sera possible au lieu d'être soumis à la désinfection. »

Instructions (*) sur la nature du choléra et les mesures de précaution à prendre en temps d'épidémie.

« Le choléra se propage d'homme à homme et le principe contagieux s'attache pour ainsi dire exclusivement à l'homme ou à des objets avec lesquels il a été en contact immédiat.

Par conséquent, comme l'expérience l'a souvent démontré, on ne saurait trouver de circonstances plus favorables pour l'extension de l'épidémie, que celles qui sont réunies, lorsque les habitants d'un endroit populeux prenant la fuite, transportent le germe de la maladie dans toutes les directions et à des distances souvent très éloignées.

La fuite en masse constitue donc un danger des plus menaçants et doit être combattue par les moyens les plus énergiques.

On doit d'autant moins chercher à fuir des endroits envahis

(') Proposées par une *Commission spéciale* et publiées par M. le Ministre d'Etat (Intérieur) du Grand-Duché de Saxe, le 12 juillet 1884.

par le choléra, qu'on peut trouver dans la manière de vivre et dans l'observation des mesures de précaution indiquées ci-après, le moyen de se préserver beaucoup plus sûrement qu'on ne pourrait le faire en voyage et hors des conditions de vie habituelles.

Pour ne pas courir le risque d'introduire le germe de la maladie dans sa maison, on veillera avec soin à ne pas donner asile à des personnes venues d'un endroit atteint. Dès l'apparition des premiers cas de choléra, on doit traiter les personnes qui viennent de l'endroit infecté comme si elles portaient avec elles le germe de la maladie.

Il faut, en temps de choléra, adopter un mode de vie aussi régulière que possible. L'expérience apprend que tous les troubles digestifs prédisposent puissamment à la maladie. C'est pourquoi il faut éviter tout ce qui peut occasionner des dérangements de la digestion, comme les excès de table ou de boisson, l'usage d'aliments lourds et indigestes.

Il faut, avant tout, éviter tout ce qui peut causer de la diarrhée. Lorsque, malgré ces précautions, on se sent atteint de dévoiement, on devra s'empresser de recourir aux soins d'un médecin.

Il ne faut jamais manger des aliments qui proviennent d'une maison où un cas de choléra a éclaté.

Les aliments dont l'origine est douteuse ne doivent être consommés qu'après avoir été cuits. Il faut surtout se méfier de l'usage du lait cru.

L'emploi d'une eau qui pourrait être salie par des déjections humaines doit être strictement défendu. Sont suspectes les eaux de puits dans le voisinage des endroits habités, et celles des marais, des étangs, des cours d'eau, rivières, etc., dont les affluents peuvent être pollués. L'eau salie par des matières évacuées par des cholériques est éminemment dangereuse. Il faut, pour ce motif, interdire strictement que les eaux de lavage des vases de nuit et des linges salis par les malades soient jetées dans les sources, les cours d'eau, ou même répandues sur le sol dans leur voisinage.

On doit conseiller aux personnes qui ne peuvent pas se procurer une eau non suspecte de faire bouillir l'eau et de ne pas en employer d'autre.

Non seulement il faut agir ainsi pour l'eau potable, mais encore pour toutes les eaux réservées aux usages domestiques, car de l'eau, qui contient le principe contagieux, en servant aux usages domestiques, tels que le lavage de la vaisselle, le nettoyage et la préparation des aliments, la toilette, etc. peut introduire dans l'organisme le germe de la maladie.

Il faut surtout se garder de croire que l'eau potable constitue le seul véhicule du principe contagieux et de se figurer qu'on ne court aucun danger parce qu'on ne boit que de l'eau non suspecte ou bouillie.

Chaque cholérique peut devenir le point de départ d'un foyer de la maladie; c'est pour ce motif qu'on doit recommander autant que possible aux malades de ne pas se faire traiter à domicile, et les engager à se laisser transporter à l'hôpital. Lorsque le transport est impossible, on devra du moins s'opposer à tout rapport inutile des individus sains avec les malades.

Les personnes qui n'y sont pas obligées par devoir, éviteront d'entrer dans des maisons où il existe un cholérique, et surtout dans celles qui ont été atteintes du choléra dans des épidémies antérieures.

On doit aussi éviter, pour les mêmes motifs, de se rendre dans des endroits où de grandes accumulations d'hommes ont lieu à l'occasion de foires, réjouissances publiques, etc.

Il ne faut jamais ni manger ni boire dans une chambre où se trouvent des malades cholériques.

Les vêtements et les linges souillés par les évacuations de ces malades doivent être immédiatement brûlés, ou bien il faudra les faire bouillir dans de l'eau ou les laisser plongés pendant 24 heures au moins dans une solution phéniquée à 5 %.

Les déjections seront autant que possible reçues dans des vases contenant une solution phéniquée à 5 %. On rincera les vases, après les avoir vidés, avec le même liquide. Les matières fécales mêlées à une solution phéniquée peuvent sans danger être jetées dans les latrines et sur les fumiers. On veillera soigneusement à ce que les déjections des cholériques ne soient pas répandues sur le sol dans le voisinage des sources ou des eaux des ruisseaux. Les planchers, parquets et tous les objets qui ont été salis par des déjections doivent être désinfectés avec des chiffons secs qu'on brûlera ensuite ou qu'on plongera dans une solution phéniquée à 5 %. Tous les objets qui auront été en contact avec un cholérique seront anéantis par le feu ou désinfectés au moyen de l'eau bouillante ou d'acide phénique en solution à 5 %. Les objets qui ne se prêtent pas à ces moyens de désinfection devront être purifiés dans des appareils spéciaux au moyen de la vapeur à 100°. Faute d'appareils de ce genre, il ne reste plus qu'à les mettre hors d'usage pendant six jours et à les conserver dans un endroit sec et bien aéré. Les chambres où des cholériques ont séjourné devront aussi, quand on le pourra, rester inhabitées pendant six jours et être aérées nuit et jour afin de les dessécher complètement. Au besoin on hâtera la dessiccation en y faisant du feu.

Les personnes qui auront été en contact avec des malades ou avec leurs literies, leurs habillements, doivent soigneusement se laver les mains avec de l'eau savonneuse et quand elles le pourront, les rincer ensuite avec une solution phéniquée à 5 %. Ces précautions sont surtout nécessaires quand on s'est sali avec des déjections. Il faut encore insister sur les dangers que l'on court en touchant des substances alimentaires avec des mains qui n'ont pas été lavées.

On éloignera le plus tôt possible les cadavres des maisons où un décès est survenu pour les mettre au dépôt mortuaire. On évitera de laver les cadavres dans la maison, quand cette toilette ne pourra pas être faite au dépôt mortuaire.

Les enterrements se feront sans solennité. Les personnes qui suivent le corps n'entreront pas dans la maison du décédé et l'on évitera de prendre part à des cérémonies funèbres.

Il doit être défendu d'envoyer au dehors des habillements, du linge ou d'autres objets qui auront servi à un malade atteint de choléra ou qui proviendraient d'une personne décédée par suite de cette maladie. Ces objets devront d'abord être complètement désinfectés. On doit insister pour que les personnes qui auraient reçu des objets de ce genre par les messageries les envoient immédiatement dans un établissement de désinfection.

Les personnes qui s'occupent du blanchissage du linge n'accepteront que les effets de cholériques qui auront été désinfectés.

Il n'existe pas d'autres mesures prophylactiques contre le choléra que celles qui sont indiquées ici ; il faut déconseiller l'usage de moyens médicamenteux que l'on vante régulièrement dans toutes les épidémies comme préservatifs. »

(Signé) Dr Koch. Schrzeczka.
D^r von Pettenkofer.

Le *Conseil fédéral de la Suisse* a adopté, par décision du 1er août 1884 et sur l'avis de ses Experts, parmi lesquels on comptait MM. les professeurs Kocher et Lichtheim, de Berne, des instructions nouvelles pour la désinfection des matières cholériques. Les Experts tenant compte des indications fournies par la découverte du microbe de Koch, ont apporté aux mesures prescrites antérieurement une série de modifications qui simplifient considérablement l'exécution des moyens prophylactiques. J'ai cru utile d'appeler l'attention sur ces prescriptions parce qu'elles réalisent, à mes yeux, un ensemble de moyens très rationnels basés sur des données expérimentales positives.

Instructions pour la désinfection en temps de choléra.

1. « Les *linges de corps*, *les literies et les couvertures de laine* qui auraient été souillés par les évacuations d'un cholérique devront, de préférence à toute autre mesure de désinfection, être anéantis par le feu. Lorsqu'on ne le peut pas, on les plongera dans une solution d'acide phénique à 5 % où ils resteront pendant vingt-quatre heures, avant d'être envoyés au lavage.

On désinfectera de la même manière, au moyen de la solution d'acide phénique à 5 %, tous les linges et toute la literie des malades, même lorsqu'ils n'auront pas été salis d'une manière très apparente.

La solution à 5 % d'acide phénique se prépare en mélangeant un litre d'acide phénique liquide à 18 litres d'eau, (l'acide phénique liquide est obtenu en ajoutant 10 parties en poids d'eau à 100 parties d'acide cristallisé pur). En l'absence d'une solution pareille, on peut encore désinfecter les objets par une ébullition dans l'eau pendant une heure. On videra dans les latrines les solutions phéniquées et l'eau bouillie qui auront servi à désinfecter les linges.

2. Les *lits de plume*, *les matelas et les vêtements*, qui ne peuvent pas être traités de cette manière, peuvent être désinfectés en les exposant pendant une heure à l'action de la vapeur d'eau dans une étuve. On devra prendre soin de s'assurer que la température de la vapeur qui s'échappe par l'ouverture de dégagement atteint le degré voulu correspondant à celui de l'eau bouillante

Dans le cas où un appareil de ce genre fait défaut, on devra, après avoir enlevé les souillures de la manière indiquée au paragraphe 4, laisser les objets pendant six jours dans un endroit sec, bien aéré et à l'abri de la pluie.

Les linges et les habits des gardes-malades doivent être traités de la même manière que ceux des cholériques.

Les objets de peu de valeur, tels que la paille, les vêtements usés, doivent être brûlés.

3. Les *évacuations* des cholériques et des personnes qu'on soupçonne être atteintes de la maladie, seront reçues dans des vases contenant de l'acide phénique en solution à 5 % et en quantité suffisante pour que les matières soient complètement recouvertes. Si le liquide désinfectant y était en quantité insuffisante, on recouvrirait les matières fécales d'un volume égal de solution phéniquée à 5 %. Dans chaque maison où se trouve un cholérique, on aura un baquet en tôle avec couvercle, dans lequel on versera de la solution phéniquée à 5 % à hauteur de main. Ce baquet est destiné à recevoir les évacuations désinfectées et son contenu sera vidé journellement dans les jardins ou les champs, loin des puits, des ruisseaux ou des canaux. En ville, où cette mesure serait inexécutable, on versera toutes les vingt-quatre heures le liquide dans les latrines. (Le sublimé en solution au millième dans de l'eau distillée a le même pouvoir désinfectant que la solution à 5 % d'acide phénique.)

4. Les *parquets, les murs et les meubles* salis par des déjections ne doivent pas être lavés, mais frottés jusqu'à ce qu'ils soient secs avec des chiffons imbibés de solution phéniquée à 5 %. Ces chiffons seront ensuite brûlés.

5. Les *chambres* dans lesquelles les cholériques ont séjourné seront vidées et devront, avant d'être habitées de nouveau, rester vides pendant six jours afin de dessécher complètement toutes les matières infectantes qui pourraient s'y trouver. On hâtera la dessiccation en chauffant les places.

6. Les malades seront transportés à l'hôpital dans des véhicules spéciaux.

Lorsque des véhicules ordinaires, tels que des voitures, des omnibus, des wagons de chemins de fer, etc. auront servi à ce transport, on les nettoyera comme il est indiqué au paragraphe 4. On les remisera ensuite pendant six jours dans un endroit sec, aéré et à l'abri de la pluie. Après ce temps, ils peuvent être remis en usage.

7. Toutes les *personnes* qui ont été en contact avec les malades ou avec leurs évacuations devront immédiatement se laver les mains et toute autre partie du corps qui aurait été salie, avec la solution phéniquée à 5 %.

8. Les *cadavres* ne doivent pas être lavés, mais doivent immédiatement après la mort être enveloppés dans un linceul imbibé de la solution phéniquée à 5 %.

9. Les *latrines* seront nettoyées avant l'apparition de l'épidémie. Pendant l'épidémie, il est défendu de les vider plus souvent qu'il n'est nécessaire. On versera journellement dans les latrines des bâtiments publics et des hôtelleries, de l'acide phénique pur ou la solution de Vienne (composée d'un kilo d'acide phénique, deux kilos de sulfate de fer et vingt litres d'eau chaude) jusqu'à ce qu'il s'en dégage une odeur manifeste d'acide phénique.

10. Les urinoirs publics et ceux des écoles seront désinfectés journellement avec du chlorure de chaux sec.

Berne, 1er août 1884. „

ANNEXE B.

Instruction pratique sur les procédés de désinfection. (Extrait du *Moniteur belge* du 3 juillet 1884, n° 187.)

Aux approches de l'épidémie et avant que le choléra n'ait paru dans la localité, il est recommandé aux administrations de faire un premier approvisionnement des substances suivantes :

1. ACIDE PHÉNIQUE à l'état liquide, entièrement soluble dans l'eau.

2. SULFATE DE FER. (Vulgairement *vitriol vert* ou *couperose verte.*)

3. SULFATE DE ZINC. (Vulgairement *vitriol blanc.*)

4. CHLORURE DE SODIUM (*sel de cuisine*).

5. SOUFRE en canons, en mèches et en fleurs.

6. CHLORURE DE CHAUX. (A conserver en vase clos dans un endroit sec.)

7. BISULFITE DE CHAUX en solution saturée. (A conserver en vase clos.)

Les matières désinfectantes désignées sous les noms de : *eau phéniquée, solutions de chlorure de chaux, de chlorure de zinc, de sulfate de zinc et de sulfate de fer* se préparent de la manière suivante :

A. EAU PHÉNIQUÉE. — *Verser dans un seau d'eau cinq cuillerées à soupe d'acide phénique liquide.*

Ce mélange correspond à environ 10 grammes d'acide pour 1 litre d'eau ;

B. SOLUTION DE CHLORURE DE CHAUX. — *Mélanger avec 1 litre d'eau une cuillerée à soupe de chlorure de chaux ;*

C. SOLUTION DE CHORURE DE ZINC. — *Obtenue par le mélange de 240 grammes de sulfate de zinc et 120 grammes de sel marin dans un seau de 10 litres d'eau ;*

D. SOLUTION DE SULFATE DE ZINC. — *A raison de 240 grammes par seau d'eau ;*

E. SOLUTION DE SULFATE DE FER. — *A raison de 1 kilogramme par seau d'eau ;*

F. SOLUTION DE BISULFITE DE CHAUX. — *A raison de 1 litre de solution saturée par seau d'eau.*

(N. B. — Suite à la page 306.)

ANNEXE B.

Annotations relatives aux procédés de désinfection exposés ci-contre page 304 et pages suivantes.

Les seuls désinfectants dont l'action est assurée et qui soient d'un usage pratique sont :

1. ACIDE PHÉNIQUE.

2. BICHLORURE DE MERCURE. (*Vulgairement* sublimé corrosif.)

Le chlorure de zinc et le sulfate de cuivre, à cause des doses considérables qui sont nécessaires pour en obtenir des effets certains, ne sont pas d'un usage pratique.

Le sulfate de fer, le chlorure de chaux et le bisulfite de chaux sont inefficaces et d'un emploi dangereux.

Les solutions désinfectantes se préparent de la manière suivante :

A. SOLUTION PHÉNIQUÉE. — Ajouter à 18 litres d'eau 1 litre d'acide phénique liquide. (L'acide phénique liquide est composé de 100 parties en poids d'acide cristallisé auquel on a ajouté 10 parties en poids d'eau.)

Ce mélange correspond à 50 grammes d'acide pour 1 litre d'eau;

B. SOLUTION MERCURIELLE, DE SUBLIMÉ. — 10 grammes par seau d'eau de 10 litres. Mélange à un pour mille.

A conserver dans un seau de bois.

Cette solution à réserver pour les usages indiqués ci-après.

(N. B. Annotations pour la page 304).

Procédés de désinfection.

1. *Pour désinfecter une* EAU SUSPECTE, la faire bouillir pendant dix à quinze minutes ; puis, après refroidissement complet, l'aérer en la filtrant ou, plus simplement, en la plaçant dans une carafe dont elle remplira les trois quarts et qu'on agitera pendant quelques minutes.

2. *Pour désinfecter les* SALLES OÙ SE TROUVENT DES MALADES, aérer ces salles aussi largement que possible et les laver une fois par jour avec l'eau phéniquée (*A*) et la solution de chlorure de zinc (*C*).

3. *Pour désinfecter* d'une manière continue les latrines, y verser tous les matins un seau d'eau additionné d'un litre de solution de sulfate de fer (*E*) et d'un litre d'eau phéniquée (*A*).

4. Les DÉJECTIONS des malades (matières vomies et selles) seront reçues dans un vase, où l'on aura mis d'*avance* 3 ou 4 cuillerées à soupe d'eau phéniquée (*A*) et 3 ou 4 cuillerées de la solution de sulfate de zinc (*D*) ou de sulfate de fer (*E*).

Les malades qui seraient souillés par des selles seront lavés avec de l'eau phéniquée (*A*) étendue de quatre fois son volume d'eau.

Il est de la plus haute importance de se débarrasser immédiatement des déjections ainsi désinfectées, en usant de moyens et de précautions qui varieront avec les circonstances locales :

a) Dans les villes où les latrines communiquent directement avec un égout, il faut jeter aux latrines les déjections, ainsi que les désinfectants qui, sur place, auront servi à laver soigneusement le vase qui les contenait.

b) On agira de même dans les habitations où existent des fosses *étanches* en ayant soin de désinfecter *préalablement* et COMPLÈTEMENT la fosse par le moyen suivant :

(N. B. Suite page 308.)

Procédés des désinfection.

1. *Toutes les* EAUX POTABLES, *de puits ou de canalisation peuvent être suspectées en temps d'épidémie. Il en est de même du* LAIT.

Pour désinfecter l'eau à boire et le lait, les *faire bouillir pendant une dizaine de minutes.*

Pour éviter la contamination DES ALIMENTS ET DES BOISSONS, *qui résulterait du relavage de la vaisselle avec une eau impure, sécher au four les ustensiles de cuisine, verres, assiettes, etc.*

2. La désinfection de l'AIR *dans les chambres occupées par des cholériques est impossible à effectuer d'une manière efficace. Elle est, en outre, inutile.*

Le lavage des parquets, bois de lit, murs (à hauteur d'homme) peut être utilement fait avec la solution phéniquée (A) *ou la solution de sublimé* (B).

3. La désinfection des LATRINES, *très difficile à réaliser, est accessoire.*

La désodorisation des matières alvines obtenue par le sulfate de fer doit être déconseillée.

Le siège des cabinets publics, les urinoirs, etc. doivent être lavés avec la solution (A) *chaque jour.*

4. LES DÉJECTIONS DIARRHÉIQUES *et les* MATIÈRES VOMIES *par les malades seront reçues dans des vases où l'on aura mis d'avance une quantité de solution phéniquée* (A) *égale au moins à la cinquième partie de leur capacité.*

Les régions du corps qui auraient été souillées par ces mêmes matières seront lavées avec la solution phéniquée ou celle de sublimé (B).

Il est de la plus haute importance de ne pas se débarrasser immédiatement *des déjections ainsi désinfectées. Pour que l'action de la solution désinfectante soit complète, il faut, dans tous les cas,* conserver le mélange pendant six heures au moins *et agiter souvent.*

Les selles convenablement dénaturées pourront sans danger être évacuées dans les latrines, les égouts, les fosses mobiles, mal étanchés ou perdues, etc.

En temps d'épidémie, l'usage des latrines pourrait être aboli avec avantage, la défécation des gens bien portants aussi bien que celle des malades se faisant dans des récipients contenant une

(N. B. Annotations pour la page 306).

Déterminer d'abord la CAPACITÉ TOTALE de la fosse et verser *pour chaque mètre cube*, un mélange de 1 kilogramme d'acide phénique liquide et de 5 kilogrammes de sulfate de fer, préalablement dissous dans l'eau.

c) Dans les maisons qui ont des fosses non étanches constituant de véritables puisards ou puits perdus, il faut veiller *sévèrement* à ce qu'aucune déjection n'y soit versée. Dans ce cas les déjections désinfectées seront, soit dans le jardin, soit dans le terrain disponible le plus proche, versées dans de petites fosses ou sillons de 50 à 60 centimètres de profondeur et recouvertes de terre sur laquelle on jettera l'eau phéniquée provenant du rinçage des vases.

5. Les chemises, les draps et autres objets de couchage, tous les tissus en général qui ont servi aux malades doivent être *immédiatement* plongés soit dans l'eau phéniquée (*A*), soit dans la solution de chlorure de zinc (*C*), soit dans la solution de bisulfite de chaux (*F*), puis dans de l'eau *bouillante*; on les laissera quelques heures dans cette eau avant de procéder au lavage (*).

Quant aux hardes qui ne peuvent être lavées, les brûler, ou, si l'on ne peut faire ce sacrifice, les désinfecter soigneusement en les soumettant, dans un endroit clos, soit à une température de 110 à 120 degrés (armoire à désinfection), soit à la fumigation sulfureuse décrite ci-dessous (6c), longtemps prolongée. On désinfectera de même la laine ou le crin des matelas; la paille et autres matières de peu de valeur seront brûlées.

Dans tous les cas, on ne se servira de ces hardes, vêtements ou objets de couchage ainsi désinfectés qu'après les avoir encore longuement exposés à l'air.

Les souillures sur le plancher, les nattes ou tapis de lit seront *immédiatement* nettoyées avec de l'eau phéniquée (*A*) et la solution de chlorure de zinc (*C*) ou la solution de bisulfite de chaux (*F*).

(*) Il y a lieu d'appeler spécialement l'attention des marchands de chiffons et des blanchisseurs de linge sur le danger auquel ils s'exposeraient en recevant des hardes ou des linges souillés par des déjections cholériques, sans s'assurer au préalable que ces objets ont été désinfectés.

En aucun cas ces objets ne pourront être donnés ni vendus avant d'avoir été désinfectés.

(N. B. Suite page 310).

quantité suffisante de solution désinfectante. Dans chaque maison devrait exister un baquet en tôle de fer muni d'un couvercle et qu'on remplirait au tiers de la solution phéniquée. On verserait dans ce récipient le contenu des vases ayant servi aux malades.

Ce même récipient pourrait aussi servir à recevoir directement les produits de la défécation des gens bien portants. Il serait utile de remuer fréquemment le liquide au moyen d'une palette qu'on y laisserait plongée. Tous les matins on viderait le récipient dans les latrines ou dans les égouts, les fosses, etc.

5. Le linge de corps, les draps de toilette et de couchage qui ont servi aux malades et qui peuvent avoir été souillés par leurs déjections doivent être désinfectés soigneusement.

Dès qu'ils auront été salis, on les plongera dans la solution phéniquée (A), on les y remuera souvent et on les y laissera 24 heures. Ils pourront ensuite être rincés à grande eau ou lessivés comme à l'ordinaire.

Un procédé plus économique et tout aussi sûr consiste à étaler ces objets sur le sol, à les arroser soigneusement (au moyen d'un arrosoir) avec la solution d'acide phénique, puis de les suspendre sur des cordes dans une chambre non humide dont on ouvre les fenêtres et où on allume un feu vif. Après avoir séjourné huit jours dans cette chambre, ces objets seront absolument désinfectés et pourront être lessivés.

Il doit être interdit d'envoyer au blanchissage ou de transporter au dehors des effets quelconques ayant appartenu à un malade atteint de choléra et qui n'auraient pas été désinfectés comme il vient d'être prescrit.

Tous les tissus et objets de couchage de peu de valeur et qu'on pourra sacrifier seront anéantis par le feu.

Le procédé le plus sûr pour désinfecter les matelas, oreillers, coussins, couvertures de laine, tapis épais, vêtements, etc. consiste à les soumettre à un courant de vapeurs d'eau à 100°. Ils y seront exposés pendant 2 heures au minimum à partir du moment où la température de la vapeur aura atteint 100° à la sortie de l'étuve.

Dans les cas d'objets qui ne peuvent être désinfectés par la vapeur et dans les localités où les appareils nécessaires manquent,

(N. B. Annotations pour la page 308).

6. *Pour désinfecter une salle où des cholériques ont séjourné,* pratiquer dans la pièce bien fermée une des fumigations suivantes :

(*a*) Fumigation phéniquée. — Dans un vase plat, en fer, que l'on aura fait chauffer fortement, mais sans le rougir, on versera de 1 à 5 cuillerées à soupe d'*acide phénique* liquide, selon la capacité de la chambre.

(*b*) Fumigation chlorée. — Placer dans une ou plusieurs assiettes profondes du chlorure de chaux, que l'on arrosera ensuite avec du vinaigre.

(*c*) Fumigation sulfureuse. — Brûler du soufre dans un vase en fer à raison de 15 à 20 grammes par mètre cube de capacité de la salle.

Après les fumigations, ou aérera complètement la pièce ; les planchers et les murs peints seront lavés à l'eau phéniquée (*A*) ou à la solution de chlorure de zinc (*C*) ; les murs et les plafonds blanchis seront grattés et badigeonnés à la chaux, en ajoutant à chaque seau de lait de chaux des blanchisseurs 5 cuillerées à soupe d'acide phénique liquide.

(N. B. Suite à la page 312).

on désinfectera ces objets en les séchant complètement pendant une huitaine de jours : les hardes, en les étalant largement dans un endroit bien aéré, bien sec ou chauffé en hiver et à l'abri de la pluie, et les matelas de laine ou de plumes, en les vidant complètement (*).

Les parquets, bois de lit et meubles souillés par des déjections seront immédiatement frottés *avec des linges imbibés de solution phéniquée* (A) *ou de solution de sublimé* (B) *qu'on brûlera ensuite.*

6. La désinfection des salles où des cholériques *ont séjourné se fera :*

(a) EN LES METTANT HORS D'USAGE PENDANT HUIT JOURS, *après avoir enlevé les tapis de pied, les tentures qui seront désinfectés à part, et y avoir établi un aérage suffisant. En hiver et dans les endroits humides, il sera nécessaire d'y faire du feu. On peut hâter les effets de la dessiccation au moyen d'un appareil de chauffage approprié.*

(b) *Il peut être nécessaire de recourir à un moyen plus rapide de désinfection. Dans ce cas, un dégagement abondant de* CHLORE, OBTENU AU MOYEN DE CHLORURE DE CHAUX SEC ARROSÉ D'ACIDE CHLORHYDRIQUE (0,25 *gr. de chlorure pour* 0,35 *d'acide par mètre cube*) *et une mise hors d'usage pendant vingt-quatre heures conviendraient.*

(*) Ce procédé de désinfection fort économique pourrait s'effectuer sur une grande échelle et rendre des services signalés en temps d'épidémie. Il suffirait, dans chaque quartier ou au domicile même des malades, d'affecter un local à cette désinfection.

La dessiccation serait rendue plus rapide et plus sûre en chauffant la place au moyen de foyers portatifs, de corbeilles remplies de coke allumé dont on se sert pour assécher les maisons nouvellement bâties. Deux jours suffiraient vraisemblablement pour obtenir par ce procédé une désinfection assurée.

Le transport du linge sale devrait être surveillé, et avoir lieu dans des coffres de tôle légère, qui seront chaque fois après avoir été vidés désinfectés au moyen de la solution phéniquée.

(N. B. Annotations pour la page 310).

7. *Pour désinfecter les corps* après la mort, les envelopper d'un drap trempé dans un mélange à parties égales de l'eau phéniquée (*A*) et de la solution de chlorure de zinc (*C*) additionnée de son volume d'eau.

7. *Les personnes appelées à donner des soins aux malades, les garde-malades et toutes celles qui ont approché d'un cholérique devront se désinfecter fréquemment les mains, la face et le visage avec la solution de sublimé (B). Mêmes précautions pour celles chargées de l'ensevelissement.*

Les corps ne doivent pas être lavés ni désinfectés après la mort. *Il suffira de les envelopper dans un drap de lit imbibé de la solution phéniquée (A).*

Les bières en bois devront être comblées avec de la sciure de bois arrosée d'acide phénique à 5 %.

ANNEXE C.

AUTEURS.	Koch.	Babes.	Nicati et Rietsch.	Van Ermengem.	Koch.	Ratimoff.
MÉTHODE DE RECHERCHE.	Une p. de solution germicide dans 10 p. de bouillon de culture.	Gélatine à 10 % inoculée avec un liquide de culture (*).	4 à 5 gouttes de bouillon de culture dans 10 c. c. de liquide germicide.	1 vol. de liq. désinfectant dans 5 vol. de bouillon de culture.	Spores semées dans de la gélatine nutritive.	10 c. c. bouillon de culture additionnés en proportions variables (******).
DOSE	qui arrête le développement du	qui prévient le développement du	qui tue rapidement (10 min. à demi-heure) le		qui prévient le développement du	qui tue le
			Bacille-virgule.		*Bacillus anthracis.*	
Sublimé	1 : 100,000	1 : 10,000	1 : 800,000	1 : 60,000	1 : 300,000	1 : 800,000
Quinine	1 : 5,000	1 : 800 (?)	"	"	1 : 625	"
Acide sulfurique	"	"	1 : 4,000	1 : 1,500	"	1 : 1,000 (Falck)
Acide chlorhydrique	"	"	1 : 12,000	1 : 2,000	"	"
Acide nitrique	"	"	1 : 14,000	"	"	1 : 23,500
Sulfate de cuivre	1 : 2,500	1 : 3,000 à 5,000	1 : 3,000	1 : 600	1 : 1,250	1 : 570
Acide phénique	1 : 400	1 : 1,000	1 : 500	1 : 600	1 : 200 (***)	"
Chlorure de zinc	"	"	1 : 1.000	1 : 500	1 : 1,500	"
Sulfate de zinc	"	"	1 : 333.3	1 : 300	1 : 80,000 (****)	1 : 35,000
Acide thymique	"	1 : 9,000 à 10,000	"	1 : 400 (**)		
Acide salicylique	"	1 : 800 à 900	1 : 1,000	1 : 300	1 : 800	1 : 1,200
Acide borique	"	"	"	1 : 300	"	"
Acide acétique	"	1 : 2,000	1 : 500	1 : 200	1 : 250 (*****)	"
Acide citrique	"	"	"	1 : 100	"	"
Acide tartrique	"	"	1 : 1,000	1 : 100	"	"
Sulfate de fer	1 : 50	"	"	1 : 30	"	"
Chlorure de chaux	"	"	"	1 : 50	"	"
Alcool	1 : 10	1 : 15	à 25° tue rapid.	1 : 10 (alc. abs).	1 : 12	1 : 12
Vin	"	"	tue en 10 min.	1 : 4	"	tue en 1/4 d'h.
Vinaigre	"	"	"	1 : 4	"	id. (Perroncito)
Bières	"	"	tuent en 1/4 d'h.	p. ég.	"	"

(*) Babès ajoute directement à la gélatine préalablement liquéfiée, une certaine quantité de la substance germicide. Ce procédé donne des pertes considérables, la gélatine précipitant par plusieurs des substances essayées. C'est ce qui explique les résultats peu constants que l'auteur dit avoir obtenus dans ses essais.

(**) Par suite d'une erreur de dosage, ce chiffre est de beaucoup inférieur à celui qui correspondait, en réalité, à la dose active. Lire : 1 : 3,000.

(***) N'empêche pas le développement, mais le ralentit.

(****) Commence à mettre obstacle au développement.

(*****) Commence à mettre obstacle au développement.

(******) L'auteur n'indique pas quel volume de solution désinfectante a été ajouté au bouillon de culture et au bout de combien de temps l'épreuve des mélanges a été faite. Ces conditions paraissent avoir varié dans ses expériences.

NOTES.

Des recherches récentes, publiées depuis que ce mémoire a été mis sous presse, ont complété sur certains points l'histoire naturelle du bacille-virgule ; il m'a paru utile d'en donner ici, sous forme de notes, les résultats principaux.

NOTE A.

Caractères morphologiques et formes diverses du microbe cholérigène.

Le Dr Babès (') a fait quelques observations intéressantes sur les diverses formes du développement de ce microbe.

D'après cet auteur, les virgules ont, dans les liquides intestinaux, les dimensions suivantes : leur épaisseur, qui est sensiblement égale partout, est de 0.4 à 0,5 μ et leur longueur de 1 à 2 μ. Vus sous un fort grossissement (1/12e Verick ou 1/24e Hartnack, Oc. 4. et tube tiré de toute sa longueur), les corpuscules incurvés, surtout lorsqu'on les a colorés pendant qu'ils étaient encore vivants, ne sont pas homogènes et paraissent composés de trois substances différentes : d'une enveloppe qui se colore, d'un contenu incolore, et d'une masse fortement colorée, plus ou moins bien délimitée, qui s'accumule souvent vers les extrémités du corpuscule, sous forme de points arrondis. Chaque élément microscopique présente alors en son milieu une ou deux parties claires, qui peuvent faire croire à l'existence de spores (comparez pages précédentes, 17 et 49). Babès fait remarquer avec raison « que les » spores ne correspondent pas seulement à une conception morpho-» logique, mais constituent bien plus une phase biologique, un stade

(') *Archives de Virchow*, janvier 1885.

„ de développement „ ; cet état du corpuscule, présenté aussi par d'autres bacilles en dehors de la période de sporulation, ne correspond donc pas nécessairement à la formation des spores. Mais, d'après Babès, ce serait peut-être le premier indice de leur apparition (comp. p. 17 et 49).

Cet auteur a encore observé d'autres formes : certaines virgules ont les extrémités effilées et la forme d'un croissant ; d'autres ont une de leurs extrémités ou les deux plus épaisses que le reste du corps ; plus rarement on en voit avec un épaississement médian. On observe souvent des bâtonnets dont le milieu est rétréci par la déduplication commençante. A côté de ces formes, on trouve aussi des virgules réunies par deux, en S, ou en plus grand nombre, formant des spirales. Ces spirales sont souvent plus volumineuses, plus homogènes et plus fortement colorées que les corpuscules isolés.

Pour mieux reconnaître les formes diverses des bacilles-virgules, Babès les colore vivants, et les observe, après avoir ajouté une petite quantité d'une solution aqueuse très faible de violet de méthyle B (de Bâle) à une goutte de bouillon inoculée avec une culture pure et disposée en cellule close sur une lamelle porte-objet.

Dans des cultures sur Agar-Agar (10e heure), apparaissent souvent de très petites bactéries n'ayant qu'un 0.5 μ de large sur 0.7 μ de long. Ces bacilles sont néanmoins très caractéristiques, car l'un de leurs côtés est toujours un peu concave, de manière que le corpuscule a la forme d'un grain de pavot ou d'une fève (cf. Pl. I[bis], fig. 1). Souvent on les voit deux à deux, comme des *diplococcus*, leur concavité alternant.

Ces éléments s'allongent ensuite. La substance chromatique se déplace dans leur intérieur et occupe tantôt les extrémités, tantôt le milieu. Lorsque les corpuscules ont atteint une certaine longueur, on voit la masse colorée s'accumuler à leur centre de manière souvent à y produire un épaississement. Au milieu de cette masse apparaît une ligne transversale claire qui indique dans quel sens la déduplication va s'opérer. Dans les cas où les corpuscules ont des extrémités amincies, on voit naître deux bacilles recourbés en virgules, dont les extrémités renflées et plus colorées sont juxtaposées. Mais, déjà avant que la division n'apparaisse, on voit généralement le bâtonnet se contourner en S ou en spirale. Les spirales, en se déplaçant par un mouvement

ondulatoire de serpent changent continuellement de hauteur et
de longueur. On aperçoit, pendant leurs déplacements, une sorte
de tourbillon qui se produit dans le liquide à l'extrémité des spirales et qui doit être dû à la présence des cils terminaux (cf. p. 21).
Lorsque la déduplication se complète, chacun des deux articles
est naturellement juxtaposé l'un par rapport à l'autre en forme
d'S. On retrouve ensuite dans ces S une partie médiane rétrécie
et plus tard, entre les deux éléments de nouvelle formation, on
voit une ligne claire à doubles contours, qui persiste longtemps
et qui les tient lâchement réunis sans s'opposer aucunement à
leurs déplacements individuels.

Cette substance intermédiaire empêche souvent que les articles
successivement formés ne se disjoignent, d'où la formation de
chaînes articulées, composées de bâtonnets lâchement unis entre
eux et qui ont une forme ondulée ou spiralée. Il arrive aussi
que les diverses parties de la chaîne ont leur concavité tournée
du même côté, de sorte qu'alors la chaîne a plutôt une forme
en zig-zag que celle d'une spirale (cf. pl. III). Les mouvements
de ces chaînes rappellent ceux des spermatozoïdes et se poursuivent habituellement dans une seule direction. Souvent aussi
les bacilles-virgules s'allongent sans se diviser. Dans ce cas, les
filaments spiralés, qui en résultent, *présentent des points plus
foncés à l'endroit où le dédoublement aurait dû s'accomplir,* ou
bien ils ont un aspect parfaitement homogène et ce n'est qu'à l'aide
des plus forts grossissements qu'on *reconnaît dans leur intérieur
des parties plus claires et d'autres plus foncées.* Ces filaments sont
animés de mouvements très énergiques et rapides, et ils changent
continuellement de forme. Plus tard, les mouvements se ralen-
tissent et les spirales gonflent, deviennent plus brillantes et se
colorent avec plus d'intensité que les virgules libres.

Les organismes cholériques varient beaucoup de forme et de
dimension dans les divers milieux nutritifs, d'après Bàbès. Dans
le sérum, il a trouvé souvent des virgules peu incurvées, plus
grêles que dans la gélatine [(?)], et les filaments y présentent des
ondulations si faibles qu'il faut de très forts grossissements pour
les constater. Les cultures qui se sont développées très lentement
présentent, dans bien des cas, des formes très embrouillées; à
côté de virgules typiques, courtes, on y trouve mêlés de longs
filaments contournés de toute façon, enchevêtrés les uns dans
les autres et formant des pelotons peu serrés. Si l'on ensemence

avec des cultures de ce genre un nouveau milieu, on voit apparaître les virgules habituelles.

J'ai observé des variations de formes en tout semblables à celles qui ont été observées par Babès dans les cultures dégénérées provenant de réinoculations successives opérées pendant près de six mois, mais j'ai toujours vu se reproduire les mêmes formes (v. p. 179 et 178) à partir des derniers ensemencements.

J'indiquerai plus loin comment on peut interpréter le développement successif de ces diverses formes et quelle est leur signification au point de vue d'un mode de reproduction par spore.

Le Dr Petrone (*) décrit d'une manière un peu différente les formes diverses du bacille-virgule. Dans les liquides non colorés, dit-il, ces organismes ne sont pas très mobiles, ni très réfringents, ni brillants. Ils sont constitués par une substance transparente, homogène, bleuâtre. A côté de la forme virgulaire-type, constatée par tous les observateurs, il y en a une autre, très facile à observer, plus longue et plus importante à connaître. Elle ressemble à une *vrille de vigne* et sa longueur varie considérablement. Elle est composée d'une série d'articles incurvés, de virgules réunies bout à bout, qui sont tous égaux entre eux et identiques. Ces vrilles sont mobiles dans les liquides évacués par les cholériques et leurs mouvements résultent des déplacements effectués par chacun des articles. Mais elles n'ont qu'une existence passagère et ne se voient, d'après Petrone, que dans les selles fraîches. A un moment donné, il a vu, sous le microscope, ces chaînes se fragmenter en deux ou trois pièces en se divisant toujours aux points d'union des articles. Chacun de ces fragments au bout d'un certain temps se partage de la même manière. Bref, il ne reste plus à un certain moment que des chaînes formées de deux ou trois articles qui finalement se libèrent complètement. Les virgules de Koch, d'après cet auteur, ne sont donc autre chose que des articles séparés, *mûrs*, d'un filament contourné en hélice ou en vrille. La spirale, dit Petrone, est la bactérie-mère, les virgules sont les bactéries-filles, et l'on peut comparer le filament-vrille à un ténia adulte, dont les anneaux (proglottides) correspondraient aux virgules. La multiplication de ces microorganismes allongés résulte donc d'une segmentation successive en bacilles-virgules qui sont toujours identiques et égaux entre eux.

(*) *Sul cholera. Gaz. degli Ospitali,* nov. 1884.

Cet observateur a trouvé dans ses préparations encore d'autres formes que les virgules et les vrilles : des *bâtonnets* plus ou moins droits, très mobiles, un peu plus longs que les virgules, et des *spirilles* en forme d'S également très mobiles et qui ont deux à trois fois la longueur de ces bâtonnets. Ces deux variétés sont bien distinctes des variétés précédentes (cf. p. 17, et photogramme A, pl. I, fig. 1 de ce mémoire). Les bâtonnets aussi bien que les spirilles présentent une coloration plus foncée et ils sont plus rigides que les autres formes. Ils ont des mouvements de serpent tout particuliers et paraissent composés d'une quantité de *coccus* alignés et fusionnés ensemble. « En fait, on dirait un collier dont les perles sont étroitement soudées entre elles. » Petrone croit que les bâtonnets faiblement incurvés, qui ne sauraient être confondus avec les bacilles, résultent de la scission des spirilles, quoiqu'il dise ne pas pouvoir en fournir la preuve. Mais il est démontré, pour lui, qu'à un certain moment, à une de leurs extrémités se détache un petit segment de protoplasme arrondi, lequel mis en liberté, assume la forme d'un petit *coccus* très mobile et parfaitement rond. C'est ainsi que se formeraient les corpuscules arrondis, les *coccus* qui abondent dans les liquides cholériques. Les filaments en vrille, affirme cet auteur, sont aux bacilles-virgules comme les bâtonnets droits sont aux coccus.

A côté de ces bactéries, on trouve enfin les espèces ordinaires de la putréfaction et certains gros spirilles d'aspect, de nature et de forme très différents des précédents.

NOTE B.

Configuration des colonies dans les cultures sur plaques.

Les formes caractéristiques que les colonies des virgules cholériques présentent sous un faible grossissement sont des plus importantes à connaître. Leur aspect le plus typique a été décrit,
pages 26 et 27, mais une étude attentive permet de leur reconnaître un ensemble de caractères plus précis. Ils ont été parfaitement esquissés par MM. Nicati et Rietsch dans une note adressée
à l'Académie des sciences de Paris. L'importance pratique de ces
caractères m'engage à revenir encore sur ce sujet. Voici d'abord
la description que MM. Nicati et Rietsch ont donnée des « *caractères morphologiques différentiels des colonies jeunes de bacilles-
virgules en semis dans la gélatine nutritive.* »

« Les caractères différentiels indiqués, jusqu'à ce jour, par les
auteurs sont basés essentiellement : 1º sur l'aspect de la colonie; 2º sur l'étendue et la rapidité de liquéfaction de la gélatine,
autour de la colonie. Il y a lieu, pensons-nous, de comprendre
dans une seule et même description, non seulement le noyau
désigné communément sous le nom de *colonie*, mais encore toute
la zone dite de *liquéfaction*, qui renferme elle-même de nombreux
bacilles.

» On peut distinguer dans la colonie, ainsi comprise, et figurant
on le sait, une ulcération cupuliforme, creusée à la surface de la
gélatine, trois zones concentriques (grossissement de 50 diamètres environ) :

» 1º *Une zone périphérique*, ruban circulaire présentant sur son
bord extérieur un liséré granuleux finement dentelé. A l'intérieur
du liséré, cette zone est diaphane et marquée seulement de distance en distance, par de petites granulations ;

2º *Une zone moyennne* lacunaire que l'on dirait composée de
petits fragments hyalins, formant un réseau plus ou moins irré-
gulier ;

» 3º *Un noyau central* aux bords déchiquetés et d'une très faible teinte gris jaunâtre. Il présente une apparence craquelée et
se trouve plus profondément enfoncé sous la gélatine que les deux
premières zones ; de profil on voit nettement qu'il occupe le fond
de la coupe.

» Nous avons signalé déjà un faux bacille-virgule, dans les

matières intestinales de l'homme sain et de divers animaux ('); il existe très probablement aussi dans l'air atmosphérique. Ses colonies, lorsqu'elles commencent à passer par une zone de liquéfaction manifeste, présentent un aspect hyalin et une apparence granuleuse qui les différencient de la plupart des autres colonies bactériennes et les rapprochent de celles du vrai bacille-virgule; cependant elles se distinguent aisément de ces dernières par les caractères suivants, reconnaissables au même grossissement de 50 diamètres :

» Zône périphérique, en ruban festonné;

» Zône moyenne, non lacunaire, qui présente des saillies correspondant aux coñvexités de la zone externe et une striation radiée.

» Zône centrale : au début, un noyau dense, un peu brunâtre et qui se désagrège ultérieurement.

» Ces colonies s'étendent beaucoup plus rapidement que celles du vrai bacille-virgule à la surface de la gélatine.

» Il nous a paru intéressant de rapporter ces détails, parce que joints à l'odeur caractéristique que nous avons signalée dans une Note récente, ils constituent, pour la colonie des bacilles-virgules cholériques, des traits distinctifs non moins importants que ceux des individus pris isolément (¨). »

L'aspect de l'ensemble des modifications de la gélatine au point où une colonie s'est développée varie quelque peu, comme Babès l'a fait remarquer le premier, *d'après la teneur en gélatine du milieu de culture*. Lorsque les cultures sur plaques ont été préparées avec un mélange à 10 °/₀ et sont exposées à une température de 18° à 25°, en chambre humide, on y voit apparaître, au bout de vingt-quatre heures déjà, de petits points opalescents blanchâtres, tantôt disséminés à la surface de la gélatine, tantôt logés au fond d'une petite cavité. On dirait à première vue, qu'en ces points il s'est formé une petite bulle d'air. Dans de la gélatine de 5 à 6 °/₀, le développement des colonies est bien moins caractéristique : l'aspect des bulles d'air est à peine indiqué, la gélatine ne se creuse pas en profondeur et se liquéfie très rapidement; on voit alors, au lieu d'une cavité globuleuse, une simple dépression en cupule, peu profonde, au milieu de laquelle apparaît la colonie sous forme d'un point blanc-jaunâtre.

Au bout de quarante-huit heures, les colonies ont atteint un développement moyen de 3 à 4 millimètres et présentent alors

('') *Semaine médicale*, 18 septembre 1884. Il nous paraît devoir être identique à celui qui a été décrit ensuite, par MM. Finckler et Prior, comme appartenant au choléra sporadique.

(¨) *Comptes-rendus Ac. sc. Paris*, séance du 24 novembre 1884.

leurs formes les plus caractéristiques : au fond de la cavité
infundibuliforme on trouve de la gélatine liquéfiée au sein de
laquelle nage le noyau ou la colonie. Quand on examine sous un
faible grossissement, avec une loupe d'horloger (10 diamètres
environ) le fond de cette cavité, on aperçoit : 1° un cercle externe,
blanchâtre, bien délimité, ayant environ 2 millimètres de diamètre, à bords finement granuleux et circonscrivant 2° une zône
liquide, louche, trouble dans laquelle, à un niveau plus inférieur
et souvent hors du centre, apparaît 3° une masse d'un jaune clair,
arrondie, à bords irréguliers. Sous un grossissement de 50 diamètres ces bords sont comme dentelés, formés d'épines disposées
en rayon. (V. Phot. M', pl. VIII.)

L'aspect macroscopique des *cultures en masse* dans des tubes
varie aussi d'après la consistance du milieu et la quantité de gélatine. Dans de la gélatine à 5 %, la liquéfaction au bout de deux
à trois jours a envahi presque toute la partie supérieure, la bulle
et l'entonnoir apparaissent très passagèrement et d'une manière
beaucoup moins caractéristique ; le filament, composé de colonies
tassées, est plus épais et manque même. Il est remplacé par une
masse allongée, un boudin jaunâtre déposé au fond d'une cavité
allongée remplie de gélatine liquide. Les végétations du bacille-
virgule, dans des milieux peu favorables à leur développement,
additionnés, par exemple, d'une substance chimique qui nuit à la
vitalité de cet organisme, présentent des caractères encore plus
anormaux. Dans de la gélatine contenant des quantités très
minimes d'acide thymique, par exemple, j'ai vu se développer des
cultures très extraordinaires : le milieu ne se liquéfie que sur une
très petite étendue, à sa surface les agglomérations des bacilles-
virgules ont la forme de masses arrondies. Les végétations cessent d'ordinaire de s'accroître au bout de quatre à cinq jours.

Dans d'autres cas, on obtient des aspects encore plus différents,
et toujours la gélatine se liquéfie à peine.

Le Dr L. Pfeiffer (*), dans un excellent travail sur le *Diagnostic
du choléra asiatique*, a publié un tableau très intéressant des
caractères qui différencient les bacilles-virgules découverts par
Koch dans le choléra asiatique de ceux que MM. Finckler et Prior
ont attribués au choléra sporadique. Ce tableau pourra être con-
sulté avec fruit pour les recherches bactérioscopiques. Je le
reproduis ici avec quelques additions.

(*) *Die Diagnose der Cholera asiatica*, dans les Correspondenz-Blätter
d. Allg. ärztl. Vereins v. Thuringen, n° 2, 1884. Weimar.

Bacille-virgule de Koch.

ASPECT MICROSCOPIQUE.

Voyez les caractères indiqués précédemment, pages 16 et suivantes.

(*Comparez avec la page ci-contre 325*).

CULTURE SUR PLAQUES.

1er *jour*. — Petits points opalescents, clairs, sans caractères particuliers, à part leur absence de coloration.

2me *jour*. — Apparition de petites cavités en forme de bulles d'air de 1 à 2 mm., assez profondes et arrondies.

La colonie apparaît au fond sous forme d'un point jaune-clair.

Les plaques contenant beaucoup de colonies présentent un aspect très caractéristique, comme « velouté ».

La colonie a une coloration bleutée allant jusqu'au rouge-jaune (effet d'irisation) comme si elle était formée de fragments de verre pulvérisé. Les bords sont déchiquetés, pas granuleux et jamais exactement circulaires. La surface est bosselée ($\times$ 100).

Dès que la colonie est parvenue au fond de l'excavation, on la voit s'entourer d'un anneau foncé ($\times$ 100 diamètres).

A ce moment, on constate souvent qu'elle se déplace. L'auréole lumineuse a parfois une coloration violette.

Dans la suite, la colonie gagne fort peu en surface, mais elle ne tarde pas à percer à travers toute l'épaisseur de la gélatine. Dans ces conditions, la colonie repose directement sur la lame de verre ou flotte au sein de la gélatine liquéfiée. Souvent elle s'accolle aux parois de la cavité infundibuliforme.

CULTURE EN TUBES (gélatine à 10 %).

Dans les premières 24 heures, on n'aperçoit guère d'indice de végétations le long du sillon creusé par l'aiguille qui sert à inoculer.

Les premières traces s'annoncent par un peu de liquéfaction

(N. B. Suite à la page 326.)

Bacille-virgule de MM. Finckler et Prior.

ASPECT MICROSCOPIQUE.

Ces virgules examinées après coloration dans l'eau, non desséchées ni montées dans le baume, sont plus grosses, plus volumineuses. Préparées à la manière habituelle, il peut être impossible de les distinguer des virgules cholériques.

CULTURE SUR PLAQUES.

Le mode de développement des colonies pendant les deux à trois premiers jours est le même ; mais *à l'œil nu* déjà des différences perceptibles peuvent être constatées : les creux dans la gélatine ont un diamètre de 1 mm., mais ils ont relativement moins d'étendue, moins de profondeur, ils sont plutôt en forme de cupule qu'en forme d'entonnoir.

Il n'y a pas d'accumulation d'éléments bacillaires au fond de l'excavation : le point opaque fait défaut ou du moins ne se voit pas à l'œil nu.

Sous un grossissement de 100 diamètres, les bords de la colonie sont nettement circulaires, çà et là granuleux et non déchiquetés. La masse est finement ponctuée et a une coloration d'un jaune-brun clair.

A cause du peu de profondeur de l'excavation, il n'y a pas d'auréole.

Les déplacements de la colonie existent toujours.

Extension considérable en surface. La liquéfaction, au troisième jour, a déjà atteint un degré qu'on ne constate jamais chez l'espèce de Koch. A ce moment, il est impossible de confondre ces colonies avec d'autres.

La colonie ne s'attache jamais à la lame de verre.

CULTURE EN TUBES (gélatine à 10 %.

Dès le premier jour, on constate une liquéfaction appréciable.

Au plus tard au deuxième jour, la liquéfaction s'est étendue à tout le canal produit par l'aiguille à inoculation et augmente avec une grande énergie et beaucoup de rapididé en surface ; elle

(N. B. Suite à la page 327).

de la gélatine au haut du sillon, sans que cette liquéfaction s'é-
tende en large.

En ce point, il semble que la gélatine ait été trouée par un em-
porte-pièce. Ce vide se creuse surtout à partir du deuxième jour,
devient infundibuliforme. La majeure partie du canal, produit
par l'inoculation, se comble de masses jaunâtres, disposées en un
mince filament.

Dès le second jour, un espace lacuneux en forme de bulle
arrondie, dû à une raréfaction rapide de la gélatine, se dessine
au haut de la piqûre produite par l'inoculation.

A mesure que la liquéfaction se produit, le filament s'entame
en haut; il se résout finalement en une masse jaunâtre.

La liquéfaction est plus lente à se produire, s'étend davantage
vers le haut.

Toutes ces transformations s'accomplissent en huit jours, à la
température de 18° à 20°. Elles sont, au contraire, extrêmement
lentes à une température moindre.

Odeur légèrement urineuse ou aromatique.

CULTURE EN CELLULE CLOSE (bouillon concentré).

Après 24 heures, à la température d'incubation, prolifération
abondante et mouvements caractéristiques.

Les spirilles et les virgules paraissent plus grêles que dans
l'espèce de Finckler.

Spirilles contournés en tire-bouchon, de forme régulière.

CULTURE SUR POMMES DE TERRE.

Développement nul sur des pommes de terre exposées en
chambre humide, entre 18° à 20°. N'a plus été constaté à l'Office
sanitaire de Berlin, à partir du mois d'octobre.

Les végétations y forment des couches d'un jaune brun, de
coloration plus claire que celle du bacille de la morve.

INOCULATION INTRADUODÉNALE CHEZ LE COBAYE.

Dix à vingt gouttes de gélatine liquéfiée prises dans une culture
(au quatrième jour) ensemencée avec des virgules non épuisées par
de nombreuses réinoculations, tuent l'animal en quelques heures,
avec des phénomènes caractéristiques d'algidité, dévoiement, etc.

envahit finalement toute la surface libre du milieu. Le canal s'élargit rapidement et prend la forme d'un bas, d'un sac allongé (« *Hosenbein* »). Son fond est occupé par une masse très réduite, un gros grumeau blanc-gris.

La bulle apparait au plus tôt le premier jour, s'aplatit rapidement et disparait bientôt en quelques heures.

La liquéfaction de la majeure partie du contenu du tube est complète en six jours environ, même à une température moindre de 16°.

Odeur de putréfaction.

CULTURE EN CELLULE (bouillon concentré).

Multiplication rapide et mouvements vifs, à une température peu élevée (10° à 15°).
Les spirilles paraissent plutôt formés de virgules placées bout à bout, et sont très allongés.

CULTURE SUR POMMES DE TERRE.

Se développe très bien et très rapidement à la température ordinaire.
Couche grisâtre, entourée d'une zône blanchâtre, paraissant corroder la pomme de terre.

INOCULATION INTRADUODÉNALE CHEZ LE COBAYE.

Effets nuls, même à la dose de 20 à 30 gouttes. L'animal se remet promptement.

Les bacilles-virgules produisent-ils des spores ?

De nombreuses recherches, faites dans le but de reconnaître chez le microbe cholérique un mode de reproduction par germe ou *spores*, m'ont conduit, dès le début, à constater, dans certaines cultures, la présence de *corpuscules arrondis*, dont il importait de déterminer exactement l'origine et la nature. J'ai signalé à diverses reprises, dans les pages précédentes (pages 24, 25 et 45), l'existence de ces granulations, qui ont été retrouvées non-seulement dans la pellicule recouvrant à un certain moment la gélatine liquéfiée, mais encore à la surface de cultures sur Agar-Agar, dans du bouillon, du sérum, etc. On les voit surtout en grande quantité dans ces dernières. Lorsqu'une culture en masse dans la gélatine est ancienne de deux à trois semaines, on voit apparaître sur le liquide une membrane plus ou moins épaisse, grisâtre, sorte de *mycoderme*, ayant l'aspect d'une couche de graisse sur du bouillon refroidi. Cette pellicule se déchire et se désagrège très facilement; ses lambeaux, en se suspendant dans le liquide, lui communiquent une opalescence légère, un aspect louche. Lorsqu'on prépare une parcelle de cette pellicule en la colorant au moyen de la fuchsine, on y voit une infinité de petits points inégalement colorés, dont les contours sous un très fort grossissement (Zeiss 1/18. Oc. 4.) ne sont pas absolument réguliers et circulaires et qui ne sont pas tous d'égal volume. Leurs dimensions sont très petites, de 0,4 à 0,6 à μ seulement. Ils sont disséminés ou en masses irrégulières, jamais disposés à des distances égales. Ils ne forment donc pas de zooglées. En outre, ils n'affectent pas la disposition par deux des diplocoques, ni celle des chapelets ondulés ou droits des *streptococcus*. Ces granulations semblent parfois exister seules dans certaines préparations. Le plus souvent, on y trouve aussi des virgules de forme normale, mais très petites, et des chaines courtes, en S, ou d'autres ayant parfois une très grande longueur. Leurs dimensions très réduites contrastent vivement avec celles des formes habituelles.

J'avais été amené, en constatant, sous le microscope, la disparition presque totale de ces granulations ponctiformes, lorsqu'on les soumet à l'action de l'acide chlorhydrique dilué, à

croire qu'elles étaient composées d'un sel minéral, probablement de phosphate de chaux. Depuis, j'ai répété mainte fois
cette expérience sur de plus grandes quantités, et j'ai pu constater qu'il restait ordinairement un résidu assez abondant qui
ne se dissolvait pas dans les acides. J'y ai retrouvé les mêmes
corpuscules. Ils ne sont pas attaqués non plus par les alcalis,
et il est très probable qu'ils sont de nature organique. *Jusqu'ici,
rien ne permet, cependant, d'assimiler ces granulations aux
germes des bacilles-virgules.* Leur présence dans des cultures
pures, mais anciennes, de cet organisme, leur coexistence avec
des formes bien caractérisées de cette espèce, et leur forme
arrondie, ne suffisent pas pour qu'on soit autorisé à leur attribuer le rôle de corps reproducteurs. Au contraire, ils peuvent
tout aussi bien n'être que des particules organiques d'une toute
autre origine. On trouve toujours dans les milieux solides, tels
que le sérum coagulé, des *granulations amorphes* en grande
quantité, qui présentent le même aspect et *qui consistent tout
simplement en détritus organiques provenant du milieu lui-
même.* En les prenant pour des spores, on s'expose à tomber dans
l'erreur commise par Klebs (ˈ), lorsqu'il croyait avoir trouvé dans
les cultures du bacille de la tuberculose, à côté des bâtonnets caractéristiques de Koch, des éléments arrondis, auxquels il attri-
buait le rôle de spores.

En examinant de près les granulations, trouvées dans les cultures du bacille-virgule, on est obligé de reconnaître qu'elles
diffèrent à divers points de vue de ces éléments morphologiques.
En effet, les spores endogènes des bactéries ne se colorent pas par
les réactifs habituels, les couleurs basiques d'aniline en solution
aqueuse (ˈˈ). Ce sont de petites masses de protoplasme dense,
très réfringent, à contours foncés, de forme globuleuse ou ova-
laire et renfermées dans une membrane protectrice très résistante.
*Ce qui les caractérise plus sûrement que l'aspect extérieur c'est
leur fonction,* leur vitalité exceptionnelle et leur résistance à la
dessiccation et à l'action des agents germicides. Or, les granulations trouvées dans les cultures n'ont guère de forme déterminée,

(ˈ) *Archiv f. Exper. Path.*, vol. 17 et Koch. *Aetiologie d. Tuberculose*,
p. 54. *Mittheil. a. d. Gesundheitsamte*, vol. 2.

(ˈˈ) Je suis parvenu à colorer les spores du *Bac. subtilis* d'une manière
assez intense au moyen du réactif d'Ehrlich, de la solution aqueuse de
phénylamine additionnée de fuchsine. Bienstock (*Zeitschrift f. klin. med.*,
1884, p. 1) était arrivé au même résultat.

se colorent plus ou moins, et surtout, comme j'ai pu le constater par de nombreux essais, donnent une semence absolument stérile *lorsqu'on les introduit dans un milieu nutritif après les avoir desséchées.*

Dans de nombreuses préparations faites avec des cultures épuisées ou qui avaient été soumises à de grandes fluctuations de température, j'ai retrouvé à côté des formes dégénérées de l'espèce cholérique, décrites pages 179 et 180, quelques *filaments qui présentaient un aspect tout particulier et qui devaient attirer l'attention.* Ces filaments très longs, faiblement ondulés, sont épaissis en certains points, et souvent à leurs extrémités ils présentent des parties renflées en forme de poire ou de massue qui se colorent plus fortement. On voit, en outre, çà et là, des *filaments terminés par une masse arrondie, globuleuse, quatre à cinq fois plus grosse que le filament lui-même.* Ces masses ont des contours très foncés, et leur contenu est incolore. Ces corpuscules se rencontrent aussi sur le trajet des spirilles; d'autres fois ils sont libres et parfois terminés par un très petit prolongement droit ou un bout de spirille court.

Le rôle de ces corpuscules arrondis reste douteux pour moi et j'ignore encore s'ils interviennent dans la propagation de l'espèce cholérique. En tout cas, il est difficile d'admettre qu'ils aient la même fonction que les spores « *endogènes* » des bacilles, puisqu'ils ne germent pas, lorsqu'on a soumis à la dessiccation une gouttelette du liquide qui les contient. Les essais très nombreux auxquels j'ai soumis des cultures anciennes, qui avaient fourni des préparations où ces formes étaient assez abondantes, ont donné les mêmes résultats négatifs que ceux obtenus au moyen de virgules typiques.

Il n'est pas douteux, dès lors, que ces formes du microbe cholérique ne se représentent pas des éléments comparables aux germes si résistants des diverses espèces de bacilles. En supposant qu'on vienne à démontrer que les virgules augmentent en nombre par un autre processus que par la simple déduplication, qu'elles se reproduisent par *arthrospores* ou par *gonidies*, ou bien que les granulations ponctiformes que j'ai observées représentent des *sporules* provenant d'une segmentation des masses globuleuses, sorte de *sporanges*, — il n'en restera pas moins établi, pour moi, que ces *éléments propagateurs périssent par la dessiccation et sont facilement tués par les agents germi-*

cides, ce qui les différencie nettement des spores endogènes proprement dites.

Un expérimentateur italien, le Dr Ceci (*), de Gênes, s'est exprimé avec moins de réserve sur ce point, et après avoir observé la présence de ces granulations et de spirilles à renflement, comme ceux que j'avais observés au mois de septembre déjà, a annoncé récemment qu'il avait découvert chez le bacille-virgule l'existence d'une période de sporulation. Voici comment il décrit cet état :

« Dans les cultures pures de microbes cholérigènes, on peut, dans certaines conditions encore mal déterminées, observer des virgules renflées, présentant au centre un élément sphérique, réfringent qui, à l'inverse du reste du bacille, ne se colore pas dans les préparations traitées par les couleurs d'aniline : c'est la spore cholérique. Parmi les conditions qui favorisent l'apparition de ces spores, on peut noter l'âge des cultures, la dessiccation relative du milieu et l'abaissement de la température.

« Dans les cultures pures sur Agar-Agar nutritive, ayant subi les modifications indiquées au paragraphe VII, l'examen microscopique ne montrait parfois que quelques débris de virgules ou de spirilles, qui dans certaines cultures, ne se retrouvaient même plus ; mais par contre on y trouvait toujours de petits éléments sphériques, *Coccus* et *Diplococcus*, et même des chapelets de *Coccus* arrondis, disposés suivant une ligne spirale. Ces organismes se colorent très bien dans ces conditions, par le violet de méthyle et par le liquide de Weigert. Ce sont les spores cholériques qui peuvent se former tant dans les bacilles-virgules que dans les éléments spirillaires du choléra et deviennent libres par la destruction des éléments au sein desquels elles ont pris naissance. C'est ainsi qu'on les trouve en grandes masses dans les cultures sur Agar, quand ces cultures sont redevenues transparentes et paraissent stériles, mais que leur substance est devenue légèrement tomenteuse.

» En cultivant ces *Coccus* et ces *Diplococcus*, ainsi que les chapelets spirilliformes, on obtient des cultures parfaitement pures des virgules cholériques.

« Les spores cholériques mélangées à du sable stérilisé et expo-

(*) *Étiologie du choléra*, trad. du Dr Firket dans les *Ann. de la Société médico-chir. de Liége*, 3 fév. Thèses XV à XVII.

sées à une température de 36°, après une dessiccation complète pendant 24 heures, puis semées dans des liquides de culture, sont restées stériles pendant un temps indéfini (20 jours). »

Il ne me paraît pas douteux que la *première espèce de spore* observée par Ceci ne corresponde aux corpuscules volumineux, arrondis qui ne se colorent pas par les réactifs habituels et que j'ai décrits plus haut. Mais les *pseudo-coccus, diplococcus* et les *chapelets spirilliformes* qu'il a vus proviennent-ils réellement des bacilles-virgules ? — Les spirilles qui se développent dans des conditions peu favorables présentent souvent un aspect granuleux et se colorent par place avec les réactifs. Il est vrai que les cultures dans lesquelles Ceci a semé ces éléments ont reproduit des virgules cholériques en grande abondance ; mais cette expérience ne prouve aucunement qu'il existe des rapports génétiques entre ces corpuscules et les microbes de nouvelle formation. A côté des granulations arrondies qui se colorent et celles qui ne se colorent pas, pouvaient se trouver des virgules normales, des spirilles habituels qui, en se multipliant, ont fourni la culture issue, d'après Ceci, de ces granulations. Je crois qu'une réserve très grande est de mise dans cette question, aussi longtemps qu'on n'aura pas constaté directement, sous le microscope, les modifications ultérieures des éléments globuleux, leur transformation en virgules et en spirilles, etc. Ceci reconnaît, d'ailleurs, lui-même, que les « spores cholériques » restent indéfiniment stériles lorsqu'elles ont subi la dessiccation pendant 24 heures.

Les spirilles très volumineux, renflés, fusiformes ou terminés en poire et qui se colorent avec intensité sont probablement des formes d'*involution* (*), qu'on retrouve dans toutes les cultures d'organismes développés dans des conditions défavorables de nutrition, de température, etc. Il serait possible, cependant,

---

(*) Des formes *monstrueuses* plus variées encore ont été signalées récemment par Buchner dans des milieux additionnés d'une certaine quantité de sucre. (*Société médicale de Munich*, séance du 13 janv. 1885, dans *Berl. klin. Wochenschrift*, 23 mars 1885). M. Klein a vu des bacilles-virgules de forme encore plus anormale. (Rapport de la Mission anglaise lu à la réunion du 5 février dernier de la Société Royale de Londres dans *Brit. med. Journal*, 14 février. Thèse XII). Ces virgules se dilatent par le milieu par suite de la formation d'une ou de plusieurs vacuoles et présentent l'aspect de corpuscules plans-convexes, puis biconvexes et finalement circulaires. Ils se divisent ensuite dans un de leurs diamètres en deux éléments en forme de demi-cercle.

que certains états des corpuscules constituent un acheminement vers une forme durable (« *Dauerzustand* »). Mais on ne peut pas affirmer que cet état du cycle évolutif ait été obtenu jusqu'ici dans des cultures d'une manière certaine, puisque toujours leurs produits sont doués d'une faible résistance et périssent par le simple effet de la dessiccation. Il resterait à expliquer la signification des *masses globuleuses* qui se rencontrent parfois dans les cultures épuisées et auxquelles on est plutôt tenté d'attribuer un rôle dans la reproduction de l'espèce. Mais jusqu'ici je n'ai pas pu poursuivre les transformations de ces éléments morphologiques et je ne suis pas pas parvenu à les retrouver d'une manière constante. J'y reviendrai plus loin à l'occasion de découvertes récentes qui me paraissent se rapporter au même sujet.

En résumé, je crois qu'il faut interpréter, *dans l'état actuel de nos connaissances*, de la manière suivante la succession des formes diverses qui, à un moment donné, apparaissent dans les cultures du bacille-virgule.

Lorsque le développement des organismes se poursuit dans les conditions les plus avantageuses et au sein de races jeunes et vigoureuses, on voit des virgules libres, se dédoublant avec la plus grande activité et se séparant rapidement entre elles, grâce à leurs mouvements très vifs.

A mesure que le milieu nutritif s'épuise, que les organismes vieillissent ou perdent leurs forces végétatives après avoir passé par un grand nombre de générations successives, les filaments allongés, faiblement ondulés et se déplaçant avec beaucoup plus de lenteur, se montrent. Ces formes nouvelles se développent beaucoup plus lentement et végètent à des températures (10° à 15°) auxquelles le développement des virgules reste stationnaire ; en un mot, elles sont organisées pour conserver l'espèce dans les conditions d'existence les moins favorables. Quand on les transporte dans un milieu propice, elles reproduisent des générations nouvelles et plus vigoureuses. Ces formes plus résistantes du même organisme sont néanmoins strictement limitées à vivre au sein des liquides : à l'air libre, elles périssent comme les virgules jeunes. La multiplication des microbes cholériques se produit donc uniquement par *scissiparité*, mais elle s'accomplit avec une rapidité extraordinaire qui compense par l'abondance des individus qu'un seul élément peut engendrer, les nombreuses chances de destruction entourant l'espèce.

Les virgules, en se dédoublant produisent des virgules tantôt libres, tantôt unies en chaînes plus ou moins longues. Cela se voit surtout à la surface libre des milieux de. culture solides largement baignés d'oxygène et à une température convenable.

Dans les milieux liquides où l'oxygène est moins accessible, apparaissent au fur et à mesure que le milieu s'épuise, des formes spiralées, en hélices, qui peuvent, à leur tour, se segmenter en articles. Devenus libres, ils reproduisent des virgules jeunes, de forme typique, ou passent par la forme filamenteuse faiblement ondulée et par un stade de rajeunissement indiqué par une condensation du protoplasme et une augmentation de volume. La virgule est donc le point de départ de toutes les autres formes, qui toutes aboutissent tôt ou tard à reproduire des virgules.

Un auteur espagnol, le Dr Jaime Ferran (*) de Tortosa a fait connaître récemment des résultats tout à fait nouveaux et très inattendus de ses recherches sur la *morphologie du bacille-virgule* du choléra asiatique. Cet observateur a annoncé qu'il avait découvert dans le cycle d'évolution de cet organisme une série de phases et un mode de reproduction assez compliqué, qui n'avaient pas encore été décrits. Il croit, en outre, avoir trouvé, dans un certain état de développement de ce microbe, une sorte de *virus atténué*, de **vaccin,** qui protégerait les animaux inoculés avec ce produit de culture, et l'homme lui-même, contre les effets de l'inoculation, toujours mortelle, du microbe sous sa forme la plus active.

Ces découvertes, d'une importance extrême, si leur exactitude venait à être établie par des recherches de contrôle, ont fait peu de bruit jusqu'ici dans le monde scientifique en dehors de l'Espagne; leur étrangeté même explique le scepticisme que les microbiologistes ont montré à ce sujet. Quelqu'extraordinaires qu'ils puissent paraître, les faits avancés par M. Ferran ne me paraissent cependant pas devoir être repoussés sans examen préalable. Je me suis empressé, au contraire, dès que j'en ai eu connaissance, de les soumettre à un contrôle expérimental, et cette tâche a été singulièrement facilitée par la complaisance exceptionnelle de l'auteur. Les cultures et les préparations qu'il a l'obligeance de m'en-

(*) *Revista d. C. medicas de Barcelona.* An. XI. N° 1, 1885. *Conférencias sobre il parasito del Colera*, et n^{os} suiv. 2 et 3, et *Cronica médica.* Janvier 1885.

voyer m'ont permis de constater l'exactitude de quelques-unes de ses affirmations ; j'ai pu y retrouver certaines formes de développement signalées par lui, et constater qu'elles se rapprochent singulièrement de celles décrites plus haut. Je m'y arrêterai plus loin. Jusqu'ici, j'ai dû me borner à l'étude des filaments munis de renflements globuleux ; je poursuis actuellement des recherches sur le développement ultérieur de ces éléments morphologiques, et je compte bientôt m'occuper des effets de leur inoculation aux cobayes.

Quoique l'on puisse différer avec l'auteur espagnol sur bien des points concernant l'interprétation des phases évolutives nouvelles qu'il a observées, on ne peut révoquer en doute, d'après moi, l'existence dans le cycle du bacille-virgule de formes qui n'avaient pas été signalées par Koch et qui ont été vues depuis par plusieurs observateurs.

L'interprétation exacte de ces faits reste donc en suspens et leur étude devra être complétée. En attendant que de nouvelles recherches fassent de la lumière sur ce point, il m'a paru utile de faire connaître les résultats des observations du Dr Ferran dans leur ensemble. Elles n'ont jusqu'ici été présentées au public médical que sous une forme très sommaire (*) ou dans des revues peu répandues.

Les découvertes du Dr Ferran portent sur trois points : elles nous font connaître un mode de *reproduction* nouveau du bacille-virgule, des *propriétés pathogéniques* et une *action prophylactique* de son inoculation qui n'avaient pas encore été signalées. J'exposerai successivement les idées de l'auteur sur ces trois points, en empruntant aux notes très étendues et inédites qu'il a bien voulu me communiquer, les faits d'observation sur lesquels elles sont appuyées.

I. Cycle complet de développement du bacille-virgule. — Pour obtenir d'une manière constante et certaine les formes nouvelles dont il a le premier décrit le développement, M. Ferran a suivi une technique spéciale. Comme milieu de culture, il se sert d'un bouillon préparé d'après les indications de Miquel (bouillon léger obtenu avec 1 kilogramme de chair musculaire en décoction dans 4 litres d'eau, neutralisé à la soude

(*) *Deut. mediz. Zeitung*, 19 février 1885.

caustique et additionné de 10 grammes de sel marin (*). — Le
« *fleischinfuss* » de Koch est plus concentré et constitue, sans
doute, un milieu plus favorable au développement du microbe cholérique (**). On ensemence, avec une particule prise dans une colonie de virgules en culture sur plaques, une petite quantité de
ce bouillon que l'on met dans des matras à fond plat placés dans
l'incubateur à 37°. Il faut surveiller ce bouillon et au bout de
4 à 6 heures, dès qu'il commence à se troubler, ne plus le laisser
que deux heures à l'étuve. Il importe, en effet, de ne pas donner
au milieu le temps de s'épuiser par une abondante prolifération
de virgules, ce qui le rendrait impropre au développement des
formes nouvelles et plus achevées. On y ajoute donc, avec toutes
les précautions nécessaires, une quantité égale de bouillon parfaitement stérile, préparé comme le premier ou additionné d'un
peu de bile de porc ou de bile humaine. D'après le Dr Ferran, la
bile doit être stérilisée avec grand soin, car on y trouve des virgules et des spirilles d'autre espèce qu'on pourrait confondre avec
le microbe cholérique. Ces nouvelles cultures sont alors placées
dans un endroit frais, *dont la température ne dépasse pas 15°*,
et au bout de quelques heures on ne tarde pas à y constater la
présence de formes nouvelles.

Sous l'influence du développement des bacilles-virgules le
bouillon neutre ou alcalin(***) devient acide ; dans ce milieu, les
formes les plus actives et les plus jeunes, les virgules, perdent en
quelques semaines leur fécondité, tandis que les formes nouvelles
dérivées des spirilles, au contraire, résistent avec une grande
ténacité à l'acidité des milieux. L'addition de nouvelles quantités
de bouillon alcalin a donc pour but de neutraliser la réaction
acide et de faciliter l'évolution ultérieure du microorganisme.

(*) *Les organismes vivants de l'atmosphère*. 1882, p. 151 et 152.
(**) L'auteur m'a écrit qu'il se sert actuellement d'un bouillon plus
concentré, obtenu en décoctant, pendant 4 heures, 500 gr. de chair de
bœuf dans un litre d'eau.
(***) J'ai observé, au contraire, que la réaction du liquide ne s'altère
pas et reste *alcaline*. De nombreux tubes de gélatine essayés dans ce
but ont toujours donné une réaction franchement alcaline. M. Ferran
m'a fait savoir qu'il a aussi constaté que l'*alcalinité de la gélatine
ne change pas*, et il attribue à ce fait l'apparition des formes reproduc-
trices dans ces milieux, comme je l'indiquerai plus loin, tandis que dans
le bouillon ordinaire on ne constaterait pas leur développement. Je dois
ajouter, pour ma part, que j'ai observé des filaments à masses globuleuses, dans du bouillon de poule ancien de 8 jours, dans des cultures
sur Agar-Agar, sérum, etc., en un mot, dans les milieux les plus variés.

En même temps on dilue considérablement et on rend moins nuisibles les produits de désassimilation, dont l'accumulation ne tarderait pas à arrêter son développement avant qu'il ne soit complet. Enfin, la température peu élevée de 15° à laquelle on a soin de soumettre ces nouvelles cultures, met aussi obstacle à la multiplication par scissiparité et concourt ainsi à prévenir la formation de ces produits.

Quoi qu'il en soit, au bout de quarante-huit heures environ, on voit apparaître dans le liquide une infinité de spirilles d'aspect particulier et de corpuscules granuleux que je vais décrire. Pour bien les observer, il importe de les examiner sans aucun artifice de préparation, c'est-à-dire en déposant simplement une goutte sur une lame porte-objet et en la recouvrant de la lamelle; l'addition de réactifs colorants, la deshydration et le montage au baume modifient et altèrent leur aspect d'une façon considérable.

Ce qui frappe d'abord c'est la présence de spirilles ou de filaments flexueux présentant une masse sphérique à leurs extrémités ou sur un point quelconque de leur trajet (voir pl. XII, fig. 3). Le protoplasme paraît s'être concentré en un point quelconque du filament et y avoir donné naissance à un corps globuleux qui augmente progressivement de volume jusqu'à atteindre celui d'un globule rouge du sang. Quelques-unes de ces masses sont libres, d'autres sont munies d'un petit filament contourné ou terminées par des spirilles très exiguës à ondulations très nombreuses et souvent d'une longueur extraordinaire. L'auteur croit que ces masses arrondies sont des *corps reproducteurs*, une sorte de cellule-mère (« *mutterzell* »), et les désigne sous le nom d'*oogones*. Elles sont formées d'un protoplasme homogène de réfringence sensiblement égale partout. Ces oogones se présentent à un état de développement plus avancé en certains points de la préparation et leur aspect varie. La masse paraît alors formée par une sorte de *capsule vide*, hyaline et diaphane (*périplasme*), dont une partie seulement est occupée par le plasma rétracté et condensé. Cette partie opaque de la sphère est douée de mouvements à peine perceptibles et correspond toujours à l'endroit où le filament est soudé à la sphère. Le point d'attache du filament est d'ailleurs extrêmement fragile et il se rompt facilement. Le plasma condensé semble être le siège d'un travail de segmentation très actif.

Les filaments à oogones montrent, en outre, dans quelques cas, un nouvel élément morphologique, sous forme d'une petite sphère ou d'un éperon allongé qui est toujours situé très près de l'oogone. Ce serait l'*élément fécondateur mâle*, le *polinode*. Lorsqu'on observe avec attention pendant un certain temps un filament ainsi constitué, on peut assister au moment précis où s'accomplit la *fécondation*. Le *périplasme* hyalin éclate et disparaît comme par enchantement, en mettant en liberté un grand nombre de *granulations* qui nagent et s'éparpillent bientôt dans le liquide de culture.

Ces granulations libres se retrouvent en grande quantité dans la culture et deviennent plus tard le point de départ d'une génération nouvelle. Elles constituent donc, à proprement parler, les germes de la plante. Aussi sont-elles douées d'une vitalité plus grande et résistent-elles à l'action des acides.

Lorsqu'elles parviennent dans un milieu favorable, un certain nombre d'entre elles se développent en augmentant de volume. Avant leur rupture ces granulations ont des dimensions assez variables, les plus petites n'ont que 0.5 μ, les plus grandes atteignent le volume de 4 à 5 μ. Dans un nouveau milieu, celles qui sont restées fécondes grossissent rapidement, arrivent jusqu'au volume d'un globule rouge et changent d'aspect. D'autres, probablement stériles, continuent à augmenter de diamètre et atteignent des proportions colossales, tout en restant parfaitement homogènes. Les granulations, à mesure qu'elles s'accroissent, prennent un aspect bosselé comme si elles étaient formées d'une accumulation de petits corpuscules arrondis. Ce sont les *corps mûriformes*.

Lorsqu'on observe avec la plus grande attention et avec une patience extraordinaire, dit M. Ferran, un de ces corps mûriformes pendant quelque temps, il arrive qu'on voie se projeter avec force en un point de sa circonférence un *filament* (fig. 2 *e.*) extrêmement délicat et long, ayant au plus un 0.5 μ d'épaisseur. Parfois deux de ces filaments apparaissent en même temps. La partie qui tient immédiatement à la masse arrondie est à peu près invisible, tant sa transparence est grande, mais à mesure qu'on s'en éloigne, le filament devient plus apparent en s'épaississant. Au moment où il est expulsé, ce fil est flexueux, mais en peu d'instants son extrémité libre s'enroule et prend l'aspect caractéristique, en zig-zag, des *spirilles*. En les transportant dans un nouveau milieu, ces spirilles se subdivisent en articles incurvés, en *virgules*, et l'on voit alors apparaître toutes les formes décrites par Koch. Ce stade de développement du microorganisme est le seul qui représente la période de GÉNÉRATION SCISSIPARE.

Voici donc comment, d'après le Dr Ferran, on peut se représenter le cycle d'évolution complet de l'organisme cholérique découvert par Koch : *spirilles*, — *oogones et oosphères*, — *granulations*, — *corps müriformes*, — et de rechef *spirilles*, qui en se subdivisant donnent naissance aux *virgules* et aux *spirilles* de nouvelle formation, et à mesure que la déduplication se produit dans le même milieu et que les inoculations en série augmentent en nombre à des *filaments flexueux, ondulés*. Ces derniers pourront amener plus tard la formation d'une race nouvelle par GÉNÉRATION SEXUÉE.

La forme filamenteuse constitue donc un stade de regression qui amènerait tôt ou tard l'extinction de l'espèce, si, comme le prétend l'expérimentateur espagnol, un mode de reproduction donnant naissance à des générations douées d'une activité végétative normale n'intervenait.

Le fait que les premières cultures dans du bouillon, qui procèdent directement des déjections d'un cholérique sont précisément celles qui présentent une infinité de spirilles de petite dimension à ondulations très nombreuses et serrées, tandis qu'à mesure que les cultures vieillissent on voit apparaître des filaments faiblement ondulés, donne beaucoup de fondement à cette hypothèse que l'*agent premier de la contagion* chez l'homme est, non pas la virgule, mais bien le corps müriforme résultant de l'oosphère. Cela paraît d'autant plus vraisemblable pour M. Ferran que ces corpuscules ont une enveloppe épaisse, résistante qui les protège contre l'action des sucs gastriques. De plus, ces éléments sont doués d'un pouvoir reproducteur extraordinairement rapide ; une goutte de bouillon qui en contient suffit pour infecter en six heures un litre de bouillon stérile maintenu à 37°.

La coque de ces granulations éclate à un moment donné ; en même temps son contenu se vide, ses bords se déchirent, et en s'étalant ils présentent l'aspect d'une grande plaque amiboïde (fig. 2. *c* et *d*) à contours déchiquetés.

La formation des oosphères peut aussi bien se constater chez les spirilles que chez les bacilles.

Comment se comporte l'organisme cholérique dans la nature ? D'après M. Ferran, ses diverses phases végétatives s'y succèdent d'une manière un peu différente de leur mode d'apparition dans les cultures. Le microphyte, sans aucun doute, végète dans la terre humide, dans la boue, au milieu des cryptogames qui fourmillent dans la vase des étangs, des ruisseaux et des rivières. Dans un milieu aussi étendu et se renouvelant sans cesse, les matières nutritives et l'oxygène ne font jamais défaut. D'autre part, les produits de dénutrition, lesquels en d'autres circonstances mettraient obstacle au développement du microorganisme, vont en s'y diluant constamment. Dans ces conditions, pourvu que la température ne soit pas trop basse, la reproduction sexuée s'établit et donne naissance, en quelques heures, à un nombre infini d'oosphères remplies de ces granulations virguligènes, dont le pouvoir est mortel. Ces granulations sont si minimes, au moment où elles naissent, qu'elles passent à travers les filtres de porcelaine dégourdie les plus serrés, quand ces filtres sont neufs et que leurs pores ne sont pas bouchées. (Ils fonctionnent alors sous la pression d'une colonne d'eau de 10 mètres de hauteur).

Deux gouttes d'une culture filtrée au moyen d'un de ces appareils suffit pour infecter en quarante-huit heures un tube de bouillon placé à l'étuve à 37° et y déterminer l'apparition d'innombrables spirilles caractéristiques.

Il est inadmissible, pour le Dr Ferran, que ces diverses formes ne soient à proprement parler que des monstruosités, des anomalies de développement, dues à l'influence d'une basse température. Ces formes, dans les conditions appropriées, se présentent avec une trop grande constance et parcourent un cycle trop bien déterminé d'avance pour qu'on puisse attribuer leur apparition à cette circonstance. Leur présence s'expliquerait avec plus de peine encore par la supposition que les cultures de l'auteur de ces observations *auraient été impures*. Comment comprendre, dans ce cas, la succession régulière de ces formes?

L'invraisemblance de cette supposition peut être démontrée directement, et le Dr Ferran assure qu'ensemençant de la gélatine avec du bouillon où ces formes existent, il a toujours obtenu une culture typique du bacille-virgule, dans laquelle on ne reconnait la présence d'aucune autre espèce de microbe.

Une autre preuve que ces formes ne constituent que des phases successives de l'évolution d'un seul et même organisme peut en-

core être fournie : M. Ferran a annoncé, et j'ai pu contrôler ce
fait au moyen de mes propres cultures, que, dans des circonstances mal précisées pour moi, des *filaments à renflement* (oogone)
existent dans les milieux de culture à la gélatine. Il suffit de
puiser une goutte de liquide au fond de l'entonnoir de gélatine
liquéfiée pour obtenir des préparations très démonstratives.

Quelle que soit donc la signification phylogénique attribuée à ces
formes de développement, leur existence et leurs rapports avec
les bacilles-virgules de Koch paraissent indéniables (v. pl. XIII,
fig. 2).

Mais pour les obtenir d'une manière constante et en grande abondance, il faut recourir à une technique spéciale indiquée par
Ferran.

Des observations récentes, dont il a bien voulu me faire part, ont
amené cet auteur à donner une autre interprétation du mode de
formation des corps mûriformes. Au lieu de les faire dériver de la
segmentation du protoplasme de l'oosphère, il incline aujourd'hui
à leur reconnaître une origine différente. En effet, on constate parfois, d'après lui, l'apparition, dans les liquides de culture, de corps
mûriformes, avant qu'il n'y apparaisse la moindre trace de filaments porteurs d'oogones. Des observations nouvelles lui ont permis
de constater l'existence, à l'intérieur des filaments et des spirilles,
de *corpuscules réfringents* (pl. XII, fig. 2 *p*), *brillants, placés à
une certaine distance les uns des autres et qui seraient des spores.*
Celles-ci devenues libres se transformaient en *corps mûriformes*
(pl. XII, fig. 2 *a*), en augmentant considérablement de volume ;
elles atteignent même un diamètre double de celui d'une hématie.
Lorsqu'elles ont pris un certain développement, leur enveloppe se
fronce et, à un moment donné, elles projettent un long filament
(ibid., fig. 2) de la plus grande délicatesse, qui se convertit, sous
les yeux même de l'observateur, en spirilles et en virgules, semblables en tout à celles qu'on rencontre dans les selles de cholériques. Ces derniers éléments reproduisent le même cycle.

D'autre part, et parallèlement au premier mode de reproduction, il en existe un autre par l'intermédiaire de masses volumineuses (fig. 3), sphériques, correspondant aux oogones précédemment décrits et qu'il compare actuellement à des *anthéridies.*
Le protoplasme hyalin, transparent de ces sphères, joue, dans
la physiologie du microphyte, un rôle qui reste inconnu, mais

il est certain qu'à un moment donné il se condense et se segmente. Dans certains cas, on le voit donner naissance à des granulations, qui faisaient défaut dans le liquide avant la rupture du périplasme. Celui-ci, au contraire, présente un phénomène rare : il disparait instantanément par dissolution.

Je ne suivrai pas le Dr Ferran dans la discussion de la question de savoir quelle est la place exacte que le bacille-virgule doit occuper dans la taxomonie. Il est incontestable que les modes de reproduction nouveaux, s'ils ont été bien observés, devraient, à plus d'un titre, faire ranger le parasite cholérigène loin de la classe des Schizomycètes ou des Bactériacées. Cette question de mycologie fort intéressante pourra être résolue lorsque le rôle des filaments renflés aura été étudié à nouveau et sera mieux connu. Le moment ne me parait donc pas venu pour chercher à établir que l'espèce cholérique doit être éloignée du groupe dont les affinités physiologiques et pathogéniques le rapprochent, et être placé dans l'une ou l'autre famille de Champignons plus élevés en organisation, des *Péronosporées*, par exemple, comme l'a fait M. Ferran.

Les particularités qui, dans ces découvertes, me paraissent incomplètement établies et qu'il importerait, avant tout, de soumettre à de nouvelles observations, sont, d'après moi, les suivantes : peut-on affirmer que les points brillants apparaissant à l'intérieur des spirilles, sont des spores, des corps reproducteurs? — Pour pouvoir l'affirmer avec certitude, on ne peut pas se contenter de leur aspect microscopique, dans des préparations non colorées. Il faut observer leur développement successif dans une goutte de liquide de culture examinée d'une manière non interrompue sous le microscope, comme Koch l'a fait pour les spores du *Bacillus Anthracis*.

On doit s'assurer, en outre, que les corpuscules très volumineux, ayant plus de 7 μ de diamètre, procèdent directement des spores.

D'autres observateurs auront à assister, à leur tour, à la genèse si étrange du filament émis par ces masses, et à constater sa segmentation en virgules. Jusqu'ici, malgré des observations assidues, je ne suis pas parvenu à en être témoin.

J'ai rencontré dans les bouillons de culture des masses granuleuses, mûriformes, à côté de granulations beaucoup plus petites, mais je ne puis pas affirmer qu'elles résultent de spores endogènes. Ces corpuscules eux-mêmes ont une origine qui, actuellement encore, ne me paraît nullement établie.

J'ai étudié de nombreuses cultures à tout âge et trouvé souvent des spirilles et des filaments présentant des points plus foncés et d'autres plus clairs. Mais cette condensation par place du protoplasme ne doit pas être prise pour l'indice d'une production de spores, d'autant plus que, dans des préparations colorées simplement par une solution aqueuse d'aniline, ces parties se colorent avec le plus d'intensité. Les cultures renfermant des spirilles de ce genre sont, en outre, stérilisées par la dessiccation.

Je me suis expliqué antérieurement au sujet des masses globuleuses qu'on constate à l'extrémité des filaments flexueux. Leur existence est incontestable et depuis que j'ai usé des procédés de cultures indiqués par Ferran, il m'a été facile de les retrouver en abondance. J'ai souvent vu ces masses se ratatiner, et avec le 1/18ᵉ de Zeiss, il est facile de voir que la sphère est formée alors par une masse hyaline à contours faiblement accusés et d'une partie plus dense. Dans les préparations colorées, cette partie seule subsiste, mais se ratatine beaucoup et présente souvent alors une forme irrégulière, froncée. Mais je n'ai pas pu suivre les transformations ultérieures et le sort qui est réservé à ces masses globuleuses. Pendant plusieurs jours, ces éléments demeurent sans changement, puis disparaissent brusquement et sont remplacés par une multitude de spirilles très fins et de virgules. Leur étude révèlera peut-être l'existence d'un état de stabilité, destiné à la conservation de l'espèce. Il restera encore à déterminer si, dans les cultures artificielles, l'organisme cholérique atteint d'une manière générale tous les degrés de son développement, et si, comme semblent le prouver certains faits, une dégénérescence fatale n'attend pas l'espèce une fois qu'elle est placée hors de son habitat naturel et normal, les eaux marécageuses du Sud-Bengale.

II. Propriétés pathogènes. — Le Dʳ Ferran a étudié aussi les propriétés pathogènes du bacille-virgule et a fait connaître quelques particularités intéressantes à ce sujet, mais qui me paraissent assez sujettes à caution.

L'expérimentateur espagnol établit le pouvoir pathogène des bacilles-virgules, par une voie d'inoculation qui a donné jusqu'ici peu de résultats entre les mains d'autres expérimentateurs. En outre, il est obligé de recourir à des doses considérables ; enfin les effets qu'il obtient dans ces conditions diffèrent encore considérablement des résultats obtenus par MM. Nicati et Rietsch et par moi-même.

Il injecte sous la peau de l'abdomen d'un cobaye deux centimètres cubes de bouillon de culture, dans lequel les organismes cholériques existent *à une période déterminée de leur développement et qui a été soumis à une incubation aussi courte que possible.* Les animaux ainsi inoculés deviennent promptement malades. A l'endroit où l'injection a eu lieu, se produit une tuméfaction chaude et douloureuse ; la température centrale s'élève pendant les premiers instants, puis elle tombe à 4° à 5° sous la normale. (A quatre centimètres de profondeur dans le rectum, M. Ferran a constaté que les cochons d'Inde ont une température de 40°). Au bout d'une heure, l'animal devient triste, apathique, son poil se hérisse, il se plaint continuellement, surtout quand on vient à toucher l'endroit tuméfié ou qu'on l'oblige à se mouvoir; il est pris de tremblements légers et il meurt finalement, après quelques convulsions, couché sur le flanc. Souvent, dans ses derniers moments, il évacue par la bouche un liquide verdâtre.

L'autopsie révèle l'existence d'une phlegmasie locale, d'autant plus intense que la mort est survenue plus rapidement. Le sang contient des corpuscules granuleux, comme ceux qui sont émis par les oosphères, des virgules et des spirilles. En semant une goutte de ce sang, ou une partie quelconque du cadavre, dans du bouillon, on obtient des cultures pures du bacille-virgule. Les autres organes présentent des lésions de moindre importance.

Cet ensemble de phénomènes, dans lesquels les symptômes algides habituels sont compliqués de manifestations locales, résulte évidemment d'une intoxication générale profonde. On doit l'attribuer à l'absorption d'une dose massive des produits de la fermentation déterminée par les virgules. Mes expériences (v. p. 86) s'accordent sur ce point avec les résultats de M. Ferran, seulement dans mes essais les cobayes n'ont succombé qu'à des doses plus considérables de liquide de culture filtré (*), et je n'ai pas observé de réaction inflammatoire locale. Je me hâte d'ajouter

(*) Ferran a pu injecter 12 cc. de liquide filtré au moyen du filtre de Chamberland, et n'a obtenu que des symptômes fugaces (?).

qu'il n'y a point là de contradiction : les animaux que j'ai inoculés avec 4 à 5 cc. sont morts très rapidement, en moins de deux
heures.

Je regrette, cependant, que le Dr Ferran n'ait pas fait quelques expériences de contrôle en se servant de la méthode d'inoculation intraduodénale, et en injectant aux cobayes des doses
très minimes d'un liquide de culture tel que de la gélatine liquéfiée (4e jour).

III. ACTION PRÉSERVATRICE DES INOCULATIONS DE PRODUITS DE
CULTURES ATTÉNUÉES. — Les animaux qui résistent à ces injections, peuvent, d'après Ferran, recevoir plus tard impunément
des doses plus considérables d'un produit de culture doué d'une
virulence maxima : en un mot, *ils sont vaccinés*. Ces expériences, m'apprend l'auteur, ont été jusqu'ici répétées avec les mêmes
résultats un grand nombre de fois, et il a actuellement en observation une trentaine cobayes complètement réfractaires.

A quel moment précis de leur développement les cultures pré-
sentent-elles le degré d'atténuation qui convient? — Leur virulence varie, d'après l'auteur, dans des limites précises. Le moment critique où elles peuvent servir, pour les cultures dans du
bouillon, coïnciderait avec celui où le liquide est peuplé de corpuscules granuleux et commence à perdre son alcalinité.

Lorsqu'on inocule un animal avec un liquide qui a atteint sa
plus grande virulence, les phénomènes locaux sont peu marqués
et n'ont pas le temps de se développer, la mort survenant endéans
les douze heures. L'inoculation de liquides moins actifs produit
une inflammation locale beaucoup plus accentuée, mais qui ne se
termine jamais par suppuration. On voit alors apparaître de la
fièvre et l'algidité ne survient que tardivement. La sérosité infil-
trée dans le tissu cellulaire au point injecté a une coloration rougeâtre, due à la dissolution de l'hémoglobine ; on y trouve des
sphérules de petit volume, douées de mouvements propres très
vifs, des virgules et des spirilles sporifères, des hématies réduites
à la moitié de leur volume et des disques de diamètre variable (*)
dont l'origine est inconnue du Dr Ferran et des sphères pleines
de granulations arrondies.

Le Dr Ferran ne s'en est pas tenu à ces essais « in anima vili ».
Avec un courage et une hardiesse qui étonnent autant qu'on les

(*) Hematoblastes (?).

admire, il s'est soumis lui-même à l'épreuve des inoculations, et d'autres médecins ont suivi son exemple. Leurs noms sont : Pauli, Amalio Gimeno, Colvé, Gariny (*).

La dose suffisante pour produire des effets généraux et locaux parfaitement caractérisés et qui peut être injectée sans danger, a été fixée par Ferran à un demi cc. de bouillon de culture à son degré maximum de virulence. Lorsqu'on injecte cette quantité sous la peau du bras chez l'homme, on constate la formation d'une tuméfaction douloureuse, avec élévation de la température locale et générale, et de la prostration. Deux sujets ont présenté un état nauséeux marqué, des vomissements, de la réfrigération et une diarrhée abondante.

Une goutte de liquide de culture douée de toute sa virulence, lorsqu'elle a été ajoutée à de l'eau et ingérée, produit de la cholérine, de la dépression du pouls, des sueurs froides et de la lipothymie. Ces phénomènes sont admirablement combattus par l'administration du laudanum.

Le Dr Ferran, depuis qu'il a appris à bien graduer la virulence des produits de culture, s'est risqué à les inoculer à des doses plus fortes et qui provoquent chez l'homme le tableau complet des symptômes du choléra confirmé. Il décrit en ces termes le syndrôme observé dans des expériences : « algidité marmoréenne, état lipothymique, vomissements, crampes, selles évacuées sans arriver à la diarrhée vraie, et réaction fébrile marquée. En outre, phlegmasie locale. Tous ces phénomènes disparaissent dans l'espace de trente-six heures.

Dans le sang de ces sujets, on constate une microcytémie très considérable et une quantité innombrable de *coccus*. Ensemencé dans du bouillon, ce sang a donné des cultures du bacille-virgule.

Les sujets vaccinés par des cultures dont la virulence a été successivement atténuée, ne ressentent plus guère que quelques phénomènes locaux sans retentissement aucun sur le reste de

(*) Le Dr Ferran m'a écrit le 25 janvier dernier, qu'il a été infecté accidentellement il y a peu de temps et a été pris d'une diarrhée profuse. Il a pu retrouver dans ces évacuations des *bacilles-virgules en telle abondance que le liquide formait pour ainsi dire une culture pure.* Certains organismes présentaient absolument les mêmes caractères que ceux observés par lui chez les cholériques de Marseille et d'Espagne. Une culture qu'il a bien voulu m'adresser et qui provenait de ses selles contenait, comme j'ai pu m'en convaincre, de nombreux organismes cholériques. Il attribue l'innocuité de l'infection dont il a été atteint et qu'il n'avait pas cherché à éviter aux heureux effets de la vaccination.

l'économie et en sont moins incommodés que de la vaccination jennerienne.

Les découvertes de l'expérimentateur espagnol dont je viens de faire connaître les détails, sont actuellement soumises à l'examen d'une commission nommée par l'Académie de médecine de Barcelone.

Si leur exactitude se vérifie, le pouvoir pathogène du bacille-virgule de Koch reposera désormais, sur des démonstrations qui ne laisseront plus rien à désirer, car l'homme lui-même aura servi à l'attester. Quant à la découverte d'un vaccin préservateur du choléra asiatique qui peut paraître à quelques-uns trop belle pour être vraisemblable, puisse-t-elle, un jour, être établie avec toute la rigueur expérimentale nécessaire, et faire l'éternel honneur du microbiologiste qui le premier en a fait entrevoir la possibilité !...

NOTE D.

Démonstration du pouvoir pathogène des bacilles-virgules.

Le Dr Ceci (*) a fait, à Gènes, d'assez nombreuses inoculations, des produits de culture à divers animaux, d'après la méthode de Nicati et Rietsch. Les résultats qu'il a obtenus confirment d'une manière éclatante mes propres expériences et peuvent être opposés victorieusement aux résultats négatifs dont on a fait état dans des discussions récentes (**). Je reproduis ici les principaux passages de la note que l'auteur italien a publiée récemment à ce sujet :

« L'injection dans l'intestin grêle des lapins ou des cobayes d'une culture pure datant de 2 à 4 jours (22e génération et au delà), sans ligature du conduit cholédoque, a produit en 2 ou 3 jours la mort de la plupart des animaux soumis à l'expérience : elle est, d'autre part, restée sans effet sur un chien. Chez les animaux malades, on constatait, un certain temps après l'opération, une répulsion de plus en plus vive pour la nourriture, puis de la cyanose des oreilles et des diverses muqueuses, un refroidissement considérable, abaissant la température rectale des lapins à 38°, 37° et 36° C., et de la diarrhée.

(*) *Loc. cit. Ann. Soc. méd. chir. de Liége*, 3 févr. 1885.
(**) DOWDESWELL. *The Cholera-Bacillus, and its functions. Brit. med. Journal*, 21 mars 1885, p. 388. Cet expérimentateur a fait des injections intra-duodénales chez quatre cobayes, entre autres, avec des doses moyennes (deux à trois gouttes de gélatine liquéfiée, d'une culture ancienne de quatre jours, *quatorze jours et un mois*). Il est clair que des cultures aussi âgées que ces deux dernières pouvaient ne plus contenir de microbes vivants. En outre, les cultures de M. Dowdeswell, provenant du laboratoire de M. Roux, résultaient d'une culture-mère remontant à plus de six mois et devaient être singulièrement atténuées, si j'en juge d'après les résultats si peu marqués que j'obtiens actuellement avec mes cultures épuisées. Dans les expériences de M. Dowdeswell, tous les animaux ont survécu et se sont guéris rapidement de la plaie abdominale, ce qui prouve du moins que dans les expériences de Nicati et Rietsch, de Koch, comme dans les miennes, les animaux ne sont pas morts de l'opération ou de septicémie, ainsi que l'avait avancé d'une manière si inconsidérée M. Klein (*Brit. med. Journal*, 28 mars 1885, p. 652). M. Warden, de Calcutta et M. Watson Cheyne (*ibid.*, p. 656) ont fait ample justice des reproches injustes que cet expérimentateur a cru pouvoir faire à ce mode d'inoculation. M. Cheyne a obtenu deux fois, sur quinze à seize essais, des infections caractéristiques au moyen de cultures pures, et il est démontré qu'il n'a pas eu affaire à des septicémies.

» A l'autopsie, on trouvait les poumons normaux, le cœur et les gros vaisseaux remplis d'un sang liquide foncé ; la rate ferme, avec une capsule assez ridée ; l'intestin grêle gorgé d'un liquide d'un blanc grisâtre analogue à de la bouillie de riz, absolument dépourvu de pigment biliaire ; la muqueuse de l'intestin grêle pâle, les follicules solitaires parfois bien visibles les plaques de Peyer normales. Le gros intestin ne contenait que peu ou point de matières. La vésicule biliaire était distendue par la bile, les reins plus ou moins pâles. L'ensemble de ces lésions correspond à ce qu'on trouve dans le choléra à marche rapide.

» Chez un cobaye mort le sixième jour après l'opération, il existait une hyperémie considérable de tout l'intestin grêle, avec ramollissement de la muqueuse, ces lésions devenant surtout très intenses dans l'iléon ; le contenu intestinal était sanguinolent, les poumons et les reins remplis de sang (lésions du choléra prolongé ou lésions consécutives.

» Le contenu intestinal, *riziforme*, des animaux ainsi morts du choléra, était constitué presque entièrement par des cellules ou des lambeaux cellulaires détachés de l'épithélium intestinal, nageant dans un liquide séreux. On y trouvait en très grande abondance des bacilles-virgules, sans que la présence ou le nombre de ces parasites parussent être en relation avec la durée du processus pathologique. En conservant ces matières à la température extérieure (12 à 16° C.), on y trouvait, au bout de 2 ou 3 jours, un grand nombre de spirilles très allongées, qui disparaissaient le quatrième jour.

» On ne trouvait de parasite d'aucune sorte dans le sang ni dans les parenchymes hépatique ou splénique des animaux morts des suites d'une injection de cultures de microbes cholériques dans l'intestin grêle, quand l'autopsie avait été faite peu de temps après la mort ; les cultures ensemencées avec ces produits, sang ou parenchymes, demeurèrent stériles.

» En cultivant le contenu intestinal des animaux morts ainsi des suites d'une injection de cultures pures de microbes cholérigènes, on obtenait en très grande abondance les bacilles-virgules, et il nous a suffi de cinq cultures successives pour isoler ces éléments et en obtenir des cultures pures.

» En injectant directement dans l'intestin le contenu intestinal caractérisé recueilli sur des lapins morts du choléra expérimental, j'obtenais les mêmes phénomènes cholériques et la mort.

» En cultivant le contenu intestinal de lapins morts du choléra, jusqu'à isolement du bacille-virgule, et en injectant alors les cultures pures de ce microbe dans l'intestin de lapins ou de cobayes, j'ai obtenu encore une fois les symptômes cliniques et les lésions anatomiques caractéristiques du choléra. »

Ceci conclut en ces termes :

« La pathologie expérimentale démontre aujourd'hui, avec la dernière évidence, que la cause du choléra asiatique réside dans la présence du bacille ou des spirilles cholériques. Les résultats obtenus tout d'abord par NICATI, en combinant l'injection directe de déjections cholériques dans l'intestin grêle du lapin avec la ligature du canal cholédoque, ont reçu des confirmations multiples : j'ai obtenu les mêmes effets en répétant cette expérience sur le lapin ; KOCH a même réussi en injectant tout simplement dans l'intestin grêle du cobaye une culture pure du bacille-virgule, de 14me génération : enfin j'ai eu le même succès, par l'injection directe dans l'intestin des cobayes et des lapins de cultures pures de 22me génération.

» Ainsi que mes collègues, témoins de mes expériences, ont pu le vérifier, les animaux ainsi infectés ont présenté non seulement à l'autopsie les lésions anatomo-pathologiques du choléra asiatique mais, pendant la vie, les symptômes les plus caractéristiques de cette affection, *cyanose et refroidissement*. La petitesse et la fermeté de la rate permettaient d'ailleurs d'exclure toute idée d'une infection septique, qu'éloignait, au surplus, le fait de l'absence de tous parasites dans le sang et les liquides organiques des animaux en expérience, fait démontré par les tentatives toujours infructueuses de culture de ces produits.

» Il est certain que la mort n'a pas été produite par une complication dépendant du traumatisme opératoire : j'en ai pour garant les précautions antiseptiques minutieuses que j'ai toujours employées dans mes vivisections, l'absence des symptômes anormaux chez les nombreux animaux où l'affection cholérique ne se développa point, bien que chez certains d'entre eux, la cavité péritonéale eût été ouverte jusque trois fois, à des intervalles variables, pour permettre l'injection directe des matières fécales dans l'intestin, enfin l'absence constante de péritonite et d'adhérences péritonitiques dans toutes les autopsies. Je puis donc affirmer que les résultats précis auxquels je suis parvenu reposent sur des expériences rigoureusement scientifiques.

» Ajoutons à cela, qu'en préparant des cultures pures à l'aide du contenu intestinal des animaux morts des suites de ces expériences, et en les injectant dans l'intestin grêle d'autres animaux, j'obtenais exactement les mêmes effets. Enfin le tableau anatomo-pathologique de l'infection cholérique ainsi produite est d'autant plus complet qu'on a pu obtenir des lésions du choléra à marche rapide et celles du choléra prolongé, avec des altérations secondaires diverses.

» J'estime qu'à l'exception peut-être du charbon, il n'est pas de maladie infectieuse dont la nature parasitaire ait été démontrée expérimentalement avec autant de rigueur que celle du choléra asiatique. »

NOTE E.

Vitalité du microbe cholérique.

MM. Nicati et Rietsch ont publié récemment (') les observations
très intéressantes qui suivent sur la durée de vie des organismes
cholériques dans les eaux diverses :

« Pendant nos recherches sur le choléra, nous avons, à diverses
reprises, constaté la présence du bacille-virgule dans différentes
eaux, provenant. soit de Marseille, soit d'autres localités contaminées. Cette constatation a été faite surtout pour l'eau du vieux
port, maintes fois aussi par des cultures. Au point de vue local il
était intéressant de savoir pendant combien de temps le bacille
pouvait se maintenir vivant dans ce dernier milieu; mais nous
avions encore d'autres raisons pour instituer des expériences
dans cette direction.

» Des observations nombreuses nous indiquaient, en effet, que
dans le corps de l'homme vivant, dans les déjections, dans le
linge, dans l'intestin des cadavres, le bacille-virgule n'a qu'une
existence de courte durée.

» Dans nos autopsies assez nombreuses, nous n'avons pas retrouvé le microbe au delà du onzième jour de maladie; ces autopsies et l'examen des selles nous avaient montré que très souvent
il disparaît au bout de cinq ou six jours chez l'homme atteint de
choléra, quelquefois en un temps moindre. Fréquemment nous
avons maintenu humides des selles ou des intestins cholériques,
soit à l'étuve (14°-27°), soit à la température ambiante; dans ces
conditions nous n'avons jamais pu retrouver le bacille au delà du
huitième jour; souvent il avait disparu entre ie cinquième et le
quatrième; quelquefois il suffit de quarante-huit heures. Dans le
linge empaqueté et dans la terre humide, la durée peut être plus
longue; nous avons atteint le douzième jour dans le premier cas,
le quatorzième dans le second. Nous nous empressons d'ajouter
que les résultats négatifs de ces expériences ne sont pas tout à
fait concluants ; il se peut que dans une série de préparations on
ne retrouve pas de bacilles et qu'il en existe cependant encore
quelques-uns dans la manière en expérience. Néanmoins, quand

(') *Revue scientifique*, n° 9. Février 1884, p. 277-78.

une selle ou un intestin s'est transformé en vingt-quatre ou quarante-huit heures en une purée presque uniquement composée
de bacilles-virgules, et que vingt-quatre heures, quelquefois
douze heures plus tard, on n'en retrouve plus que quelques-uns
se colorant mal par les teintures d'aniline, quand un peu plus
tard encore les préparations n'en présentent plus, il faut bien
admettre des causes de destruction rapide ; ce sont dans les derniers cas les bactéries de la putréfaction. La dessiccation agit
plus rapidement encore (*).

« N'y a-t-il pas un milieu différent où le microbe cholérigène
pouvait vivre plus longtemps ? Ses liens de parenté avec les spirilles montraient déjà que ce milieu, s'il existait, devait être
aquatique. D'un autre côté, M. Koch avait indiqué le delta du
Gange, comme l'origine très probable du bacille, et le savant
bactériologiste avait donné à l'appui de cette opinion des arguments qui étaient bien de nature à entraîner les convictions ;
d'après cela on pouvait songer tout particulièrement aux eaux
saumâtres, comme favorables à une longue existence du microbe
cholérigène.

« On voit par ce qui précède que l'eau du vieux port de Marseille se trouvait désignée pour ces motifs divers pour servir à
nos recherches. Mais si dans un milieu à végétation microbienne
aussi abondante et variée, il est déjà difficile de retrouver le bacille en virgule, quand il est abondant, la solution devient presque
impossible quand il tend à disparaître ; en tous cas des résultats
négatifs même répétés ne sont pas absolument probants. Nous
avons cherché alors à simplifier le problème de la façon suivante :
de l'eau du vieux port, filtrée, a été introduite dans des matras de
verre bouchés au coton ; le tout a été stérilisé à 100°, puis l'eau a
été ensemencée avec quelques gouttes d'une culture pure très
riche en virgules. Nous avons employé des matras d'un demi-litre
à 1 litre ; ils ont été maintenus dans une pièce dans laquelle une
fenêtre restait constamment ouverte, et qui n'était chauffée que
quatre ou cinq heures par jour en moyenne. Nous nous éloignons
ainsi très notablement des conditions naturelles : nous réduisions
le microbe à un milieu très restreint ; les matières nutritives de
l'eau chauffée à 100° devaient être moins assimilables ; la tempé-

(*) Voir les publications de M. Koch et nos propres expériences indiquées dans la *Revue scientifique*, 22 novembre 1884.

rature devenait bien plus variable que dans une grande nappe d'eau ; mais, par contre, nous supprimions, au moins pendant une partie du temps que duraient les expériences, la lutte pour l'existence qui joue certainement un rôle capital pour la destruction du bacille-virgule dans les conditions naturelles. Cependant ces expériences devaient nous fournir des indications, approximatives au moins, sur la vitalité du bacille dans l'eau.

« A des intervalles variant de 3 à 10 jours, nous avons prélevé dans ces matras, à l'aide de capillaires munis d'une ampoule, quelques gouttes de liquide pour l'ensemencer dans la gélatine nutritive. L'apparition des colonies démontrait que le bacille-virgule était encore vivant.

» Avec l'eau du vieux port ensemencée, le 16 octobre nous avons ainsi obtenu des colonies jusqu'au 5 janvier, c'est-à-dire jusqu'au 81e jour ; les expériences faites les 16 et 22 janvier ont été négatives. Du 16 octobre au 5 janvier, il a été fait 19 prises d'essai ; dès le 26 octobre, les cultures obtenues étaient impures.

» Des expériences analogues ont été faites avec l'eau de mer prise au large à quelques kilomètres de la côte ; dans un cas les résultats ont été positifs jusqu'au 49e jour, négatifs au delà. Dans une seconde série *non encore terminée*, le bacille s'est maintenu vivant jusqu'au 64e jour.

» Avec l'eau distillée nous sommes arrivés jusqu'au 20e jour.

» Avec l'eau du canal de Marseille, dérivé, comme on sait de la Durance, les résultats ont été dans une première expérience positifs jusqu'au 9e jour, négatifs au delà. Dans une seconde expérience trois ballons ont été ensemencés simultanément ; avec le premier nous avons obtenu des colonies jusqu'au 14e jour ; les cultures à ce moment étaient tout à fait impures ; le 19e jour le résultat a été négatif. Nous avons passé alors au deuxième ballon ; il nous a donné des colonies jusqu'au 38e jour ; au delà nous n'avons plus retrouvé la virgule dans les cultures. L'eau du troisième ballon a été alors ensemencée dans la gélatine au 46e jour et injectée en même temps dans le duodénum de deux cobayes (une petite seringue ordinaire à chacun) ; les animaux sont restés quinze jours en observation ; tous les résultats ont été négatifs pour le troisième ballon.

» Ces expériences montraient déjà d'une façon évidente que l'eau est éminemment favorable à une longue existence du contage cholérique ; que l'eau salée convient encore mieux que l'eau douce.

» Dès que nous eûmes dépassé le 20e jour pour l'eau salée, la question suivante se posait d'elle-même : l'eau de cale d'un navire ne pourrait-elle pas dans certains cas être la cause de l'importation du choléra des Indes en Europe sans que même il y ait eu sur le navire en question un seul cas cholérique pendant la traversée? En d'autres termes : 1º l'eau de cale peut-elle être contaminée? 2º peut-elle, au moins dans certains cas, conserver vivant l'élément contagieux pendant vingt jours ou plus, c'est-à-dire pendant la traversée des Indes en Europe?

» Sur le premier point, d'après les professeurs de l'École de Toulon, la contamination ne pourra avoir lieu que très rarement, mais elle ne doit pas être considérée comme impossible.

» Quant au deuxième point, un grand nombre de résultats négatifs avec des eaux de cale n'auraient encore rien prouvé, ces eaux pouvant varier notablement de composition d'après la nature de la coque, des marchandises, etc. Nous avons expérimenté avec l'eau de cale de deux navires. L'un était un bâtiment en fer qui venait de terminer une traversée de plus de quarante jours ; la cale, d'après ce que l'on nous a dit, n'avait pas été vidée une seule fois dans cet intervalle. Les résultats ont été positifs jusqu'au 33e jour; nous n'avons pas jugé nécessaire de prolonger davantage l'expérience ; l'eau contenait 34 gr. 20 de chlorure de sodium par litre (tous les chlorures évalués en chlorure de sodium).

» Dans le second cas, l'eau nous a été transmise obligeamment par MM. les professeurs de l'école de Toulon ; c'était l'eau de la sentine d'un navire en bois qui venait d'effectuer un voyage aux colonies ; elle présentait une réaction légèrement acide, et était ferrugineuse ; elle a été contaminée de bacilles-virgules, et les prises d'essai faites après six et après quatorze jours ont donné des résultats négatifs.

» Il ne faudrait pas s'exagérer évidemment les dangers que peut offrir l'eau de cale ; des centaines de navires viennent chaque année de l'Inde en Europe, et pourtant le choléra n'est guère importé que tous les vingt ans. Cependant il ne nous semble pas contestable que cette eau peut dans certains cas, très rares sans doute, devenir la cause de l'importation de l'épidémie, soit par contact direct, soit par l'intermédiaire du port d'arrivée dans lequel les eaux de cale sont jetées par les pompes ; si le fait a lieu à une époque de l'année où l'eau du port n'a qu'une basse température, l'hypothèse ne semble même pas exclue que l'élément contagieux reste à l'état latent pendant des semaines, des mois peut-être, pour ne se multiplier et ne créer un danger qu'au moment des chaleurs de l'été. N'y a-t-il pas lieu de rapprocher cette hypothèse du fait bien connu que les épidémies éclatent ordinairement pendant la saison chaude dans les ports de la Méditerranée ?

" Si nous nous sommes étendus sur ce point, ce n'est pas pour causer de nouvelles frayeurs, mais parce que le remède nous parait ici des plus simples ; on fera bien, certainement, de faire vider l'eau de cale des navires suspects loin du port, à quelque distance au large. La désinfection des cales n'est pas chose impossible ; c'est une opération qui est pratiquée fréquemment sur les navires de l'État.

" Nous n'insistons pas davantage ; des juges plus compétents que nous verront, s'il y a lieu, les applications pratiques à tirer de ce qui précède. "

TABLE DES MATIÈRES

Pages.

AVANT-PROPOS III

LETTRE D'ENVOI VII

PREMIÈRE PARTIE 1

DEUXIÈME PARTIE.

CHAPITRE PREMIER.

§ 1. Caractères morphologiques du microbe cholérique . 10

§ 2. Mouvements 21

§ 3. Cultures 22

CHAPITRE DEUXIÈME. — Propriétés biologiques des virgules cholériques.

§ 1. Rapidité de développement 31

§ 2. Influence de la température. 36

§ 3. Influence de l'oxygène 38

§ 4. Influence exercée par diverses substances chimiques sur la vitalité des virgules. 39

§ 5. Absence d'une période de sporulation 44

CHAPITRE TROISIÈME. — Démonstration du pouvoir cholérigène des virgules 53

Expériences d'inoculation aux animaux 67

CHAPITRE QUATRIÈME. — Examen critique des objections élevées contre les propriétés spécifiques du bacille-virgule 94

Pages.

Recherches de contrôle au sujet d'un microorganisme incurvé découvert par MM. Finckler et Prior dans les selles de malades atteints de choléra sporadique .   114

Examen critique des recherches de M. Emmerich sur un organisme spécifique du choléra asiatique .   .   .   150

TROISIÈME PARTIE.

CHAPITRE PREMIER. — Conséquences doctrinales de la découverte du bacille-virgule   167

Pathogenèse du choléra asiatique.   186

CHAPITRE DEUXIÈME. — Conséquences pratiques de la découverte du microbe cholérigène de Koch   198

§ 1. Étude de l'action que les parasiticides les plus usités exercent sur la vitalité du microbe cholérigène.   .   212

§ 2. Désinfection des matières cholériques et mesures de préservation individuelle   270

CONCLUSIONS   284

ANNEXES   289

NOTES   316

EXPLICATION DES PLANCHES   359

FIN DE LA TABLE DES MATIÈRES.

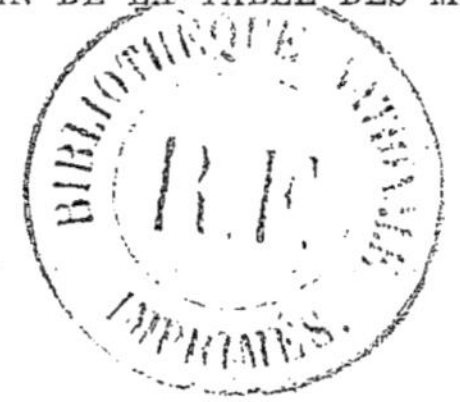

PLANCHES.

Les photogrammes reproduits par la phototypie dans les planches qui suivent ont été pris sur des préparations colorées à la fuchsine ou au violet de méthyle 5 B et montées dans du baume. Grâce aux excellentes plaques isochromatiques de MM. Attout et Clayton-Taillefer de Paris (*), la coloration fort peu actinique des microbes n'a pas été un obstacle insurmontable pour leur reproduction, comme elle l'aurait été avec les plaques au gélatino-bromure habituelles du commerce. Ces microphotographies ont, en outre, été exécutées avec un objectif à immersion homogène de Tolles (1,30 N. A.) de 1/10e de pouce et une lentille amplificatrice (« *amplifier* ») du même constructeur, grossissant environ deux fois. Comme source lumineuse, je me suis servi de l'éclairage oxyhydrique, obtenu par un mélange des deux gaz, sous une pression égale de 70 k^mes, dont le pouvoir éclairant est de 300 bougies environ. Les rayons lumineux ont été rendus convergents au moyen des lentilles doubles d'un appareil à projection (sciopticon) ordinaire formant foyer sur la combinaison optique d'un condensateur d'Abbe.

Le grossissement est resté dans les limites moyennes et a été de 700 diamètres environ ($\times$ 680); exceptionnellement il a été porté jusque près de 1,000 diamètres.

Tous ces photogrammes sont reproduits sans avoir subi la moindre retouche. Seul, le photogramme A, pl. I, fig. 1 montre deux spirilles en forme d'S, qui ont été accentués légèrement. A cause de leur coloration extrèmement faible, ils étaient à peine visibles sur le négatif destiné à la phototypie. Les épreuves positives aux sels d'argent ou au charbon les montrent bien, de même que certains détails plus délicats, *que les procédés d'impression aux encres grasses n'ont malheureusement pas permis de reproduire avec toute la netteté désirable.*

(*) Voir ma note « *sur l'emploi des plaques isochromatiques en microphotographie* », dans *Bull. de la Soc. belge de Microscopie*, nᵒ X, p. 170-2, 1884.

PLANCHE I.

Fig. 1. — **Photogramme A**. — Selle riziforme préparée immédiatement après son évacuation.

Bacilles-virgules nombreux, typiques, à côté de rares bacilles droits et courts et de *spirilles* en forme d'S allongé, très déliés et se colorant faiblement.

$\times$ 700.

Fig. 2. — **Photogramme A'**. — *Crachat de phtisie tuberculeuse.*

Bacilles caractéristiques de la tuberculose, colorés par la fuchsine, d'après le procédé d'Ehrlich. Les corpuscules du pus ont une légère teinte bleuâtre.

Ce photogramme a été donné ici pour permettre de comparer les microbes cholériques, au point de vue de leurs dimensions, avec une des bactéries les mieux connues.

Même grossissement.

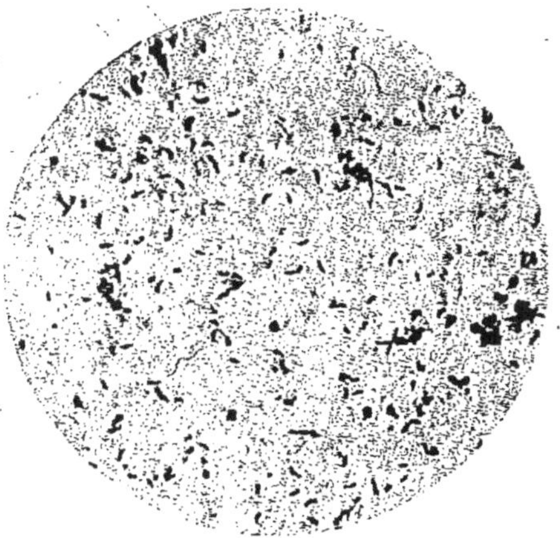

Fig. 1.

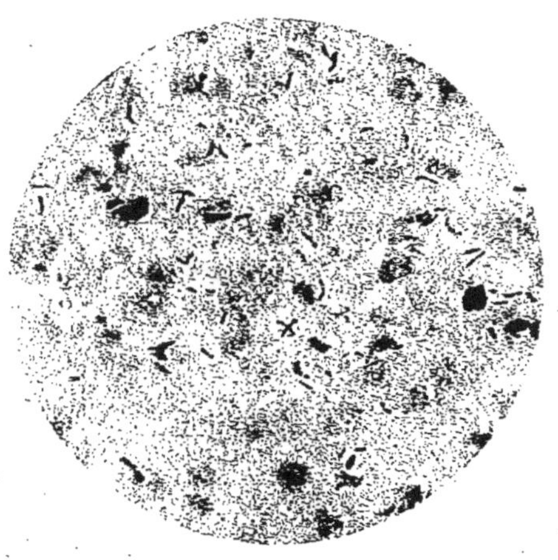

Fig. 2.

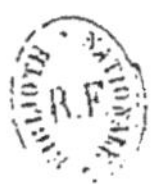

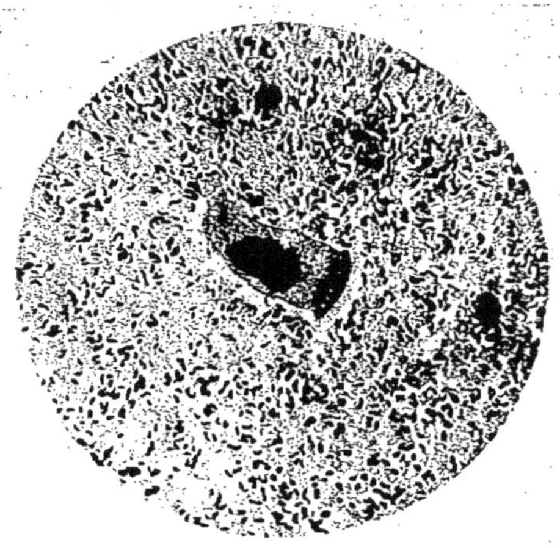

Fig. 1.

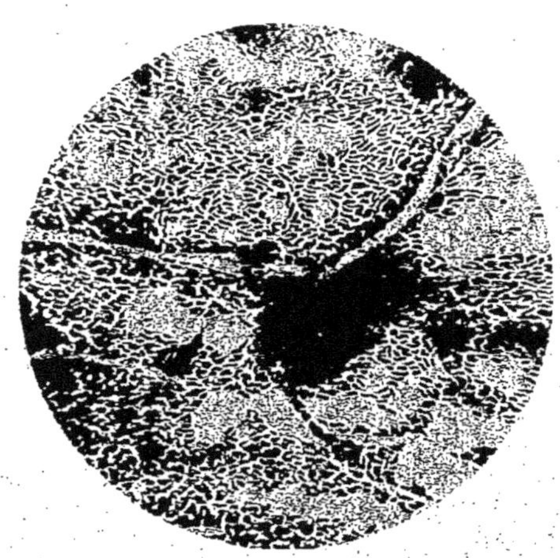

Fig. 2.

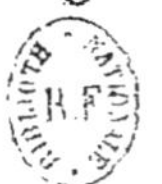

PLANCHE I ^{bis}.

Fig. 1. — **Photogramme B.** — Mucus intestinal, recueilli
dans un cas de choléra foudroyant, *très peu de temps
après la mort.*

Culture presque pure des bacilles-virgules de Koch. —
Nombreux corpuscules légèrement incurvés, — çà et là
quelques formes en ∽.
Au centre une cellule cylindrique de l'épithélium intestinal.

$\times$ 700

Fig. 2. — **Photogramme B*.** — Mucus intestinal d'un cholérique mort pendant la période algide.

*Mis en culture sur du linge pendant vingt-quatre
heures en chambre humide, à la température moyenne,*
— pour montrer la multiplication extrêmement abondante
des organismes dans ces conditions.
Culture pour ainsi dire pure des bacilles-virgules, qui
étaient rares, à l'autopsie, dans ces mucosités. — Virgules
très peu incurvées, disposées souvent en séries.

Même grossissement.

PLANCHE I^ter.

FIG. 1. — **Photogramme B** [**]. — SELLE RIZIFORME, recueillie au deuxième jour d'une attaque de choléra asiatique.

Culture naturelle sur du linge mouillé après vingt-quatre heures de chambre humide.

Immédiatement après l'évacuation la préparation ne montrait pas de virgules. — Sur ce photogramme, ces microbes prédominent manifestement et s'y reconnaissent bien par leurs formes et leurs groupements caractéristiques en S.

$\times$ 700.

FIG. 2. — **Photogramme B** [***]. — CULTURE PURE DU BACILLE-VIRGULE DE KOCH dans du sérum fluide (3e jour). Incubation à 35°.

Formes variées, spirilles à faibles ondulations. — Leurs dimensions sont plus fortes que dans les produits pathologiques, quoique le photogramme ait été pris sous le même grossissement que les précédents.

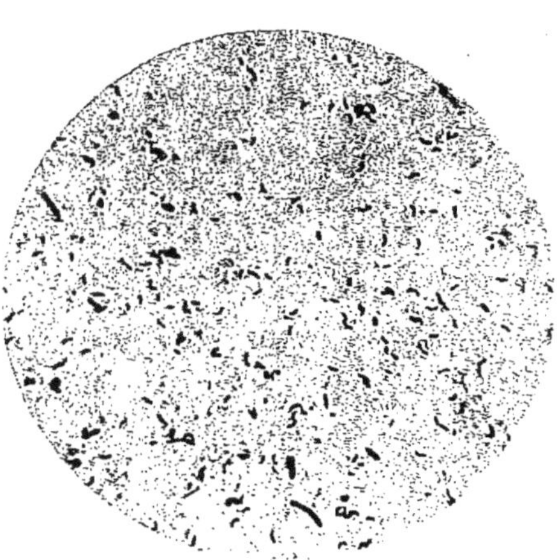

Fig. 1.

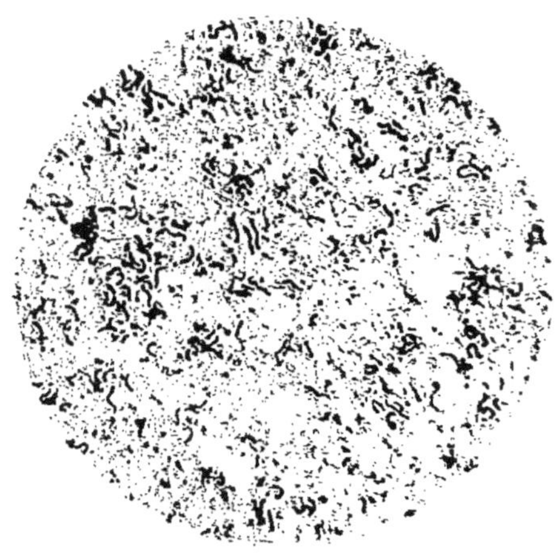

Fig. 2.

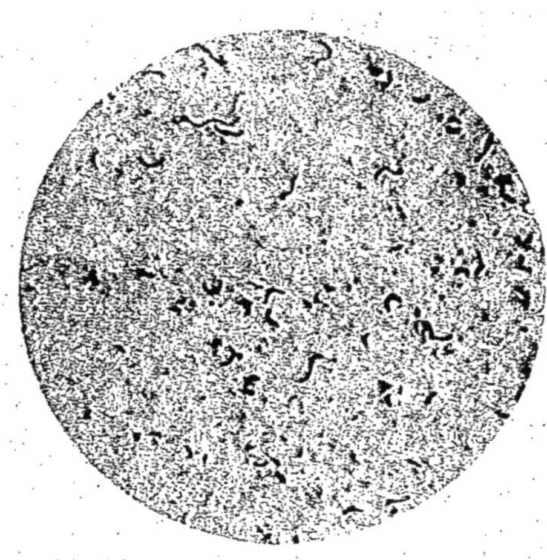

Fig. 1.

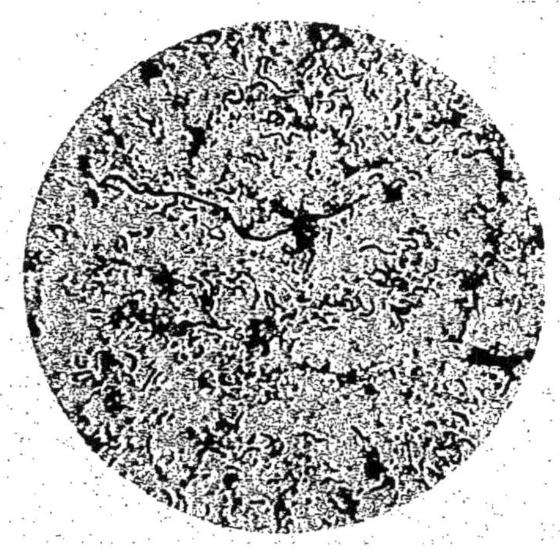

Fig. 2.

PLANCHE II.

Fig. 1. — **Photogramme C.** — Culture pure du bacille-virgule de Koch dans du bouillon de poule concentré (4ᵉ jour), étuve à 37°.

Virgules fortement incurvées en demi-cercle, *au centre,* et forme en ∽ ; sur les bords, *à gauche et en haut,* forme en ω.

$\times$ 1,000.

Fig. 2. — **Photogramme D.** — Même préparation.

Spirales aplaties de formes variées. — *Au centre* un long filament, formé par une spirale déroulée.

Même grossissement.

PLANCHE III.

Dessin fait à la chambre claire (objectif 1/10° de Tolles et oc. 4).

Culture pure dans du sérum fluide des bacilles-virgules de Koch.

Spirilles et virgules de la forme habituelle.—Fragments de spires et filament formé de virgules incomplètement juxtaposées et un peu distantes entre elles, *à droite.* — Filaments ondulés et bouclés, *à gauche et en bas.* — *Au centre*, filament faiblement recourbé, etc.

$\times$ 900.

DESSIN FAIT A LA CHAMBRE CLAIRE

(OC. 4. OBJECTIF : 1/10 I. H. DE TOLLES)

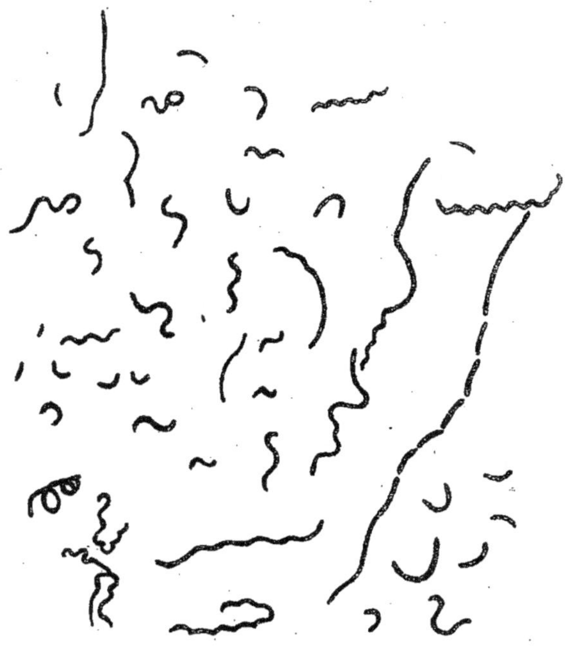

$\times$ 900.

VIRGULES ET SPIRILLES DANS DU SÉRUM FLUIDE

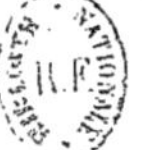

CULTURES DANS GÉLATINE NUTRITIVE à 10 %

(6ᵉ JOUR)

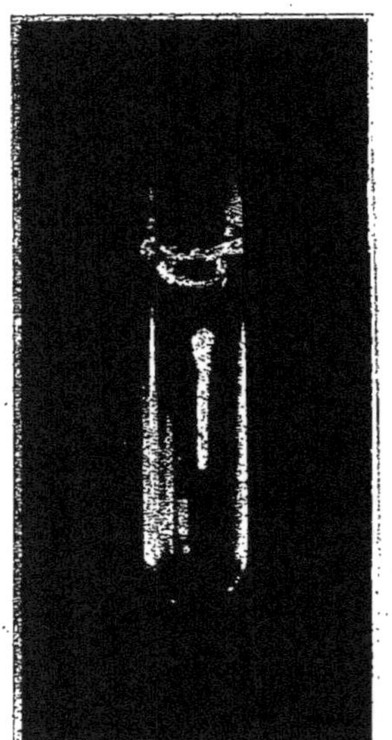

Fig. 1.

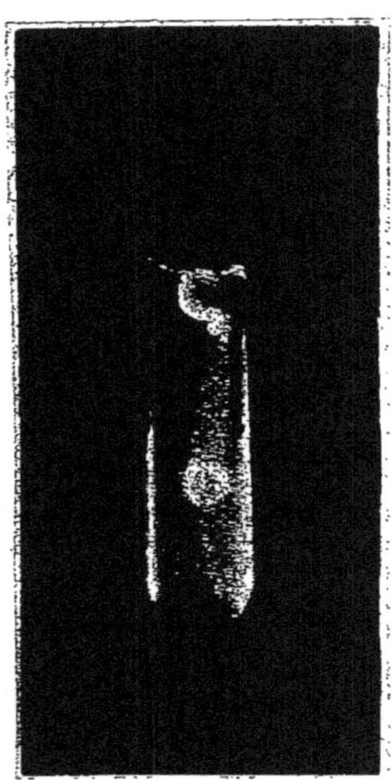

Fig. 2.

Fig. 1 — CULTURE PURE DU BACILLE-VIRGULE DU CHOLÉRA ASIATIQUE (Photogramme E).

Fig. 2 — CULTURE DES MICROBES RECUEILLIS PAR MM. FINCKLER ET PRIOR DANS LE CHOLÉRA SPORADIQUE (Photogramme F).

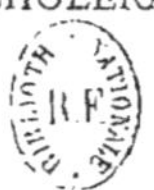

PLANCHE IV.

FIG. 1. — **Photogramme E.** — CULTURE PURE DU BACILLE-VIRGULE DE KOCH dans de la gélatine nutritive à 10 %.

Aspect caractéristique d'une culture en tube au 6ᵉ jour après l'inoculation : *lacune en forme de bulle, — liquéfaction de la gélatine dans un espace infundibuliforme, — et accumulation de végétations en forme d'un long filament.*

3/4 de la grandeur naturelle.

FIG. 2. — **Photogramme F** ('). — CULTURE DES MICROBES RECUEILLIS PAR MM. FINCKLER ET PRIOR dans un cas de choléra sporadique.

Cette culture a été inoculée le même jour que la précédente avec le produit d'une culture *impure* qui m'avait été adressée par les expérimentateurs de Bonn. Reproduite après la même durée de développement, on y constate des différences très nettes avec les cultures pures du microbe du choléra asiatique.

3/4 de la grandeur naturelle.

(') Le photogramme F, indiqué page 24, correspond au photogramme suivant G. Pl. V, fig. 1.

PLANCHE V.

FIG. 1. — **Photogramme G.** — CULTURE PURE DU BACILLE-VIR-
GULE DE KOCH dans de la gélatine nutritive à 10 %.

Même tube que celui représenté à la fig. 1, pl. IV. —
Aspect caractéristique au 9ᵉ jour : *fluidification incomplète du milieu;* — persistance du filament, qui commence
à être entamé vers le haut.

3/4 de la grandeur naturelle.

FIG. 2. — **Photogramme H.** — CULTURE DES MICROBES RE-
CUEILLIS PAR MM. FINCKLER ET PRIOR dans un cas de
choléra sporadique.

Même tube que celui représenté à la fig. 2, pl. IV. —
Végétations en forme de sac; — *fluidification à peu près
nulle.*

3/4 de la grandeur naturelle.

N. B. L'absence de fluidification de la gélatine est due à la rareté
même, dans ce produit de culture, du microbe incurvé, attribué par
MM. Finckler et Prior au choléra sporadique. Comparez ce photogramme
avec celui de la pl. IX qui représente une culture pure de ce microbe et
voyez pages 158 et 159 du mémoire.

CULTURES DANS GÉLATINE NUTRITIVE à 10 %

(9ᵉ JOUR)

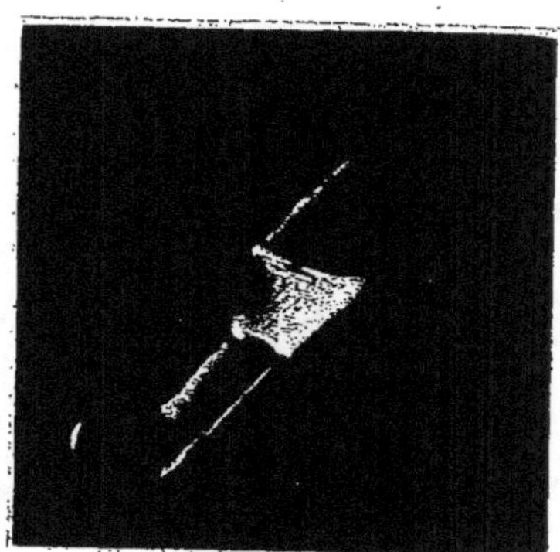

Fig. 3.

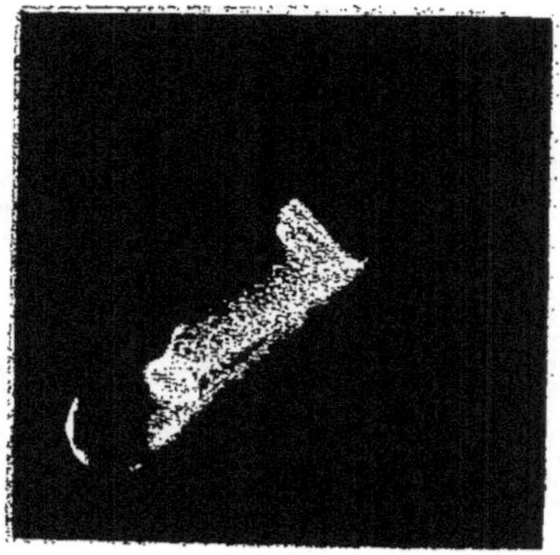

Fig. 4.

Fig. 3 — CULTURE PURE DU BACILLE-VIRGULE DU CHOLÉRA
ASIATIQUE (Photogramme G).

Fig. 4 — CULTURE DES MICROBES RECUEILLIS PAR MM. FINCKLER
ET PRIOR DANS LE CHOLÉRA SPORADIQUE (Photogramme H).

Photogravure E. AUBRY, Bruxe

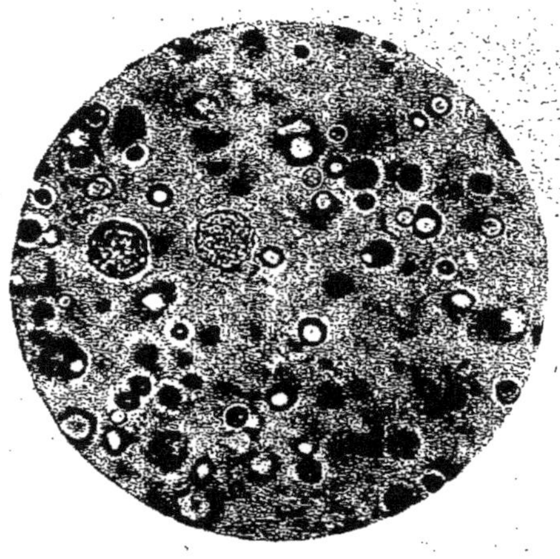

Fig. 1.

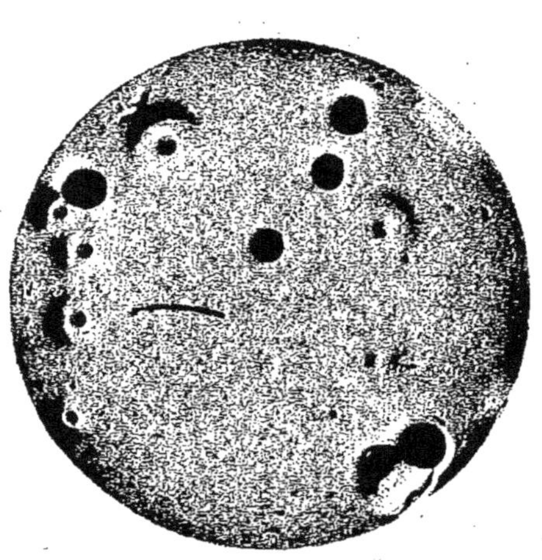

Fig. 2.

PLANCHE VI.

Fig. 1. — **Photogramme I** (*). — Colonies du bacille-virgule de Koch en culture sur plaques dans de la gélatine à 10 %.

Aspect caractéristique (48 heures); *les colonies semblent formées de grains brillants et ont des contours irréguliers, bosselés*. Elles ressemblent par leur aspect à des leucocytes.

(Objectif CC. de Zeiss. — × 90.)

Fig. 2. — **Photogramme J**. — Colonies du bacille-virgule de Koch en culture sur plaques dans de la gélatine à 10 %.

Aspect caractéristique (3ᵉ jour) des colonies vues sous un faible grossissement (× 10 diamètres) : *excavation profonde de la gélatine indiquée par l'ombre portée sur le côté.*

Les colonies plus volumineuses, opaques, non entourées d'une auréole en coup d'ongle, ont une coloration brune foncée et sont composées d'un gros *micrococcus*. Elles ne fluidifient pas la gélatine.

(Eclairage légèrement oblique. — Ob. 4 pouces Ross. — × 10.)

(*) Les photogrammes G et H renseignés pages 26 et 155 correspondent aux figures 1 et 2, photogrammes I et J, de cette planche.

PLANCHE VII.

Fɪɢ. 1. — **Photogramme K.** —Bacilles-virgules de MM. Finckler et Prior. (Préparation des auteurs).

Virgules faiblement incurvées et légèrement acuminées
de dimensions plus grandes que celles de l'espèce du
choléra asiatique.

$\times$ 700.

Fɪɢ. 2. — **Photogramme L.** — Bacilles-virgules de la salive.

Préparation de liquide buccal de l'homme sain. — Virgules nombreuses (formes observées par Miller et Lewis).
— Les longs filaments droits sont des *Leptothrix buccalis*.

Ces microbes incurvés ne végètent pas dans la gélatine
nutritive à 10 %, à réaction alcaline.

Même grossissement.

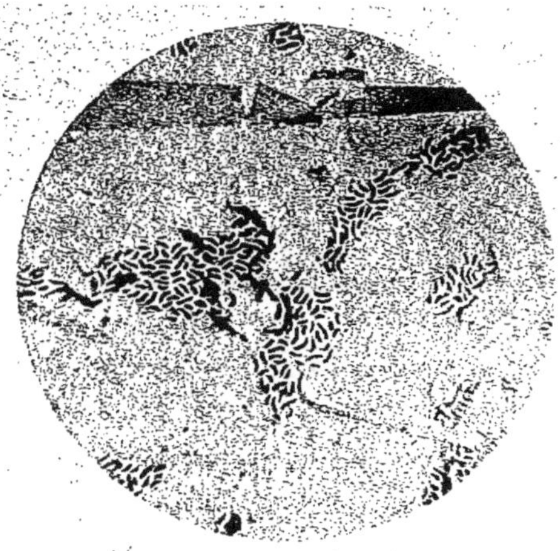

Fig. 1.

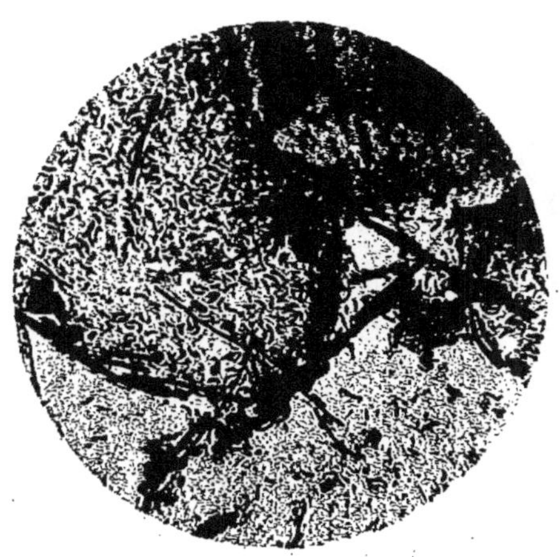

Fig. 2.

Photogravure E. Aubry, Bruxelles.

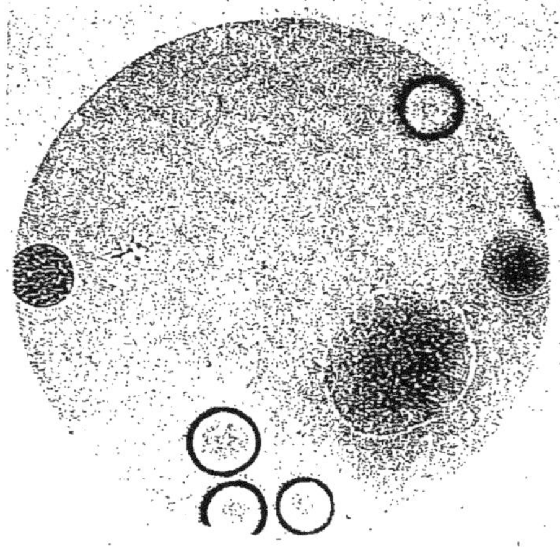

Fig. 1.

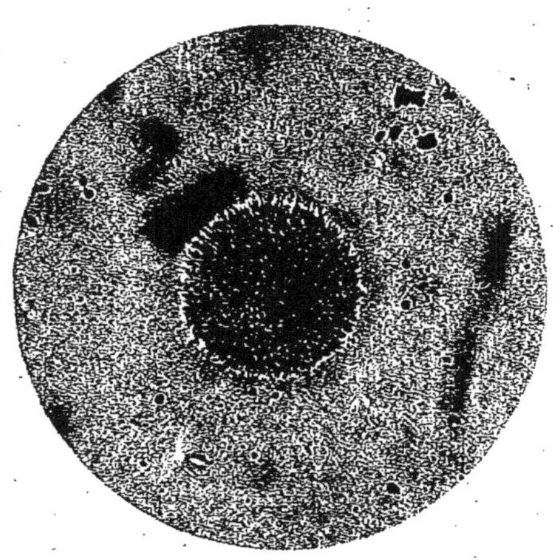

Fig. 2.

Photogravure E. Aubry, Bruxell[es]

PLANCHE VIII.

Fig. 1. — **Photogramme M** (*). — COLONIES DIVERSES OBTE-
NUES DANS UNE CULTURE SUR PLAQUES ensemencée avec
le produit d'une culture de MM. Finckler et Prior.

La colonie, *à droite*, pâle, finement granuleuse et à
contours irrégulièrement circulaires, contient un *bacille
droit et court*, qui ne fluidifie pas la gélatine et lui communique une belle *fluorescence* bleue verte. — Les colonies plus petites, circulaires, foncées, renferment un
autre *bacille droit*, qui se reproduit sur la gélatine sans
la fluidifier et y produit une couche blanchâtre à bords
découpés, rameux. — Culture au 2e jour.

(Ob. CC. de Zeiss. — × 10.)

Fig. 2. — **Photogramme M** bis. — COLONIE DU BACILLE-VIR-
GULE DE KOCH dans de la gélatine à 10 %.

Aspect caractéristique du noyau au 4e jour, sous un
grossissement assez fort : bords déchiquetés, présentant
des épines, — surface craquelée.
Voir page 322 de ce mémoire.

(Objectif CC. de Zeiss. — × 100.)

(*) Le photogramme M, renseigné page 125 du mémoire (*préparation
microscopique des microbes divers contenus dans la culture impure*, qui
m'avait été adressée par MM. Finckler et Prior), a été supprimé à cause
d'un accident qui a détruit le cliché et remplacé par celui de la fig. 1.

PLANCHE IX.

Photogramme N. — Culture pure du bacille-virgule de MM. Finckler et Prior.

Aspect caractéristique, au 4e jour, d'une culture pure dans de la gélatine nutritive à 10 %, de ce microbe: *liquéfaction étendue, rapide, en forme de sac; — liquide uniformément opalescent; accumulation des végétations au fond en une masse peu abondante. — Absence de bulle.*

3/4 de la grandeur naturelle.

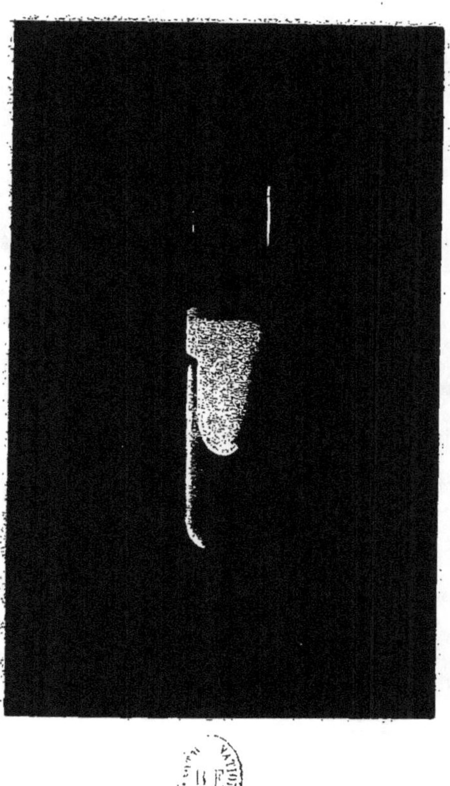

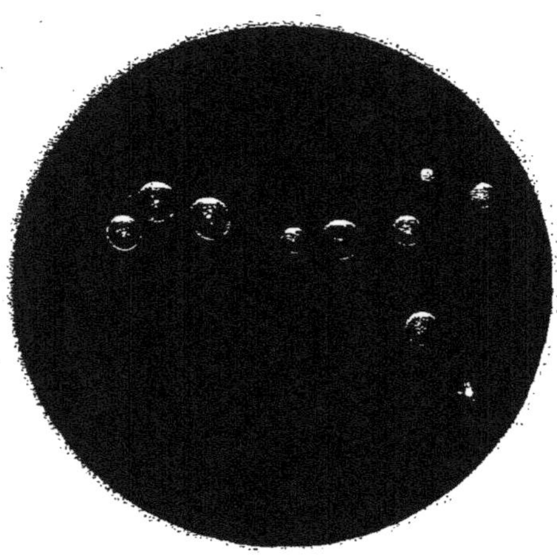

Fig. 1.

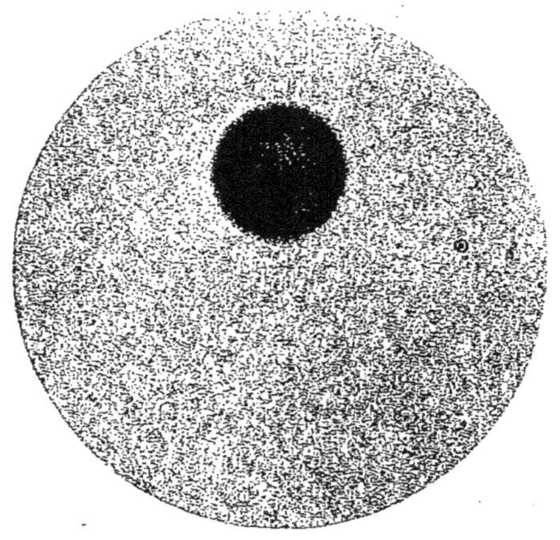

Fig. 2.

— 374 —

PLANCHE X.

Fig. 1. — **Photogramme P.** — Colonies du bacille-virgule
de MM. Finckler et Prior.

Aspect caractéristique *à l'œil nu et sur fond opaque* des
colonies de ce microbe au bout de quarante-huit heures :
*excavation en cupule, peu profonde, de la gélatine, —
absence de noyau condensé, — liquéfaction étendue.*
Grandeur naturelle.

Fig. 2. — **Photogramme Q.** — Colonies du bacille-virgule
de MM. Finckler et Prior et de l'espèce de Koch, en
culture sur plaques, dans de la gélatine à 10 %.

La grande colonie présente l'aspect caractéristique,
après vingt-quatre heures, à une température peu élevée
(16°) des microbes incurvés découverts par MM. Finckler
et Prior : *contours circulaires et bords finement ponctués.*
A droite, près du bord une colonie des virgules de
Koch, très petite et dont les caractères ne sauraient être
reconnus à un aussi faible grossissement.
(Ob. 2/3 de pouce de Ross. — × 40.)

Comparez ces photogrammes avec les photogrammes M
fig. 2, pl. VIII et J, fig. 2, pl. VI, qui montrent bien la
différence considérable existant entre l'aspect de ces deux
espèces de colonies, composées cependant d'éléments microscopiques qui ne diffèrent guère, lorsqu'on les examine
individuellement sous un fort grossissement.

PLANCHE XI.

Fig. 1. — **Photogramme R.** — Liquide intestinal d'un cobaye inoculé en série avec une minime fraction de goutte du liquide intestinal d'un autre cobaye. (Ce dernier avait été inoculé de la même manière, par injection intraduodénale, avec un 1/20e de goutte d'une culture pure dans du sérum fluide des bacilles-virgules de Koch).

Culture à peu près pure du microbe du choléra asiatique. — Grandes virgules fortement incurvées et d'aspect assez anormal.

Cultivés sur plaques, ces organismes ont fourni des colonies typiques et ont reproduit, dans des tubes de gélatine, l'aspect caractéristique figuré pl. IV, fig. 1.

$\times$ 700.

Fig. 2. — **Photogramme S.** — Sang pris sur le vivant chez un cobaye inoculé par la voie intraduodénale avec une goutte d'une culture pure du bacille-virgule de Koch (4e jour après l'inoculation).

Spirille caractéristique.

Ce sang a donné des cultures typiques du bacille-virgule de Koch, en tout identiques à celles obtenues par les virgules cholériques prises chez l'homme.

$\times$ 700.

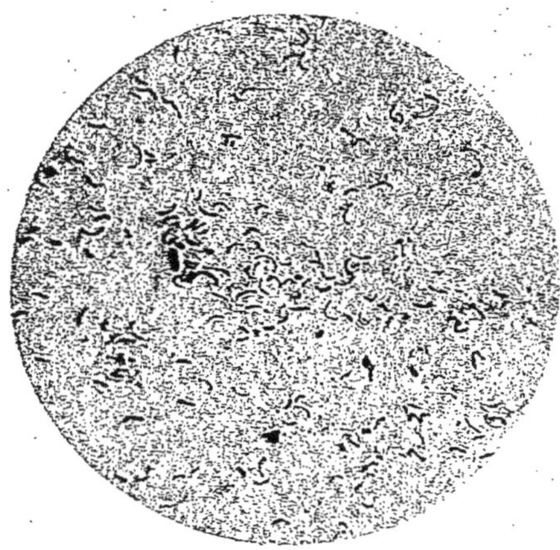

Fig. 1.

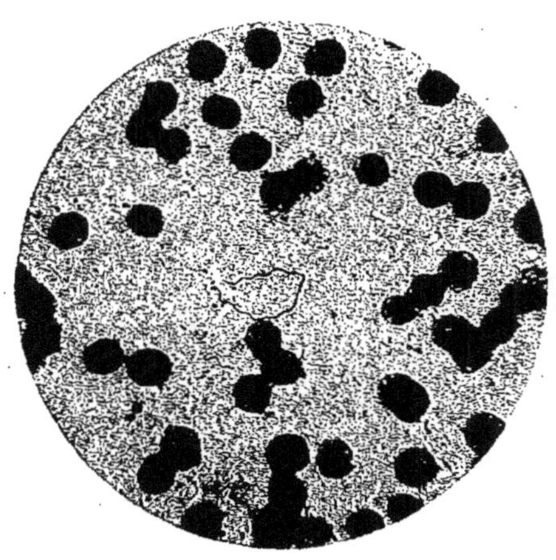

Fig. 2.

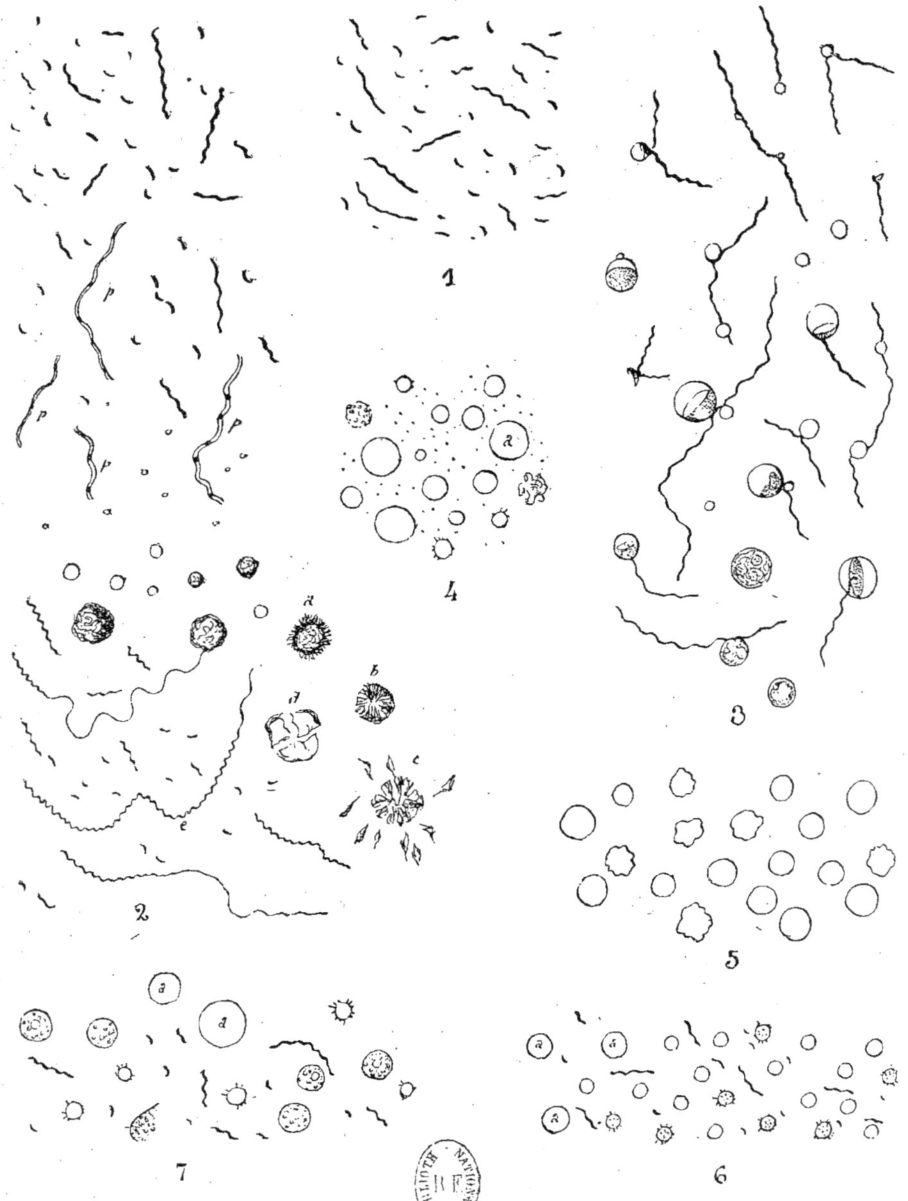

PLANCHE XII.

STADES DIVERS DU DÉVELOPPEMENT DU BACILLE-VIRGULE DE KOCH, D'APRÈS LE Dʳ JAIME FERRAN, DE TORTOSA.

FIG. 1. — Formes diverses décrites par Koch.

FIG. 2. — Filaments ou thalles contenañt des *spores*. Les spores (p) sont brillantes et disposées à distance les unes des autres. — Devenues libres, elles augmentent considérablement de volume jusqu'à atteindre un diamètre double de celui d'une hématie. — Elles deviennent ensuite tubéreuses (a), donnent naissance à de longs filaments en forme de spirilles, et éclatent en se déchirant en lambeaux (c et d).

FIG. 3. — Spirilles présentant des sphères hyalines (*oogones* et *oosphères*), dont le contenu se fragmente, devient granuleux et se répand dans le liquide de culture.

FIG. 4, 6 et 7. — Formes observées dans les liquides qui imprégnent le tissu cellulaire du cobaye, au point où l'injection d'un produit de culture a été faite : spirilles et virgules (fig. 7), disques de diamètre variable (a), enveloppes vides, hématies de petit volume, microcytes, masses granuleuses pleines de *coccus* (*), etc. (fig. 6).

FIG. 5. — Sang normal du cobaye, pour montrer la différence de volume avec les hématies altérées et les microcytes (figurés fig. 6).

N. B. Je dois le cliché de cette planche à l'extrême obligeance de mon distingué confrère, M. le Dʳ Carreras-Arago, rédacteur en chef de la *Revista de Ciencias medicas*, de Barcelone. Cette reproduction représentant les divers stades de développement observés par M. le Dʳ Ferran permettra aux investigateurs de rechercher des formes analogues dans les cultures pures du microbe cholérique. Certaines de ces formes (fig. 5) sont identiques avec celles que j'ai constatées dans mes préparations et qui ont été photographiées et reproduites pl. XIII.

(*) D'après moi, ce sont des leucocytes et des plaques amœboïdes, comme on en trouve au siège de tous les tissus enflammés.

PLANCHE XIII.

Fig. 1. — Formes diverses observées dans des préparations de cultures pures et anciennes du bacille-virgule de Koch (sérum, bouillon de poule, gélatine, pommes de terre, etc.).

Reproduction d'un dessin à la chambre claire fait sur des préparations non colorées ou colorées à la fuchsine, etc.

Ces formes variées, *filaments à masses globuleuses, renflés en massue*, etc. (v. p. 330, 342 et 343), n'existaient qu'en petit nombre, et ont été choisies parmi les plus caractéristiques, dans chaque préparation.

$\times$ 700.

Fig. 2. — **Photogramme V.** — Culture pure du bacille-virgule de Koch dans du bouillon alcalinisé et exposé à une température de 37°, pendant douze heures, puis à celle d'une chambre non chauffée (10° à 15°), pendant deux jours.

— Filaments spiralés à renflement. Les *masses globuleuses* se sont ratatinées par le mode de préparation habituel et sont fortement colorées par la fuchsine en solution aqueuse.

En d'autres points de la préparation, les masses arrondies sont restées incolores. Certaines de ces masses sont libres, isolées, plus volumineuses encore et d'aspect granuleux, mûriforme.

$\times$ 700.

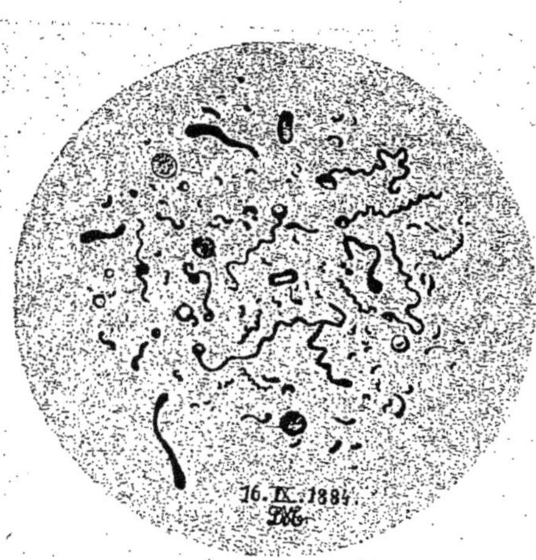

Fig. 1.

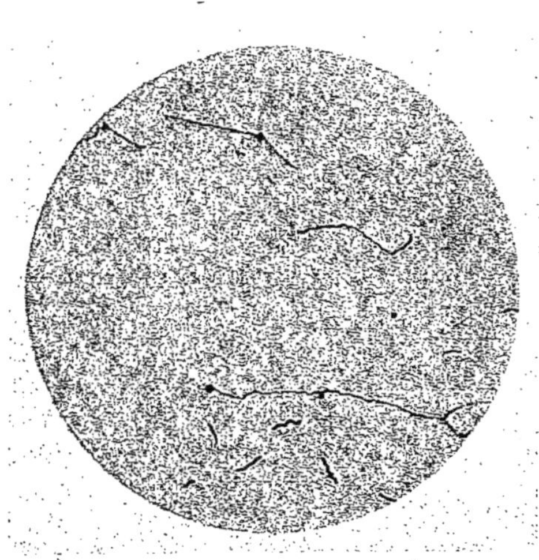

Fig. 2.

Albrecht (Paul). Sur les copulae intercostoïdales et les hémi-sternoïdes du sacrum des mammifères, 18 grav. dans le texte, 24 p., 1883.   2,00

— Sur les éléments morphologiques du manubrium du sternum chez les mammifères. In-8°, 51 pages, 19 gravures dans le texte. Bruxelles, 1884.   7,00

— Sur la fente maxillaire double sous-muqueuse et les quatre os intermaxillaires de l'ornithorynque adulte normal. 6 p. avec une grav. dans le texte. Bruxelles, 1883.   0,50

— Mémoire sur le basiotique, un nouvel os de la base du crâne, situé entre l'occipital et le sphénoïde. Avec 9 gravures inter-calées dans le texte.   3,50

— Sur les paracostoïdes des vertèbres lombaires de l'homme. Avec 2 gravures intercalées dans le texte.   0,50

— Sur les 4 os intermaxillaires, le bec-de-lièvre et la valeur morphologique des dents incisives supérieures de l'homme. Avec 1 planche et 5 gravures intercalées dans le texte. Bruxelles, 1883.   3,50

— Sur le crâne remarquable d'une idiote de 21 ans, avec des observations sur le basiotique, le squamosal, le quadratum, le quadrato-jugal, le jugal, le post-frontal postérieur et le post-frontal antérieur de l'homme. Avec 2 planches et 8 gra-vures intercalées dans le texte. Bruxelles, 1883.   5,00

— Sur le pelvisternum des édentés (avec des observations mor-

phologiques sur l'appareil sternal des animaux vertébrés).
Présenté à l'Académie royale des sciences, des lettres et des
beaux-arts de Belgique. Avec 10 grav. interc dans le texte.
Bruxelles, 1883.   3,50

Albrecht (Paul). Sur la valeur morphologique de la trompe
d'Eustache. In-8°, 13 grav. Bruxelles, 1884.   4,00

— Sur la valeur morphologique de l'articulation mandibulaire,
du cartilage de Meckel et des osselets de l'ouïe avec essai de
prouver que l'écaille du temporal des mammifères est composée primitivement d'un squamosal et d'un quadratum. Avec
une gravure. Bruxelles, 1883.   2,50

— Epiphyses osseuses sur les apophyses épineuses des vertèbres
d'un reptile. *(Hatteria punctata Gray)*. Avec 2 gravures
intercalées dans le texte. Bruxelles, 1883.   0,50

— Sur la fossette vermienne du crâne des mammifères. Avec une
planche. Bruxelles, 1884.   3,50

— Sur les spondylocentres du crâne, la non-existence de la poche
de rathke et la présence de la chorde dorsale et de spondylocentres dans le cartilage de la cloison du nez des vertébrés,
avec 4 grav. intercalées dans le texte. Bruxelles, 1884.   3,50

— Sur les homodynamies qui existent entre la main et le pied des
mammifères, in-8°, 10 p.   1,00

Barella. Les alcools et l'alcoolisme, 1880, in-8°, 165 p.   3,00

— De la mort subite puerpérale. 1874, in-8°.   2,00

— Clinique médicale des affections du cœur et de l'aorte. Observations de médecine pratique, traduites de l'anglais. In-8°,
246 pages et planches.   4,00

— De l'abus des spiritueux, maladies des buveurs. 1879, beau
vol. in-12, 200 pages.   3,00

— De l'emploi thérapeutique de l'arsenic. In-8°, 567 pages.   8,00

Baudon. De la valeur relative des amputations et des résections
dans les tumeurs blanches. 1878, in-8°. 147 pages.   2,00

Belval. Essai sur l'organisation générale de l'hygiène publique.
1876, in-8°, 306 pages.   7,50

Bizzozero et **Firket.** — Manuel de microscopie clinique, chimie
clinique, microscopie légale, technique microbiologique, par
les docteurs G. Bizzozero, professeur de pathologie à l'Université de Turin, et Ch. Firket, assistant d'anatomie pathologique
à l'Université de Liège. 2ᵉ édit. française, entièrement revue
et considérablement augmentée.   15,00

Bock. Le livre de l'homme sain et de l'homme malade, traduit de l'allemand sur la 5e édit. et annoté par le docteur Victor Desguin, lauréat de l'Académie de médecine de Paris, et M. Camille Van Straelen. Ouvrage enrichi de planches et de gravures intercalées dans le texte. Bruxelles, 1872, 2 vol. in-8º, 800 p.   10,00

Boëns. La bière au point de vue médical, hygiénique et social. 1878, in-8º, 160 pages.   2,00

— Louise Lateau ou les mystères de Bois-d'Haine dévoilés. 2e éd. revue et augmentée.   2,00

— Plus de vaccin, plus de vaccine. In-8º, 1880.   1,00

— Traité pratique des maladies, des accidents et des difformités des houilleurs. 1862, in-8º, 162 pages.   5,00

— Le vaccin jugé par ses partisans. In-8º, 1880.   1,00

— La vaccine obligatoire. Bruxelles, in-8º, 1880.   1,00

— La vaccine. In-8º, 1881.   1,00

— La vaccine au Congrès de Cologne. In-8º, 1882.   3,00

— L'École vaccinatrice et l'École antivaccinatrice. In-8º, 1883.   1,50

— La variole, la vaccine et les vaccinides en 1884. In-8º, 1884.   2,50

Bojanus. Application de la médecine homœopathique aux traitements chirurgicaux. Faits divers de médecine opératoire. Compte-rendu des résultats obtenus à l'hôpital des Apanages de Nijny-Nowgorod (Russie). In-8º, IV-233 pages avec atlas de 15 planches photolithographiques. 1864.   7,00

Bouqué. Du traitement des fistules uro-génitales de la femme, par la réunion secondaire. (Cautérisation simple. — Cautérisation suivie de l'application des instruments nécessaires.) 1875, in-8º, 261 pages.   4,00

Bribosia. Etude sur la cocaïne, par le docteur Ed. Bribosia, oculiste. Brochure in-8º, 1884.   1,00

Burggraeve. Les appareils ouatés ou nouveau système de déligation pour les fractures, les entorses, les luxations, les contusions, les artropathies, etc., avec 20 planches gravées sur des épreuves photographiées. 1859, gr. in-folio, 100 p.   50,00

— Etudes médico-philosophiques sur Joseph Guislain, 1867, grand in-8º, 452 pages.   6,00

— Œuvres médico-chirurgicales. 1862, grand in-8º, 423 p.   3,00

Buys. Traitement du kyste de l'ovaire, du pyothorax, de l'hydrothorax, des plaies, etc., par la compression et l'aspiration continues. Procédés et appareils nouveaux. Ouvrage ext. des *Mém. de l'Acad. roy. de méd. de Belg.*, orné de 3 grandes planches lithogr., suivi d'une observation de corps étranger, extrait de l'articulation du genou, recueillie par M. Hauchamps, dans le service de M. le docteur Deroubaix, à l'hôpital St-Pierre de Bruxelles. 1870, in-8°, 118 pages et planches. 3,00

Casse. De la transfusion du sang. 1874, in-8°, 182 p. et pl. 4,00

— Terrains et microbes. In-8°. 1884. 1,25

Cauderlier (Em.). Les Boissons alcooliques et leurs effets sociaux en Belgique. D'après des documents officiels. 1,00

— Les Boissons alcooliques en Belgique et leur action sur l'appauvrissement du pays. Broch. gr. in-8°. Bruxelles, 1884. 1,00

Cazenave (de la Roche). Traité pratique des Eaux-Bonnes. 1877, in-8°, 260 pages. 3,50

Charles. Clinique obstétricale, deuxième série de cent opérations pratiquées dans des accouchéments difficiles. 1878, in-8°, 108 pages. 4,00

— Des déplacements de la matrice en arrière pendant la grossesse (mémoire couronné par l'Académie de médecine de Paris, prix Capuron, 1874). 1878, in-8°, 300 pages et fig. 6,00

Charon. Contribution à la pathologie de l'enfance, 2e édition, revue et augmentée. 1881, in-8° avec figures et 6 planches noires et en chromo. 6,00

Congrès international d'hygiène, de sauvetage et d'économie sociale. 1876, 2 forts volumes grand in-8° d'environ 900 pages chacun. 25,00

— périodique international des sciences médicales, 3e session. Vienne, 1873. Compte-rendu résumé, publié d'après les documents officiels fournis par le bureau du Congrès de Vienne, par le comité de publication des actes du Congrès médical de Bruxelles. In-8°. 4,00

— périodique international des sciences médicales, 4e session. Bruxelles, 1875. Compte-rendu publié, au nom du bureau, par MM. Warlomont, Duwez et Verriest. 1876, in-8°, 1050 pages avec figures. 15,00

Crocq. Traité des tumeurs blanches des articulations. Ouvrage publié par la Société des sciences médicales et naturelles de Bruxelles, accompagné de planches lithographiées. 1853, in-8°, XVI-725 pages. 12,00

Crocq. Du traitement des fractures des membres. Mémoire couronné par l'Académie de médecine de Belgique. 1851, in-4°, 544 pages.   6,00

Da Costa Alvarenga. Précis de thermométrie clinique générale, trad. du portugais, par le d^r Papillaud. 1871, 1 vol.   6,00

Dambre. Traité de médecine légale et de jurisprudence de la médecine, 3e édition, revue par un professeur. 1885, in-8°, 612 pages.   8,00

Degive. Manuel de maréchalerie. 1883, cart.   2,50

Delogne. Flore cryptogamique de la Belgique. 2me livraison (mousses). 1885.   5,00

Delporte (A.). Notice sur les travaux nécessaires pour compléter le réseau géodésique belge. 1884, in-8°.   2,00

De Molinari. Guide de l'homœopathiste, indiquant les moyens de se traiter soi-même dans les maladies les plus communes, en attendant l'arrivée du médecin. 2e édit, 1871, 1vol. in-12.   3,00

Deneffe. Nouveaux trocarts pour la ponction hypogastrique de la vessie. In-8° avec planches.   1,00

Deneffe et **Van Wetter.** De l'anesthésie produite par injection intra-veineuse de chloral, selon la méthode de M. le professeur Oré. 1875, in-8° de 230 pages.   3,50

— Nouvelles études sur l'anesthésie par injection intra-veineuse de chloral. 1879, in-8°, 128 p.   2,00

— De la ponction de la vessie. 1874, in-8° de 300 pages et pl. chrom.   4,00

Deneubourg. Traité pratique d'obstétrique ou de la parturition des principales femelles domestiques, comprenant tout ce qui a rapport à la génération et à la mise bas naturelle, les soins à donner à la mère et au nouveau-né de suite après la naissance, pendant l'allaitement et à l'époque du sevrage. 1880, in-8°, 583 pages avec 38 figures dans le texte.   8,00

Deroubaix. Clinique chirurgicale de l'hôpital Saint-Jean, par M. le professeur DEROUBAIX. Observations recueillies par M. THIRIAR, aide de clinique, depuis le 1er avril 1881 jusqu'au 1er juillet 1882. Gr. in-8°, 220 p. avec fig. dans le texte.   5,00

— Clinique chirurgicale de l'hôpital Saint-Jean.

I. Observations et leçons cliniques recueillies par M. Lebrun, aide de clinique, depuis le 1er octobre 1877, jusqu'au 1er juillet 1879. 1881, grand in-8° avec figures.   4,00

II. Seconde partie des observations et leçons cliniques recueillies depuis le 1er octobre 1877, jusqu'au 1er juillet 1879. 1881, grand in-8° avec figures. 4,00

Deroubaix. Traité des fistules uro-génitales de la femme, comprenant les fistules vésico-vaginales, vésicales cervico-vaginales, uréthro-vaginales cervico-utérines, vésico-utérines. 1872, un gros vol. in-8° de 824 pages, orné de planches intercalées dans le texte. 12,00

— Compte-rendu des travaux relatifs à la chirurgie pendant la période 1841-1866. 1867, in-8°, 103 pages. 1,50

— Fragments sur la compression. In-8°, 50 p. 1,00

— Quelques mots à propos du nouveau projet de loi sur l'enseignement supérieur. 1883. Brochure in-8° de 48 p. 1,25

De Saint-Moulin. De l'accouchement prématuré artificiel particulièrement envisagé dans ses moyens d'exécution. 1878, in-8°, 154 pages. 2,50

Desguin. Nouvelle étude critique sur les symptômes cérébraux du rhumatisme. 1870, in-8°, 120 pages. 2,00

— Etude de métalloscopie et de métallothérapie. 1880, in-8°. 2,00

— Le burquisme, métalloscopie et métallothérapie. Rapport fait à l'Académie royale de médecine de Belgique, dans la séance du 29 décembre 1883, par le docteur VICTOR DESGUIN. In-8°. 1,25

Desmet (Édouard). Des dermatoses considérées au point de vue de la classification de l'étiologie, de l'anatomie pathologique et du traitement. 1870, in-8°. 4,00

— Des rétrécissements du canal de l'urèthre. 1880, in-8°, 560 pages. 7,50

De Smeth (Joseph). Les maladies et les infirmités de l'esprit. Conférence clinique recueillie par Longfils. (Extrait des *Annales de l'Université.*) In-8°, 40 pages. 2,00

— Symptômes et traitement des maladies mentales à leur début, par le docteur Alb. Erlenmeyer. (Mémoire couronné par la Société allemande de psychiatrie et de psychologie légale.) Traduit de l'allem., sur la 5e édit. 1868, in-8°, 160 pages. 3,00

De Smeth (Joseph). De la mélancolie. Étude médicale. Thèse présentée à la faculté de médecine de Bruxelles. 1872, in-8°. 5,00

Dewalque. Prodrome d'une description géologique de la Belgique. 2e édition, 1880, fort. vol. in-8°. 8,00

Didacus. La science du mouvement et des innovations proposées pour l'enseignement de la gymnastique. 1884, in-8°. 3,00

Droixhe. Conférences universitaires sur la médecine pratique de l'enfance (partie spéciale). 1884, in-8°.   4,00

Dumoulin. De l'emploi thérapeutique des sels de cuivre dans la scrofulose, par N. Dumoulin, professeur de thérapeutique et de clinique médicale, à l'Université de Gand. 1885. Broch. in-8°, 40 pages.   2,00

Dutrieux-Bey. Le choléra dans la basse-Egypte en 1883. Relation d'une exploration médicale dans le Delta du Nil, pendant l'épidémie cholérique, par Dutrieux-Bey. 1884. In-8°, 287 pages avec carte explicative.   5,00

Esmarch. Les premiers soins à donner en cas d'accidents subits. — Trad. par le Dr Eugène Van Oye. Petit in-8°, de 100 p. Bruxelles, 1884.   1,25

Félix. De l'assainissement des villes et des habitations au moyen du comburateur hygiénique au gaz. 1880, in-8°.   2,50

— De la destruction des gaz méphitiques. 1876, in-8°.   1,50

— De l'action physiologique et thérapeutique du phosphore pur et de son emploi dans le traitement curatif de la bronchite chronique, de l'emphysème et de la phtisie pulmonaires. 1881, in-8°.   4,00

— Etude clinique sur la fistule à l'anus et son traitement au moyen de la section linéaire. Méthode et procédés nouveaux. 1875, in-8°.   2,00

— Etude sur les hôpitaux et les maternités. 1876, in-8°, 64 pages avec croquis, plans, devis, etc.   2,00

— Considérations sur l'attelage du cheval et du chien. 1877, in-8°, 16 pages.   1,00

Foelen. Manuel populaire sur les soins à donner aux chevaux, ânes et mulets employés au travail dans les champs ou dans l'industrie. 1867, in-12, 115 pages.   1,00

Foulen. Du chromate neutre de potasse. 1866, in-8°, 33 p.   1,50

Francotte. La diphtérie, considérée principalement au point de vue de ses causes, de sa nature et de son traitement. Mémoire de médecine couronné au concours de l'enseignement supérieur de l'année 1881-1882. Vol. in-8°, 416 pages avec planch. lith., 2e édit.   8,00

Francotte (P.). Théorie de la formation des images microscopiques d'après Abbe, par P. Francotte. In-8°, 20 pages et 1 planche.   1,00

— Description d'instruments construits par M. Reichert, de

Vienne, par P. Francotte. In-8°, 6 pages et 6 figures.   1,00

Formulaire du service de santé de l'armée, des prisons et des chemins de fer, suivi d'une instruction pour les soins à donner dans les cas d'empoisonnement et d'asphyxie. In-8°. 60 pages.   0,50

Forster. Formulaire de poche à l'usage des médecins vétérinaires. Traduit de l'autrichien, par J. B. Derache et J. M. Wehenkel, professeurs à l'école vétérinaire de Bruxelles, d'après la 2e édition, revue et augmentée, 2 vol. Maladies externes. 1878, in-18, xii-187 pages.   8,00

Fritsch. Pathologie et traitement des affections puerpérales, par H. Fritsch, professeur d'obstétrique et de gynécologie à l'Université de Breslau. Ouvrage traduit de l'allemand, par E. Lauwers, docteur en médecine à Courtrai, et E. Hertoghe, docteurs en médecine, à Anvers. (Sous presse.)

Gallez. Histoire des kystes de l'ovaire, envisagée surtout au point de vue du diagnostic et du traitement. Ouvrage couronné par l'Académie royale de médecine de Belgique. 1 vol. in-4° de 1000 p. et atlas de 24 pl. renfermant 112 fig.   9,00

Gravis. Recherches anatomiques sur les organes végétatifs de l'urtica dioïca, L, par A. Gravis. Grand in-4°, Bruxelles, 1885, 256 pages avec 23 planches.   20,00

Guibert. Histoire naturelle et médicale des nouveaux médicaments introduits dans la thérapeutique depuis 1830 jusqu'à nos jours, 2e édit., augmentée des médicaments admis en thérapeutique depuis 1865, jusqu'en 1874, par le docteur Heckel, professeur agrégé à la faculté de Montpellier. Ouvrage couronné (médaille d'or) par la Société royale des sciences médicales et naturelles de Bruxelles. 2 vol. in-8°, 1000 pages (au lieu de 16 francs).   6,00

Hayoit. Des accidents céphaliques sympathiques de la dyspepsie. Bruxelles, 1884.   1,25

Heger. Étude critique et expérimentale sur l'émigration des globules du sang, envisagée dans ses rapports avec l'inflammation. 1878, in-8°.   2,00

— Recherches sur la circulation du sang dans les poumons. 1880, in-8° avec planches.   2,00

— Notice sur l'absorption des alcaloïdes dans le foie, les poumons et les muscles, expériences faites au laboratoire de physiologie de l'Université de Bruxelles.   2,00

Heger. Expériences sur la circulation du sang dans les organes isolés. Introduction à une étude sur les effets toxiques par la méthode des circulations artificielles. 1873, in-8°, 70 p. 2,00

Heger et Dallemagne. Études sur les caractères crâniologiques d'une série d'assassins exécutés en Belgique. 1881, in-8° avec 5 planches en photogravure. 4,00

Hermant. Note sur les appareils de déligation pour le transport des fractures en campagne. Nouvelle attelle modelée pour le chargement des fourgons. Nouvelle attelle de campagne articulée applicable à toutes les fractures, par Emile Hermant, médecin principal. (Sous presse.)

Jacques. Essai sur la localisation des alcaloïdes dans le foie. Expériences faites au laboratoire de physiologie de l'Université de Bruxelles. 1880, in-8° avec planches. 2,50

— Eléments d'embryologie, leçons recueillies à l'Université de Bruxelles. 1883, 1 vol. in-12 et figures dans le texte, 108 p., ouvrage cart. à l'anglaise. 4,00

— Les crânes du cimetière du Sablon à Bruxelles. (Extrait des *Annales de l'Université*). 1883, in-8°, 97 pages. 3,00

Janssens. Topographie médicale et statistique démographique de la ville de Bruxelles avec plan. Mémoire couronné par l'Académie royale de médecine de Belgique. 1868, in-4°, 250 p. 8,00

— Iodoformognosie ou monographie chimique, physiologique, pharmaceutique et thérapeutique de l'iodoforme, par le docteur Giovanni Righini, traduit de l'italien et annoté par le docteur E. Janssens. (Mémoire auquel la Société des sciences médicales et naturelles de Bruxelles a décerné une médaille d'argent au concours de 1860.) 1860, in-8°. 2,00

— Le service communal de la désinfection à Bruxelles. Discours prononcé dans la séance de l'Académie royale de médecine de Belgique, du 2 août 1884, par le docteur Janssens, membre titulaire. Brochure in-8° de 16 pages. 1,00

Journez (H.). Rapport sur l'épidémie de fièvre typhoïde qui a régné dans la garnison de Liège, pendant le 1er trimestre 1883, in-8°, de 56 pages. 1,50

Koenig. La tuberculose des os et des articulations, d'après les observations personnelles de l'auteur, par le docteur Fr. Koenig, Geheimer medicinalrath, professeur et directeur de la clinique chirurgicale de Goettingue. Traduit de l'allemand par le docteur **Paul Liebrecht,** assistant à l'Université de

Liège. Vol. grand in-8° avec 18 figures intercalées dans le texte. (Sous presse.)

Kuborn. Études sur les maladies particulières aux ouvriers mineurs, employés aux exploitations houillères en Belgique. 1863, in-4°, 302 pages. 6,00

— Des causes de la mortalité comparée de la première enfance dans les principaux climats de l'Europe. Rapport présenté au Congrès international d'hygiène et de sauvetage. 1877, grand in-8°, 113 pages. 4,50

— Des causes de la mortalité comparée de la première enfance dans les principaux climats de l'Europe. 1878, in-8°, 140 p. 2,00

Kufferath. Etude sur les injections intra-utérines pendant et en dehors l'état puerpéral. 1879, in-8°, IV-138 pages. 4,00

Lahousse. Recherches expérimentales sur les lésions histologiques du rein produites par la Cantharidine, suivies de considérations sur divers symptômes de l'albuminurie chez l'homme, par le docteur E. Lahousse, à Anvers. Avec planche lithographiée. (Sous presse.)

Lalieu. Manuel d'oxalimétrie ou méthode de titrages fondée sur l'emploi combiné de l'acide oxalique et du permanganate de potasse, applicable à l'essai de substances médicamenteuses, alimentaires, etc. 1881, in-12 avec figures. 3,00

Larondelle. De la valeur relative des amputations et des résections dans les tumeurs blanches. Indications et contre-indications. In-8°, 180 pages. 6,00

Lefebvre. Louise Lateau de Bois-d'Haine. Sa vie. — Ses extases. — Ses stigmates. 2e édition, 1873, in-12, 395 pages. 2,50

— Du choléra. Origine. Propagation. Moyens préservatifs, par le docteur Lefebvre, professeur à l'Université de Louvain, etc. Bruxelles, 1884. In-8° de 40 pages. 1,25

Liebrecht. De l'excision du goître parenchymateux, 1883, in-8°, de 270 pages. 6,00

Lister. Les publications réunies de J. Lister, sur la chirurgie antiseptique et la théorie des germes. Traduit par le docteur G. Borginon. 1881, in-8°, 650 p. avec fig. et pl. 10,00

Logie. Davos et les stations hivernales du Midi (Cannes, Nice, Menton, San-Remo, etc.), par le docteur V. Logie. Bruxelles, 1884. In-8°, 50 pages. 2,00

Manouvriez. Étude d'hygiène industrielle sur la houille et ses dérivés, de l'anémie des mineurs, dite d'Anzin. 247 p. 5,00

Melsens. Emploi thérapeutique de l'ammoniaque, des sels et des composés ou mélanges ammoniacaux complexes dans les affections des organes respiratoires. Brochure in-8°. 0,50

— Sur l'emploi de l'iodure de potassium pour combattre les affections saturnines mercurielles et les accidents consécutifs de la syphilis. 1866, in-8°.   1,00

Merchie. Manuel pratique des appareils modelés ou nouveau système de déligation pour les fractures des membres, les luxations, les entorses et autres lésions nécessitant une immobilisation complète et instantanée. 1872, un gros volume in-8° de 600 pages, orné de planches intercalées dans le texte. 8,00

— Appareils modelés ou nouveau système de déligation pour les fractures des membres, précédé d'une histoire analytique des principaux appareils à fractures, employés depuis les temps les plus reculés jusqu'à nos jours. 1 vol. in-8° de 607 p. avec 82 figures intercalées dans le texte.   5,00

Michel. Traité des maladies des fosses nasales et de la cavité naso-pharyngienne, d'après des observations personnelles. Traduit de l'allemand par le docteur A. Capart. 1879, in-8° avec planches.   4,00

— Du traitement des maladies de la gorge et du larynx. Etudes cliniques par le docteur Carl Michel (de Cologne). Ouvrage revu spécialement par l'auteur pour l'édit. franç., trad. de l'allem., par le docteur Calmettes. 1884. 1 vol. gr. in-8°, 144 p.   4,00

Miot. Recherches physiologiques sur l'innervation du cœur. 1876, in-8°, 140 pages.   3,00

— Recherches physiologiques sur la formation des globules du sang. 1865, in-4°.   3,00

— Du traitement des maladies nerveuses par l'électricité statique. 1883, in-8°, 31 pages.   2,00

— Du daltonisme au point de vue théorique et pratique. Étude critique des méthodes d'exploration du sens chromatique et rapport à M. le Ministre des travaux publics sur la réforme des employés de chemin de fer, affectés de daltonisme en Suède, Norwège et Danemark. In-8°, 146 pages.   2,50

— Du massage, son action physiologique, sa valeur thérapeutique, spécialement au point de vue du traitement de l'entorse. In-8°, 27 pages.   1,50

Monin. Essai sur les odeurs du corps humain dans l'état de santé et dans l'état de maladie, par le docteur E. Monin.

Mémoire couronné par la Société de médecine pratique. Un vol. in-16, 130 pages. 2,00

Monin. Traitement du diabète, par le docteur Monin. Mémoire couronné par la Société de médecine d'Anvers. In-8°, 68 p. 2,00

Mourlon. La téléphonie à grande distance, système de télégraphie et de téléphonie simultanées, par les mêmes fils de F. Van Rysselberghe, par Charles Mourlon, secrétaire de la Société belge d'électriciens. 3ᵉ édit., in-8° avec grav. et pl. dans le texte. 3,00

Mouvement hygiénique (Le). Parait le 10 de chaque mois, par cahier de deux feuilles et demie au moins (40 pages in-8°). Le prix de l'abonnement est de 8 fr. par an pour la Belgique, 10 fr. pour l'étranger.

Motte. Etude clinique et expérimentale sur l'étranglement herniaire et en particulier sur l'action des gaz dans la production de cet accident. 1876, in-8°, 100 pages et 3 planches. 3,00

Norlander et **Martin.** Manuel de gymnastique rationnelle suédoise, à l'usage des écoles primaires, des écoles moyennes, des athénées, des écoles normales, de l'armée et de la marine, publié d'après les meilleures sources. 1883, in-8°, viii-242 p., 3 planches et 294 figures intercalées dans le texte. 5,00

Nyssens. Traitement spécifique de la dysenterie. 32 p. 1,50

Peeters. Gheel et le patronage familial. — Lettres médicales. Vol. grand in-8° de 250 pages. Bruxelles, 1883. 4,50

— L'alcool, physiologie, pathologie et médecine, par le docteur J. A. Peeters, médecin-inspecteur de la colonie d'aliénés de Gheel. (Sous presse.)

Petit. Vingt-cinq années de pratique chirurgicale. Traitement des affections chirurgicales que l'on rencontre le plus fréquemment dans les centres industriels. 1882. 2,50

Philippart. Des émissions sanguines dans le traitement des maladies aiguës, suivi du rapport dont il a été l'objet à l'Académie royale de médecine de Belgique, dans la séance du 27 janvier 1883. In-8°. 2,00

Prinz et **Van Ermengem.** Recherches sur la structure de quelques diatomées contenues dans le « Cemenstein » du Jutland. Bruxelles, 1883. Grand in-8°, 5 pl. hors texte. 4,50

Richald. Hygiène des professions libérales. 3ᵉ édition, augmentée d'un tableau synoptique des eaux minérales. 1878, in-8°, 192 pages. 5,00

Rommelaere. Du diagnostic du cancer. 1883, in-8° 93 p. 3,00
— Recherches sur l'origine de l'urée. 1880, in-8°, 107 p.   2,00
— De la déformation des globules rouges du sang. 1874, in-8°,
   48 pages avec 4 planches.   2,00
— Etude sur Van Helmont. 1868, in-4° de 272 pages.   6,00
— De la pathogénie des maladies urémiques. Étude de physiolo-
   gie pathologique. In-8° avec planches.   2,00
— De l'empoisonnement par le phosphore. 1871, in-8°, 80 p. 2,00
— De l'empoisonnement par le phosphore et de son traitement
   par l'essence de térébenthine de France. 1875, in-8°, 47 p. 2,00
— De l'atelectasie pulmonaire. 1881, in-8°.   4,00
— De l'accélération cardiaque extrême. Contribution à l'étude
   des névroses de la motilité cardiaque. 1883, 48 pages.   1,00
— De la mensuration de la nutrition organique. Première partie :
   azoturie et chlorurie. 1883, 60 pag.   1,00
Scheuer. Traité des eaux de Spa. — Promenades et distractions.
   Vertus et mode d'emploi des eaux et des bains. Hygiène des malades. Indications et conduite du traitement. 2e édit., revue et
   considérablement augmentée. 1881, in-12, VI-328 p. et grav. 4,00
— Un chapitre de chirurgie conservatrice pour le traitement des
   fractures compliquées et d'autres lésions graves des membres
   inférieurs. 1878, in-8° avec 3 gravures.   3,00
Schroeder. Manuel des maladies des organes sexuels féminins,
   par le professeur D. Carl Schroeder, de Berlin. Traduction
   française, d'après la 6e édition. In-8° avec nombreuses figures
   dans le texte. (Sous presse.)
Stappaerts. Examen du système de S. Hahnemann. Le spiri-
   tualisme et le matérialisme en médecine. 1881, in-8°. 4,00
Stiénon. Étude sur la structure du névrome (extrait des *Annales
   de l'Université de Bruxelles*). Bruxelles. In-8°, 24 pages avec
   2 pl.   1,00
— Action physiologique de la quinine sur la circulation du sang,
   expériences faites au laboratoire de physiologie de l'Université
   de Bruxelles. In-8° de LVIII-99 pages et 13 planches.   4,00
— Recherches sur la structure des ganglions spinaux chez les
   vertébrés supérieurs. 1880, in-8° avec fig. et pl.   2,00
Talbert. L'allaitement maternel, conseils aux mères de
   familles, par le docteur Talbert, ancien inspecteur de la
   direction municipale des nourrices de la ville de Paris. 1 vol.
   in-12, 60 pages.   1,25

Tamine. Recherches théoriques et pratiques sur les accumulateurs électriques, par René Tamine, ingénieur des ponts et chaussées. 1 vol. gr. in-8° de 333 pages avec fig.   7,50

Thiriar. De la pleurésie purulente chez les enfants, considérée surtout au point de vue de son traitement par la thoracentèse et les injections iodées, après anesthésie par le chloral. In-8°, 87 pages. Bruxelles, 1877.   2,00

— De l'ovariotomie antiseptique considérée surtout au point de vue du traitement du pédicule et de la plaie abdominale, ainsi que de l'étude physiologique et pathologique des accidents dus aux lésions nerveuses. 1882, in-8°, 300 p.   6,00

— Etude sur le traitement des plaies des arcades palmaires. 1881, in-8°.   2,00

Tirifahy. Kystes ovariques multiloculaires, ovariotomie antiseptique, suture péritonéale indépendante, refoulement du pédicule dans l'abdomen. 1882, in-8°.   2,50

Tripier. L'électricité et le choléra, genèse, prophylaxie et traitement, par le docteur A. Tripier. (Extrait du journal, *La lumière électrique*, n° du 2 avril 1884.)   0,50

Troeltsch (de). Anatomie de l'oreille appliquée à la pratique et à l'étude des maladies de l'organe auditif. 1862, in-12, 172 p. 2,50

Van den Corput. Aperçu de matière médicale et de thérapeutique brésiliennes. 1865, in-8°, 55 pages.   2,00

— Des fécules et des substances propres à les remplacer au point de vue de l'alimentation et des applications techniques. — Rapport présenté à M. le Ministre de l'Intérieur, au nom de la commission du concours institué par arrêté royal du 25 octobre 1855, 1 vol. in-4°.   3,00

— Histoire naturelle et médicale de la trichine. Recherches sur l'ancienneté de la maladie produite par cet entozoaire; symptômes, diagnostic et traitement de la trichinose; mesures pour prévenir son développement. 1866, in-8°, 42 p. avec grav. 2,00

— La crémation. In-8°, 13 pages.   1,00

— Les désinfectants et les antiseptiques au point de vue de la prophylaxie de quelques maladies. In-8°, 34 pages.   1,00

Van Ermengem. Contribution à l'étude du microbe du choléra asiatique; recherches sur un microorganisme découvert par MM. Finkler et Prior dans le choléra sporadique. Bruxelles, 1884. In-8°, 37 pages et 4 photographies.   3,00

— Recherches sur le microbe du choléra asiatique, par le docteur Van Ermengem. Orné de 12 planches en phototypie et nombreuses gravures dans le texte. (Sous presse.)

Van Lair. Sur un cas d'herpès tonsurans. 1871, in-8°, 16 p. 1,00

— Spring. Sa vie et ses travaux. 1872, in-8°, 87 p. et portr. 2,50

— Recherches anatomiques sur l'éléphantiasis des Arabes. 1871, in-8°, 45 pages et 3 planches. 2,00

— Les névralgies, leurs formes et leur traitement. 2e édition, entièrement refondue et considérablement augmentée. 1882, grand in-8°, 350 pages. 8,00

Van Lair et **Masius.** De la microcythémie. 1871, in-8°, 101 pages. 2,00

Vindevogel. Guide du poitrinaire ou méthode à suivre pour prévenir et guérir les maladies du sang et de la poitrine ainsi que la débilité constitutionnelle. 1881, in-32, 40 pages. 0,50

— Etudes et observations sur les tumeurs, au point de vue de leur traitement curatif radical. (Ouv. exposant la pratique suivie par les médecins de l'Institut Windelincx, et relatant les cures y opérées.) Bruxelles, 1884. 3,00

— Le même ouvrage avec planches photographiées, exposant plus de 40 cures. 20,00

Warlomont. Quelques mots sur un nouveau cas de chromhydrose palpébrale. 1864, in-8°, 80 pages. 2,00

— Louise Lateau. Rapport médical sur la stigmatisée de Bois-d'Haine. 1875, in-8°, 195 pages. 4,00

— La fève de Calabar, ses propriétés physiologiques et son application à la thérapeutique oculaire. 1863, in-8°, 36 pages. 1,00

— Compte-rendu du Congrès périodique international d'ophthalmologie, 2e session. 1863, in-8°, 252 pages et portraits. 12,50

— De la valeur du diplôme de médecin allemand, délivré par les jurys spéciaux de l'Allemagne du nord à la suite de l'examen d'Etat (Staats-Prufung). 1880, in-8°. 0,50

— Louise Lateau devant l'Académie royale de médecine de Belgique. 1875, in-8°, 260 pages. 4,00

— De l'admission des médecins étrangers à exercer l'art de guérir en Belgique. 1879, in-8°. 0,75

Warlomont. Traité de la vaccine et de la vaccination humaine et animale. 1883, in-8°, 384 pages et 1 planche. 7,00

— La vaccine et la vaccination obligatoire à l'Académie royale de médecine de Belgique. 1881, in-8°, 92 pages. 3,00

Warlomont, Duwez et **Werriest.** Compte-rendu du Congrès

périodique international des sciences médicales, 4e session.
1875, in-8º, ccxviii-814 pages.   15,00

Wasseige. Des opérations obstétricales. Cours professé à l'Université de Liége. 1881, in-8º avec fig., cart., 2e tirage.   10,00

PUBLICATIONS PÉRIODIQUES.

Annales de l'Université de Bruxelles. (Faculté de médecine.)
Tome I, II, III et IV. Grand in-8º avec planches et gravures dans le texte. Chaque vol. se vend séparément.   10,00

Annales de la Société belge de microscopie. Tomes I à VII.
Chaque volume.   8,00

Procès-verbaux mensuels. Chaque fascicule.   0,65

Archives médicales belges, organe du corps sanitaire de l'armée. Paraissant chaque mois par livraison de 80 pages. Prix de l'abonnement annuel.   10,00

Bibliographie de Belgique. Journal officiel de la librairie, paraissant le 1er et le 15 de chaque mois. Abonnement annuel pour la Belgique, 4 fr., pour l'étranger, le port en plus.

Bulletin de l'Académie royale de médecine de Belgique.
— Ce recueil est publié, tous les mois (août excepté), par cahiers in-8º, et forme chaque année, un vol. de 1000 pages au moins. Le prix de l'abonnement est de 10 francs.

Bulletin de la Société d'anthropologie de Bruxelles.
Vient de paraître : tome III, fascicule II, 1884-1885. En vente : tome Ier, 10 fr.; tome II, 12 fr.

Le tome III est en cours de publication, le prix sera de 12 fr. et l'on peut y souscrire dès à présent.

Guide scientifique (le), journal de l'amateur des sciences, de l'étudiant et de l'instituteur. Publication honorée d'une souscription du Ministère, pour les écoles d'agriculture, etc.

Abonnements : France, un an 6 fr., six mois fr. 3,50. Étranger, un an 8 fr., six mois fr. 4,50.

Journal de la ligue patriotique contre l'alcoolisme. Organe mensuel, publié par la ligue patriotique contre l'alcoolisme. un an.   3,00

Mouvement hygiénique, paraît le 10 de chaque mois, par cahier de deux feuilles et demie au moins (40 pages in-8º). Le prix de l'abonnement est de 8 fr. par an pour la Belgique, 10 fr. pour l'étranger.

Revue internationale de l'enseignement des sourds-muets, sous le haut patronage de MM. O. Claveau, Ad. Franck, Godard, Ladreit de Lacharrière, Eug. Péreire, E. Peyron.

Il paraîtra un numéro par mois, contenant 16 pages de texte, format in-8º, à partir du 1er avril prochain.

Le prix de l'abonnement est de 12 francs par an, ou de 7 francs pour six mois.

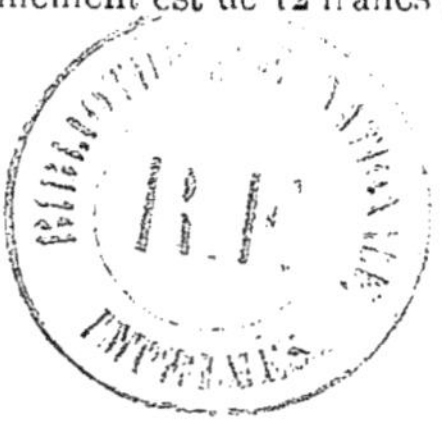